赵云燕广东省名中医传承工作室建设项目（粤中医办函[2023]108号）

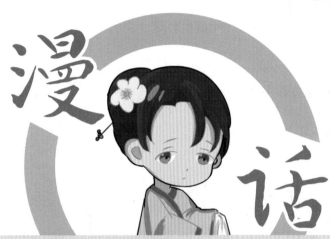

中医内科学

谢　炜　梁小珊 / 主编

全国百佳图书出版单位
中国中医药出版社
·北　京·

图书在版编目（CIP）数据

漫话中医内科学 / 谢炜，梁小珊主编 . -- 北京：
中国中医药出版社 , 2024.10
ISBN 978-7-5132-8564-3

Ⅰ . ①漫… Ⅱ . ①谢… ②梁… Ⅲ . ①中医内科学
Ⅳ . ① R25

中国国家版本馆 CIP 数据核字 (2023) 第 224589 号

中国中医药出版社出版

北京经济技术开发区科创十三街 31 号院二区 8 号楼
邮政编码　100176
传真　010-64405721
河北省武强县画业有限责任公司印刷
各地新华书店经销

开本 880×1230　1/16　印张 19.5　字数 508 千字
2024 年 10 月第 1 版　2024 年 10 月第 1 次印刷
书号　ISBN 978 – 7 – 5132 – 8564 – 3

定价　88.00 元
网址　www.cptcm.com

服 务 热 线　010-64405510
购 书 热 线　010-89535836
维 权 打 假　010-64405753

微信服务号　**zgzyycbs**
微商城网址　**https://kdt.im/LIdUGr**
官 方 微 博　**http://e.weibo.com/cptcm**
天猫旗舰店网址　**https://zgzyycbs.tmall.com**

如有印装质量问题请与本社出版部联系（010-64405510）

前　言

在实现中华民族伟大复兴的时代背景下，中医药学作为我国优秀传统文化之一，正乘着时代雄风，欣欣向荣。学习中医、实践中医亦正如火如荼地开展。中医学子、中医临证者和广大群众对于中医内科学的学习需求与学习兴趣日益增长。《漫话中医内科学》为中医类辅导用书，编委会集思广益，拓展思路，博采众长，主要参考《中医内科学》（全国中医药行业高等教育"十四五"规划教材），辅参《中医内科学》（南方医科大学罗仁教授主编），对以上教材进行研读、再创作，以整理、总结、提炼教材当中关键知识点，并汇总了一部分近现代医家的临证经验与当代学术研究进展，体现了继承与发扬、传统与创新、理论与实践相结合的学风。本书绘图力求写实，概念阐述规范，设计内容精当，系统完善，风格鲜明，以便更好地服务中医学子、中医临证者和广大群众。

本书以中医内科学教学内容为目，对选录的教材内容以疾病概述（含病名、临床要点、病因病机、治疗原则、病理因素、病理演变、辨证要点、诊断、鉴别诊断*、分证论治等方面）的形式进行二次分类，并进行拟人小图绘制（此为本次整理之特色），以利于中医药工作者和大众更好地理解、思考与应用，进而实现本书整理研究之初衷。此外，本书还整理了近现代中医在中医内科学讲授疾病方面的研究进展，摘录了部分近现代名中医家的临证医案和临证经验，归入"临证经验"部分。（详见下图图例）

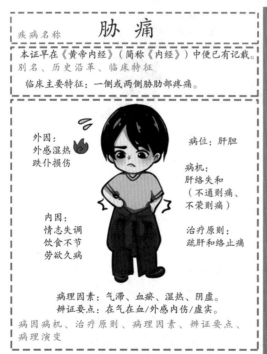

疾病名称　　**胁　痛**

本证早在《黄帝内经》（简称《内经》）中便已有记载。
别名、历史沿革、临床特征
临床主要特征：一侧或两侧胁肋部疼痛。

外因：
外感湿热
跌仆损伤

内因：
情志失调
饮食不节
劳欲久病

病位：肝胆

病机：
肝络失和
（不通则痛、
不荣则痛）

治疗原则：疏肝和络止痛

病理因素：气滞、血瘀、湿热、阴虚。
辨证要点：在气在血/外感内伤/虚实。
病因病机、治疗原则、病理因素、辨证要点、病理演变

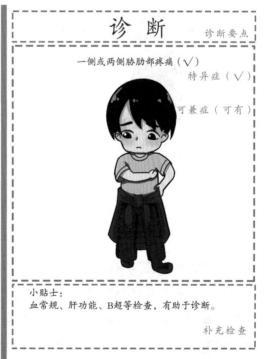

诊　断　　诊断要点

一侧或两侧胁肋部疼痛（√）

特异症（√）

可兼症（可有）

小贴士：
血常规、肝功能、B超等检查，有助于诊断。

补充检查

---

* 注：本书"鉴别诊断"既包含疾病与疾病之间的鉴别，又包含证型与证型之间的鉴别。

鉴别诊断

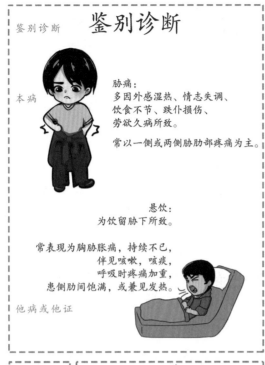

鉴别诊断

本病

胁痛:
多因外感湿热、情志失调、饮食不节、跌仆损伤、劳欲久病所致。

常以一侧或两侧胁肋部疼痛为主。

悬饮:
为饮留胁下所致。

常表现为胸胁胀痛,持续不已,伴见咳嗽、咳痰,呼吸时疼痛加重,患侧肋间饱满,或兼见发热。

他病或他证

辨证论治

分证缩略概览图

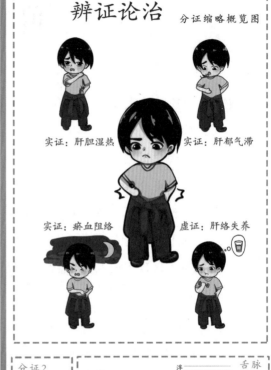

实证: 肝胆湿热　　实证: 肝郁气滞

实证: 瘀血阻络　　虚证: 肝络失养

分证1

实证
肝胆湿热

舌脉
舌苔黄腻
脉弦滑数

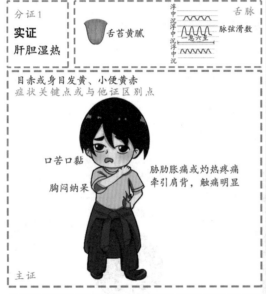

目赤或身目发黄、小便黄赤
症状关键点或与他证区别点

口苦口黏
胸闷纳呆

胁肋胀痛或灼热疼痛牵引肩背,触痛明显

主证

治法: 疏肝利胆,清利湿热。

代表方: 龙胆泻肝肠加减。

治法处方

分证2

虚证
肝络失养

舌脉
舌红少苔
脉细弦而数

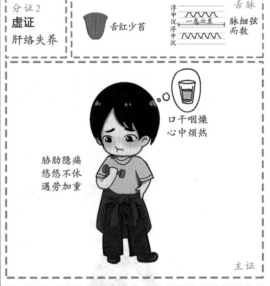

口干咽燥
心中烦热

胁肋隐痛
悠悠不休
遇劳加重

主证

治法: 养阴柔肝,理气止痛。

代表方: 一贯煎加减。

治法处方

在此,感谢各位主编与编委们以极大的热情和认真负责的态度投入紧张有序的编写、修订工作当中,每位编者都不辞辛劳,积极热情,精益求精,力保《漫话中医内科学》按时、按质完成。本书的出版得到了广东省科技创新普及专题项目(2020A1414040010)、广东省中医药重点学科(脑病科)建设项目(20220105)、第二届全国名中医传承工作室(G623291031)、第七批全国老中医药专家学术经验继承工作(G623291027)、中医师

承"薪火工程"（G622299899），以及2022年中央财政医疗服务与保障能力提升补助资金（G622299957）等的资助。因时间仓促，工作量大，加之编者水平有限，书中疏漏不足在所难免，谨望各位读者不吝指教，提出宝贵意见或建议，以便再版时完善提高。

本书编委会
2024年5月

目　录

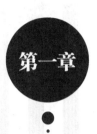

第一章

肺系疾病

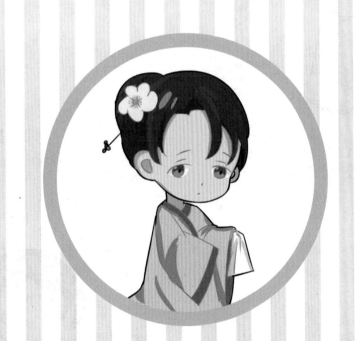

感冒

★ 疾病概述 ★

感冒

别名：
病情轻者名伤风、冒风等；
病情重者名重伤风。

感冒之名出自：
北宋·杨士瀛
《仁斋直指方论·诸风》。

临床主要特征：
鼻塞，流涕，喷嚏，头痛，身痛，恶寒发热，脉浮。

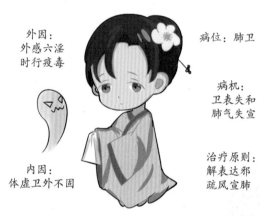

外因：
外感六淫
时行疫毒

内因：
体虚卫外不固

病位：肺卫

病机：
卫表失和
肺气失宣

治疗原则：
解表达邪
疏风宣肺

病理性质：总属表实证，但有寒热之异。
发病因素：关键→卫气强弱，涉及→感邪轻重。
辨证要点：虚实/寒热/兼夹。

诊 断

以卫表及鼻咽症状为主，脉浮（√）
（由于风邪易夹暑、夹湿、夹燥，还可兼见相关症状）

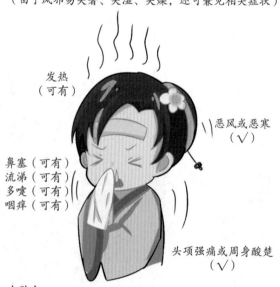

发热
（可有）

鼻塞（可有）
流涕（可有）
多嚏（可有）
咽痒（可有）

恶风或恶寒
（√）

头项强痛或周身酸楚
（√）

小贴士：
病程一般3～7日。
四季皆可发病，而以冬、春两季为多。
血常规及胸部X线检查有助于本病诊断。

鉴别诊断

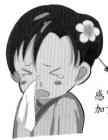

普通感冒多由六淫致病；
病情较轻，全身症状不重
（多表现为呼吸道症状）；
有季节性，无明显流行特点；
少传变。

感冒1周以上不愈，发热不退或反复
加重，应考虑继发他病。

时行感冒为感染时行疫毒发病；
病情较重，全身症状显著
（以风热证多见）；
无季节性，具有流行性；
传变迅速。

治疗不及时易发生其他变证。

小贴士：
流感病毒快速抗原检测有助于时行感冒早期诊断。

辨证论治

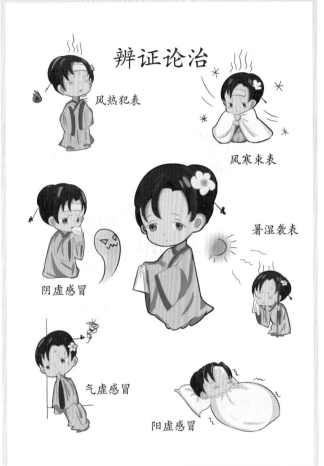

风热犯表

风寒束表

暑湿袭表

阴虚感冒

气虚感冒

阳虚感冒

分证论治

风寒束表　舌淡红　苔薄白　脉浮或浮紧

恶寒重，发热轻
无汗

口不渴或渴喜热饮

时流清涕
痰吐稀薄色白

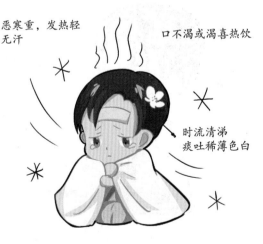

治法：解表散寒。

代表方：荆防达表汤或荆防败毒饮加减。

风热犯表　舌红　苔薄黄　一息六至　脉浮数

身热较著
微恶风

痰黏或黄
流黄浊涕
口干欲饮

咽燥
或咽喉乳蛾红肿疼痛

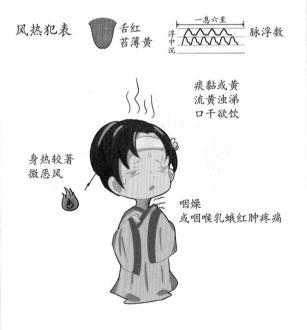

治法：解表清热。

代表方：银翘散或葱豉桔梗汤加减。

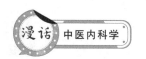

暑湿袭表

多发于夏季　　暑热重者苔黄腻
　　　　　　　　暑湿重者苔白厚

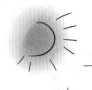脉滑

暑热重者多心烦口渴
小便短赤

头昏重、胀痛
肢体酸重或疼痛

暑湿重者多口中黏腻
胸闷脘痞泛恶，大便或溏

治法：清暑祛湿解表。

代表方：新加香薷饮加减。

气虚感冒 舌淡
苔白

浮中沉 脉浮
而无力

恶寒较甚
反复易感

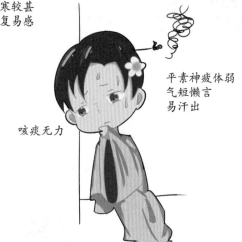

平素神疲体弱
气短懒言
易汗出

咳痰无力

治法：益气解表。

代表方：参苏饮加减。

阳虚感冒 舌质淡胖

浮中沉 脉沉
细无力

语言低微

恶寒较甚

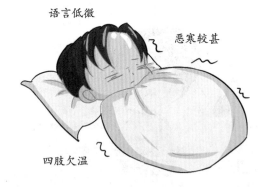

四肢欠温

治法：助阳解表。

代表方：麻黄附子细辛汤加减。

阴虚感冒 舌红少苔

一息六至

浮中沉浮中沉 脉细数

小贴士：患者面色不虞

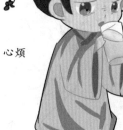

心烦

口干咽燥
干咳少痰
手足心热

治法：滋阴解表。

代表方：加减葳蕤汤。

★ 临证经验 ★

一、辨病思路

感冒大致相当于西医学中的普通感冒、流行性感冒、上呼吸道感染等疾病，应当与过敏性鼻炎等疾病进行鉴别。

1.普通感冒的致病原为鼻病毒、冠状病毒等。其起病多较急，潜伏期为1～3天，主要表现为鼻部症状，如鼻塞、流清涕，也可表现为咳嗽、咽干、咽痒、咽痛或灼热感，甚至鼻后滴漏感。2～3天后，鼻涕变稠，常伴咽痛、流泪、味觉减退、呼吸不畅、声嘶等，一般无发热及全身症状，或仅有低热、不适、轻度畏寒、头痛。流感病原学检测阴性，传染性弱。

2.流行性感冒的致病原为流感病毒。流行性感冒潜伏期多为1～7天，起病时的临床表现主要有发热（体温可达39～40℃）、头痛、肌痛和全身不适，常有咽喉痛、干咳等症状，可有鼻塞、流涕、胸骨后不适等伴随症状，部分患者有呕吐、腹痛、腹泻等消化道症状。流感病原学检测阳性，传染性强。

3.上呼吸道感染是鼻腔、咽或喉部急性炎症的总称。广义的上呼吸道感染是一组疾病，包括普通感冒、病毒性咽炎、喉炎、疱疹性咽峡炎、咽结膜热、细菌性咽-扁桃体炎等。狭义的上呼吸道感染又称普通感冒，它是最常见的急性呼吸道感染性疾病，多呈自限性，但发生率较高，成人每年发生2～4次，儿童的发生率更高，每年6～8次，全年皆可发病，冬春季较多。70%～80%的上呼吸道感染由病毒引起，包括鼻病毒、冠状病毒、腺病毒、流感病毒和副流感病毒、柯萨奇病毒等。另有20%～30%的上呼吸道感染由细菌引起，可直接感染或继发于病毒感染之后，以溶血性链球菌最为常见，其次为流感嗜血杆菌、肺炎球菌、葡萄球菌等，偶见革兰阴性菌。病毒感染时，血常规检查见白细胞计数多正常或偏低，淋巴细胞比例升高；细菌感染时，血常规检查见白细胞计数常增多，有中性粒细胞增多或核左移现象。

4.过敏性鼻炎的患者有过敏史，常年打喷嚏、流涕，鼻黏膜苍白伴有瘙痒感，鼻分泌物内嗜酸粒细胞增加。

二、辨证思路

1.临证当先分虚实。虚证者多因素体不强，卫外不固，易反复感邪，属正虚肺卫不和，有气虚、阴虚、阳虚之证。实证者多因外邪袭肺，卫表不和，肺失宣肃，有风寒束表、风热犯表、暑湿袭表之证。

2.再分寒热。表寒证见恶寒重，发热轻，无汗，舌淡红，苔薄白，脉浮紧。表热证见恶寒轻，发热重，少汗或有汗，咽部红肿疼痛，舌红，苔薄黄，脉浮数。若风寒之证误用辛凉，汗不易出，邪气难以外达。若风热之证误用辛温，则易助热伤津。若风寒外感，表尚未解，内郁化热，或肺有蕴热，复感风寒之证，可取温清并施，辛温与辛凉合用之法，以解表清里，表里

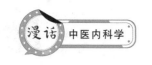
双解。

3.三辨兼夹证。感冒可夹湿、夹暑、夹燥、夹食。夹湿者多见于长夏，可见身热不扬，头重如裹，肢体酸痛，胸闷脘痞，舌苔腻等证候；夹暑者多见于夏季，可见身热有汗，心烦口渴，小便短赤，舌苔薄黄等证候；夹燥者多见于秋季，可见身热头痛，咽干鼻燥，干咳无痰或黏痰，口渴欲饮等证候；夹食者多见于饱食后，可见身热，脘痞纳呆，恶心欲呕，大便或溏，脉滑等证候。

三、临床备要

1.感冒的基本治疗原则为解表达邪。感冒因外邪客于肌表所致，其病位在卫表肺系，治疗当因势利导，从表而解，治法应遵循《素问·阴阳应象大论》所言"其在皮者，汗而发之"之意。周仲瑛强调当寒温统一，多种辨证方法融合；动态辨证，把握病机传变关键环节；审证求机，以病理因素为中心；祛邪为主，多种途径分消邪气。

2.选方用药当遵循"治上焦如羽，非轻不举"（吴鞠通《温病条辨》）。故治疗感冒，用药以轻清宣散为贵，过寒、过热、过润、过燥之品皆不宜。如感冒初起，偏寒偏热不明显者，可予辛凉轻剂，疏风解表，药用桑叶、薄荷、防风、荆芥等，轻清透邪；咽痒咳嗽者，酌加前胡、牛蒡子、橘红、桔梗等，清宣肺气。

3.小儿感冒易夹痰、夹滞、夹惊。夹痰者酌加半夏、陈皮、鱼腥草、瓜蒌皮、浙贝母，宣肺化痰；夹食者酌加山楂、神曲、麦芽、鸡内金、莱菔子，消食导滞；夹惊者酌加钩藤、蝉蜕、僵蚕、全蝎，息风止痉。汪受传认为：小儿感冒发病根本在于正气亏虚，卫外不固；四诊以望诊最为重要，根据病邪属性侧重宜温凉之剂并用以疏散表邪；助运脾胃应贯穿始终，同时注重顺应四时之气，因时制宜；对于兼夹痰、滞、惊者，随证治之；感冒后咳嗽迁延多为风痰内蕴，在消风化痰的基础上兼顾护肺卫，以防反复。

咳 嗽

咳 嗽

有声无痰为咳，
有痰无声为嗽。

临床主要特征：
咳逆咽痒，咳痰。

咳嗽最早见于《内经》。
明·张介宾《景岳全书·咳嗽》
将咳嗽分为外感、内伤两大类。

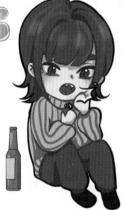

外因：
外感六淫
饮食不节
情志抑郁

内因：
肾脏亏虚
肺脏自病

病位：肺

病机：
卫表失和
肺气失宣

治疗原则：
宣肺理气
降逆止咳

病理性质：外感属邪实，内伤多虚实并见。
病理变化：外感→内伤；咳嗽→喘证、肺胀、肺痿。
辨证要点：外感内伤/寒热/虚实。

诊 断

咳逆有声（√）
咽痒（√）
咳痰（√）

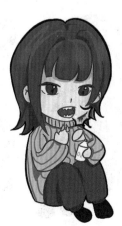

呼吸困难（可有）

小贴士：
①外感咳嗽常见于上呼吸道感染、急性支气管炎、肺炎等病。
内伤咳嗽常见于慢性支气管炎、肺结核、肺源性心脏病、
肺癌等病。
②可结合病史、病情、体检结果做相关检查。如血常规、
红细胞沉降率测定（血沉）、痰培养、胸部X线等检查。

鉴别诊断

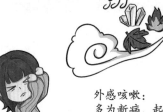

外感咳嗽：
多为新病，起病急，病程短，
常伴肺卫表证，
当分风寒、风热、风燥等。

内伤咳嗽：
多为久病，反复发作，病程长，
多伴相关脏腑兼证，
或咳而伴喘，
当分脏腑定位与虚实。

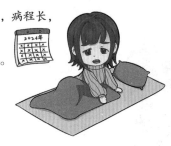

辨证论治

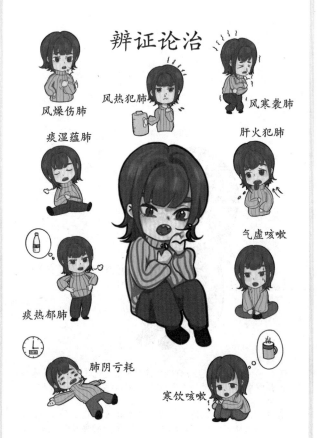

风燥伤肺

风热犯肺

风寒袭肺

痰湿蕴肺

肝火犯肺

气虚咳嗽

痰热郁肺

肺阴亏耗

寒饮咳嗽

分证论治

风寒袭肺　　舌苔薄白

浮中沉浮中沉浮中沉浮中沉　脉浮或浮紧

伴风寒束表证
（鼻塞，流清涕，
头痛，恶寒发热，
无汗）

咳痰稀薄色白

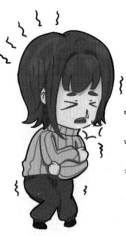

咽痒
咳嗽声重
气急

治法：疏风散寒，宣肺止咳。

代表方：三拗汤合止嗽散加减。

风热犯肺 舌质红 苔薄黄 一息六至 浮中沉 脉浮数

头痛，恶风

鼻流黄涕

咳嗽气粗
或咳声音哑

口渴
喉燥咽痛
咳痰不爽

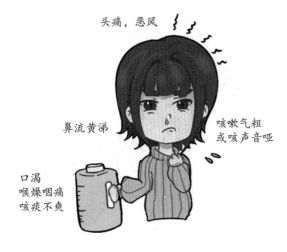

治法：疏风清热，宣肺止咳。

代表方：桑菊饮加减。

风燥伤肺 一息六至 浮中沉 脉浮数 或小数

舌质红干而少津
苔薄白或薄黄

无痰

或痰少而粘连成丝
不易咳出

或痰中带有血丝

喉痒干咳
连声作呛
唇鼻干燥

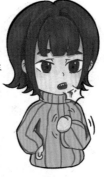

治法：疏风清肺，润燥止咳。

代表方：温燥用桑杏汤；凉燥用杏苏散。

痰湿蕴肺 苔白腻 浮中沉 脉濡滑

咳声重浊
晨起咳甚
胸闷

痰多、黏腻
或稠厚成块
色白或带灰色
痰出则咳缓

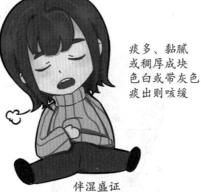

伴湿盛证
（体倦腹胀，脘痞纳差，大便时溏）

治法：燥湿化痰，理气止咳。

代表方：二陈平胃散合三子养亲汤加减。

痰热郁肺 舌质红 苔薄黄腻 一息六至 浮中沉 浮中沉 脉滑数

痰多质黏，厚或稠黄，咳吐不爽，或有热腥味，或夹有血丝
口干欲饮

面赤身热

咳嗽气息粗促
或喉中有痰声

胸胁胀满
咳时引痛

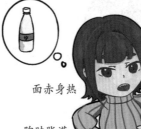

治法：清热化痰，肃肺止咳。

代表方：清金化痰汤加减。

肝火犯肺

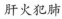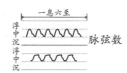

舌红或舌边红
舌苔薄黄少津

一息六至
浮中沉浮中沉
脉弦数

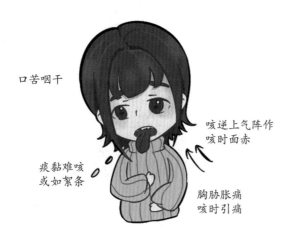

口苦咽干

咳逆上气阵作
咳时面赤

痰黏难咳
或如絮条

胸胁胀痛
咳时引痛

治法：清肝泻肺，化痰止咳。

代表方：黛蛤散合黄芩泻白散加减。

肺阴亏耗

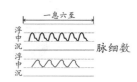

舌红少苔

一息六至
浮中沉浮中沉
脉细数

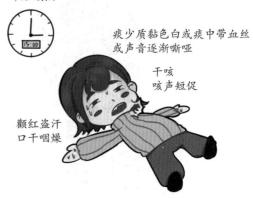

午后潮热

痰少质黏色白或痰中带血丝
或声音逐渐嘶哑

干咳
咳声短促

颧红盗汗
口干咽燥

治法：滋阴润肺，化痰止咳。

代表方：沙参麦冬汤加减。

气虚咳嗽

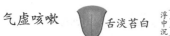

舌淡苔白

浮中沉
脉细弱

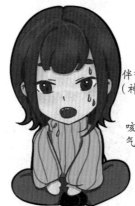

伴气虚证
（神疲懒言，畏风自汗）

咳声低弱无力
气短

治法：补气温肺，化痰止咳。

代表方：温肺汤加减。

寒饮咳嗽

舌苔白滑

浮中沉浮中沉浮中沉
脉细弦滑

咳嗽气急
咳吐白色清稀泡沫痰

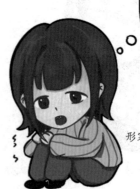

喜热饮

形寒背冷

治法：温肺化饮。

代表方：小青龙汤加减。

★ 临证经验 ★

一、辨病思路

1.咳嗽的发生和反复发病，常是许多复杂因素综合作用的结果。其病因包括以下几个方面。

（1）吸入物。吸入物分为特异性和非特异性两种。特异性吸入物如甲苯二异氰酸酯、邻苯二甲酸酐、乙二胺、青霉素、蛋白酶、淀粉酶、尘螨、花粉、真菌、动物毛屑或排泄物、蚕丝等，非特异性吸入物如硫酸、二氧化硫、氯、氨等。

（2）感染。咳嗽的形成和发作与反复呼吸道感染有关。咳嗽患者可有细菌、病毒、支原体等的特异性IgE，如果吸入相应的抗原可激发咳嗽。病毒感染可直接损害呼吸道上皮，致使呼吸道反应性增强。

（3）食物。引起过敏最常见的食物是鱼类、虾蟹、蛋类、牛奶等。婴幼儿最容易对食物过敏，但随年龄的增长，由食物过敏引发咳嗽的发病率逐渐降低。

（4）气候改变。温度、气压和（或）空气中离子等环境改变可诱发咳嗽，故在寒冷环境或秋冬季节转变时较多发病。

（5）精神因素。患者情绪激动、紧张不安等，都会促使咳嗽发作。

（6）运动。有70%～80%的咳嗽患者会在剧烈运动后诱发咳嗽，这种情况被称作运动诱发性咳嗽，或运动性咳嗽。其临床表现有咳嗽、胸闷、气急、喘鸣，听诊可闻及哮鸣音。有些患者运动后虽无典型的哮喘表现，但运动前后的肺功能测定可发现有支气管痉挛。

（7）药物。有些药物可引起咳嗽发作，如服用普萘洛尔等β₂受体阻断剂或卡托普利等ACEI类药品可引起咳嗽。

2.西医学中的上呼吸道感染，急、慢性支气管炎，支气管扩张症，肺炎等疾病多以咳嗽为主症。

（1）急性上呼吸道感染包括普通感冒、病毒性咽炎、喉炎、疱疹性咽峡炎、咽结膜热、细菌性咽-扁桃体炎，临床特征为声嘶、讲话困难、咳嗽时咽喉部疼痛，常伴有发热、咽痛或咳嗽等症状。

（2）急性感染性支气管炎患者往往先有急性上呼吸道感染的症状（鼻塞、寒战、低热、背部和肌肉疼痛及咽喉痛）。剧烈咳嗽通常是支气管炎发作的信号。患者起病时干咳无痰，几小时或几天后出现少量黏痰，随后出现较多的黏液或黏液脓性痰。咳嗽和咳痰可持续2～3周。

（3）慢性支气管炎起病缓慢，病程长，反复急性发作会使病情加重，主要症状为咳嗽、咳痰，或伴有喘息。急性加重系指咳嗽、咳痰、喘息等症状突然加重。急性加重的主要原因是呼吸道感染。咳嗽、咳痰或伴喘息，每年发病至少持续3个月，并连续发作两年或两年以上是确诊慢性支气管炎的条件之一。

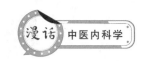

（4）支气管扩张症的典型症状有慢性咳嗽、咳大量脓痰和反复咯血，主要致病因素为支气管感染、阻塞和牵拉，部分为先天遗传因素。患者多有麻疹、百日咳或支气管肺炎等病史。存在厌氧菌混合感染时，痰有臭味。少数患者仅表现为反复咯血，而咳嗽、咳痰不明显，此情况被称为干性支气管扩张症。

（5）肺炎链球菌肺炎的临床特征为突然发病，存在寒战、高热、胸痛、咳嗽、咳铁锈色痰、呼吸困难和肺实变等表现。

二、辨证思路

1.外感咳嗽，多为实证。按病邪性质分类多以风寒、风热、风燥为主。治疗应以祛邪利肺为主，邪去则正安。因肺居高位，用药宜轻扬，当因势利导以宣畅肺气，使药力易直达病所。外感咳嗽一般忌敛邪留寇，同时还需注意化痰顺气，痰清则气顺，则咳嗽趋于痊愈。外感咳嗽多与时令有关。一般而言，春多风，夏多热、暑，长夏多湿，秋多燥，冬多寒，但可有兼夹，其中以风寒咳嗽最为常见。

2.内伤咳嗽，多为邪实内虚。标实为主者，以痰、火为主，治应祛邪止咳，但需注意防止宣散过度，使正气更伤；本虚为主者，有肺虚、脾虚、肾虚等区分，需从调护正气着手，治应扶正补虚，兼顾主次。内伤咳嗽多为虚损或虚实夹杂，故邪实正虚者须妥善处理。气火咳嗽每易耗伤肺津，应适当配合清养肺阴之品；痰湿咳嗽，常易伤及肺脾之气，应配合补脾益肺之品，以免久延导致肺气虚寒，寒饮伏肺，以致咳喘；肺阴亏耗咳嗽，每致阴虚火炎，灼津为痰，必要时还当兼以清火化痰。

三、临床备要

1.该病有治上、治中、治下的区分。治上者，指治肺，主要是温宣、清肃两法，是直接针对咳嗽主病之脏进行施治。治中者，指治脾，即健脾化痰、补脾养肺等法。健脾化痰适用于痰湿偏盛，标实为主，咳嗽痰多者；补脾养肺适用于脾虚肺弱，脾肺两虚，咳嗽、神疲、食少者。治下者，指治肾，咳嗽日久、咳而气短者则可考虑用治肾（益肾）的方法。总之，治脾、治肾是通过治疗他脏以达到治肺目的的整体疗法。

2.注意运用药对。邹小娟教授治疗喉源性咳嗽，常以祛风、解痉、利咽、养阴、润燥、散结、化痰、解郁、理气等为法配伍用药，辨证论治，疗效满意。如荆芥对防风，疏风解表；僵蚕对蝉蜕，祛风清热解痉；木蝴蝶对青果，清肺润燥；玄参对麦冬，滋阴清热，金水相生；板蓝根对山豆根，凉血解毒消肿；桔梗对甘草，宣肺化痰利咽；半夏对厚朴，化痰散结；柴胡对黄芩，郁火发之。

3.注意审证求因，切勿见咳止咳。咳嗽的轻重程度在一定程度上可以反映病邪的深浅和微甚。但咳嗽涉及面广，治疗时如不辨明病因病机，不探求标本表里，不讲究辨证论治，而只是一味应用所谓对症止咳药物，见咳而止咳，则会耽误病情，轻则迁延难愈，重则变证百出。咳

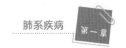

嗽是人体祛邪外达的一种病理反应，须按照不同的病因辨证处理。如外感咳嗽，需慎用敛肺镇咳之品，误用则致肺气郁遏不得宣畅，外邪不能外达而出，邪恋不去，缠绵日久反而伤正，因此必须疏散外邪，以宣肃肺气之法，因势利导，肺气宣畅则咳嗽自止。内伤咳嗽病势较缓，咳嗽周期长，时轻时重，止咳亦要辨证论治，如肺阴亏虚之咳嗽，虽然初起时病势轻微，但若延误失治，往往日益加重，渐渐趋于劳损。

哮 病

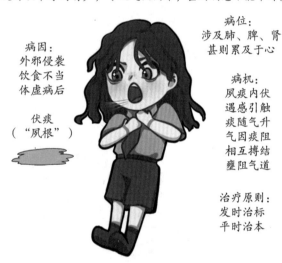

哮 病

别名：
上气、呷嗽。

哮喘病名首创于
元·朱丹溪。

临床主要特征：
发时喉中哮鸣有声，呼吸气促困难，甚则喘息不能平卧。

病因：
外邪侵袭
饮食不当
体虚病后

伏痰
（"夙根"）

病位：
涉及肺、脾、肾
甚则累及于心

病机：
夙痰内伏
遇感引触
痰随气升
气因痰阻
相互搏结
壅阻气道

治疗原则：
发时治标
平时治本

病理变化：哮病严重→喘脱。
辨证要点：已发邪实，未发正虚。

诊 断

发时喉中哮鸣有声，呼吸气促困难，甚则张口抬肩（√）

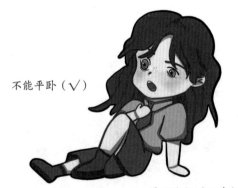

不能平卧（√）

唇甲发绀（可有）

小贴士：
①反复发作性。
②发病前多有鼻痒、喷嚏、咳嗽等先兆症状。
③有过敏史或家族史。
④支气管激发试验、支气管舒张试验、用力肺活量测定
等检查有助于诊断。

鉴别诊断

哮与喘的联系：哮必兼喘，但喘未必兼哮。

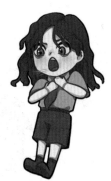

"哮以声响言"，
发时喉中哮鸣有声。

"哮"是一种反复发作的独立性
疾病。

有夙根。

病机为痰气搏结，壅阻气道。

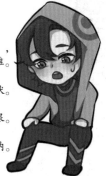

"喘以气息言"，
发时呼吸气促困难。

"喘"是多种急慢性疾病的一个症状。

无夙根。

病机为肺失宣肃，肾失摄纳。

辨证论治

发作期：寒包热哮　　发作期：热哮　　发作期：冷哮

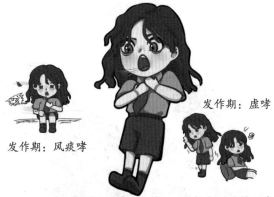

发作期：风痰哮

发作期：虚哮

发作期：喘脱危证

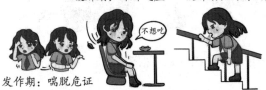

缓解期：肺脾气虚　　缓解期：肺肾两虚

分证论治

发作期
冷哮

舌质淡
苔白滑

脉弦紧
或浮紧

天冷或受凉易发

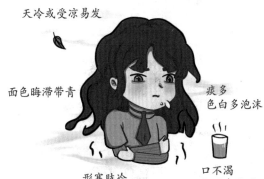

面色晦滞带青

痰多
色白多泡沫

形寒肢冷

口不渴
或渴喜热饮

治法：温肺散寒，化痰平喘。

代表方：表证不著用射干麻黄汤；表寒里饮（寒＞饮）
用小青龙汤；久病阴盛阳虚用苏子降气汤；成药用冷
哮丸。

发作期
热哮

舌质红
苔黄腻

浮中沉 一息六至
浮中沉 浮中沉

脉滑数
或弦滑

咳痰色黄或白
黏浊稠厚

烦闷不安
汗出

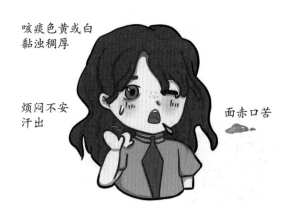

面赤口苦

治法：清热宣肺，化痰定喘。

代表方：表证不著用定喘汤；外有表证用越婢加半夏汤。

发作期
寒包热哮

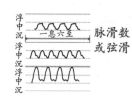

舌苔白腻罩黄
舌尖边红

浮中沉

脉弦紧

咳痰不爽
痰黏色黄或黄白相兼

口干欲饮

烦躁发热
恶寒无汗

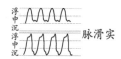

胸膈烦闷

治法：解表散寒，清化痰热。

代表方：表寒为主用小青龙加石膏汤；饮郁化热，表证不著用厚朴麻黄汤。

发作期
风痰哮

舌苔厚浊

浮中沉 浮中沉

脉滑实

起病多急，常倏忽来去，发前自觉鼻、咽、眼、耳发痒胸部憋塞，随之迅即发作

喘急胸闷
但坐不得卧
无明显寒热倾向

喉中痰涎壅盛

咳

声如曳锯
或鸣声如吹哨笛

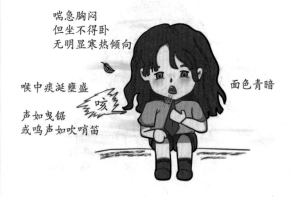

面色青暗

治法：祛风涤痰，降气平喘。

代表方：三子养亲汤。痰壅喘息，不能平卧，可暂予控涎丹。

发作期
虚哮

偏阳虚者
舌质淡
脉沉细

偏阴虚者
舌质偏红
脉细数

浮中沉

浮中沉 一息六至
浮中沉

哮鸣如鼾，声低气短息促，动则喘甚，发作频繁甚则喘息持续不解，咳痰无力

偏阴虚者
兼痰涎黏稠
颧红，烦热，口渴

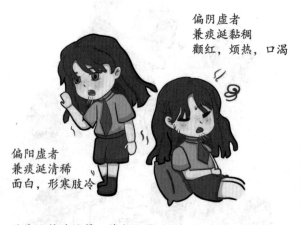

偏阳虚者
兼痰涎清稀
面白，形寒肢冷

治法：补肺纳肾，降气化痰。

代表方：平喘固本汤加减。

发作期
喘脱危证

舌质青暗
苔腻或滑

脉细数不清
或浮大无根

哮病反复久发，喘息鼻扇

张口抬肩
气短息促
烦躁，昏蒙，面青

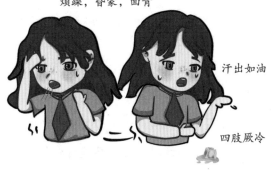

汗出如油

四肢厥冷

治法：补肺纳肾，扶正固脱。

代表方：回阳救急汤合生脉饮加减。

缓解期
肺脾气虚

舌质淡
苔白

脉细弱

轻度哮鸣，痰质稀色白，气短声低

自汗恶风
易感冒

食少便溏

不想吃

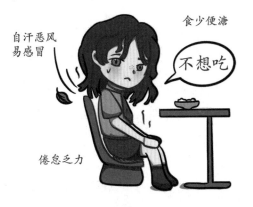

倦怠乏力

治法：健脾益气，补土生金。

代表方：玉屏风散合六君子汤加减。

缓解期
肺肾两虚

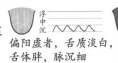

偏阳虚者，舌质淡白，
舌体胖，脉沉细

偏阴虚者，舌红
少苔，脉细数

气短息促，动则
尤甚，吸气不利

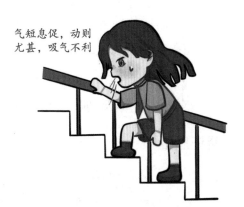

治法：补肺益肾。

代表方：生脉地黄汤合金水六君煎；
成药用河车大造丸。

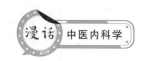

★ 临证经验 ★

一、辨病思路

哮病大致相当于西医学中的支气管哮喘、哮喘性支气管炎，以及嗜酸性粒细胞增多症（或其他急性肺部过敏性疾患）引起的哮喘。本病临床应当与左心衰竭引起的喘息样呼吸困难，慢性阻塞性肺疾病（chronic obstructive pulmonary diseases，COPD），变态反应性肺浸润，气管、主支气管肺癌进行鉴别。

1.左心衰竭引起的喘息样呼吸困难多见于老年人，多因高血压、冠状动脉硬化、二尖瓣狭窄或慢性肾炎等原因引起，发作以夜间阵发性多见，症状为胸闷、呼吸急促困难，有咳嗽及哮鸣音，严重者可有发绀、面色灰暗、冷汗、精神紧张而恐惧等症状，与哮喘急性发作相似。患者除有哮鸣音外，常咳大量稀薄水样或泡沫状痰，或可能为粉红色泡沫痰，并有典型的肺底湿啰音。心脏向左扩大，存在心瓣膜杂音，心音可不规律甚至有奔马律。肺部有肺水肿征象，血管阴影模糊。

2.慢性阻塞性肺疾病多见于中老年人，有慢性咳嗽史，喘息常年存在，有加重期。患者多有长期吸烟或接触有害气体的病史，有肺气肿体征，两肺或可闻及湿啰音。但临床上想要严格将慢性阻塞性肺疾病与哮喘区分有时十分困难，用支气管舒张剂、口服或吸入激素做治疗性诊断可能有所帮助，有时两病可同时存在。

3.变态反应性肺浸润是一组由肺嗜酸细胞浸润导致的疾病，包括单纯性肺嗜酸细胞浸润症、迁延性肺嗜酸细胞浸润症、哮喘性肺嗜酸细胞浸润症、热带性肺嗜酸细胞增多症及肺坏死性血管炎等病。患者对曲霉菌呈过敏状态，故该病又名过敏性支气管肺曲菌病。该病可见于任何年龄，大多数与下呼吸道细菌感染有关。患者常有发热，胸部X线检查可见多发性、此起彼伏的淡薄斑片浸润阴影，可自行消失或反复发作。肺组织活检有助于鉴别诊断。

4.气管、主支气管肺癌是由于癌肿压迫或侵犯气管或主支气管，使上呼吸道管腔狭窄或不完全阻塞，出现咳嗽或喘息，甚至伴哮鸣音的疾病。但患者通常无哮喘发作史，咳痰可带血，喘息症状多呈吸气性呼吸困难，或哮鸣音为局限性，平喘药物治疗无效。只要考虑到本病，进一步做胸部X线检查、CT检查，痰细胞学检查及纤维支气管镜检查就不难鉴别。

二、辨证思路

1.哮病当先分发作期与缓解期，分虚实施治。宿痰伏肺是哮病反复发作的"夙根"。哮病总属邪实正虚之证，当辨虚实、寒热。发时以邪实为主，多见寒哮、热哮，也可见寒包热哮、风痰哮、虚哮等证，还要注意寒痰、热痰之分，是否兼表之别；未发时以正虚为主，宜辨阴阳之偏虚，肺、脾、肾之所属。若日久不愈，虚实错杂，当辨主次，按病程新久及全身症状辨别，临证当根据病之新旧，发作与否，区别邪正缓急、虚实主次，再加以处理。周祯祥教授从风、痰、瘀、虚立论，急性发作期以化痰顺气为先，兼以搜风通络，方用麻杏二三汤增损化裁；缓解期以益气固表为法，常用玉屏风散以调理善后，疗效显著。吴银根教授认为，支气管哮喘的致病因素在于寒邪与寒体两端，关键在于肾阳亏虚，治则为温阳补肾，治疗上采取分期论治，顾及兼证。急性发作则宣肃并用；反复发作，风痰入络，则加用虫类药；缓解期则重在温补脾肾，并辅以膏方治疗，疗效满意。

2.谨防"喘脱"危证。若哮病反复发作，寒痰伤及脾肾之阳，痰热耗灼肺肾之阴，则可由实转虚，表现肺、脾、肾等脏脏气虚弱之候。肺虚不能主气，气不化津，则痰浊内蕴，肃降无权，并因卫外不固，而更易受外邪的侵袭诱发；脾虚失运，积湿生痰，上贮于肺，则肺气升降失常；肾虚精气亏乏，摄纳失常，则阳虚水泛为痰，或阴虚虚火灼津成痰，上干于肺。因脾虚、肾虚所生之痰上贮于肺，则影响肺之宣发肃降功能。可见，哮病为本虚标实之病，标实为痰浊，本虚为肺、脾、肾。发作时以标实为主，表现为痰鸣气喘；间歇期以肺、脾、肾等脏脏气虚弱之候为主，表现为短气、疲乏，常有轻度哮之证候。若哮病大发作，或发作呈持续状态，邪实与正虚错综并见，肺肾两虚而痰浊又复壅盛，严重者因肺不能治理、调节心血的运行，命门之火不能上济于心，肺肾虚极，则心阳亦同时受累，阳气外脱而喘逆剧甚，出现张口抬肩、面青唇紫、汗出肢冷等"喘脱"危候，急当回阳救脱，参合西医学救治。

三、临床备要

1.哮病治疗应遵循"发时治标，平时治本"的原则，即宗朱丹溪"未发以扶正气为主，既发以攻邪气为急"之说。发作期以表实为主，要先辨寒热，以攻邪治标；缓解期则以本虚为主，应细辨肺、脾、肾的虚实及阴虚、阳虚，以扶正固本。常年反复发作、缠绵不愈者，则可标本兼治，有所侧重。张介宾《景岳全书·喘促门》云："扶正气者，须辨阴阳，阴虚者补其阴，阳虚者补其阳；攻邪气者，须分微甚，或散其风，或温其寒，或清其痰火。然发久者，气无不虚，故于消散中宜酌加温补，或于温补中宜量加消散。此等证候，当倦倦以元气为念，必致元气渐充，庶可望其渐愈。若攻之太过，未有不致日甚而危者。"堪为哮病辨治要领。

2.重视虫类祛风通络药的应用。风邪致病者，为痰伏于肺，外感风邪触发，具有起病多快、病情多变等风邪"善行而数变"的特性，治当祛风解痉，药用麻黄、紫苏叶、防风、苍耳草等。特别是虫类祛风药，擅长走窜入络，搜剔逐邪，可祛肺经伏邪，增强平喘降逆之功，且大多数具有抗过敏、调节免疫功能作用，对缓解支气管痉挛，改善缺氧现象有显著疗效，药如僵蚕、蝉蜕、地龙、露蜂房等。

喘 证

★ **疾病概述** ★

喘 证

喘证病名最早见于《黄帝内经》。

临床主要特征:
呼吸困难,张口抬肩,鼻翼扇动,不能平卧。

外因:
外感六淫
多为外感风寒/风热

内因:
饮食不当
情志失调
久病劳欲

病位:
实喘在肺
虚喘在肺、肾

病机:
(实喘)肺失宣降
肺气上逆
(虚喘)肺肾两虚
气失所主
肾失摄纳

治疗原则:
实喘治肺,祛邪利气
虚喘治肺肾,培补摄纳
同时积极治疗原发病

病理变化:虚喘反复发作→喘脱→亡阴、亡阳;
喘证反复发作→肺痿;肺、脾、肾三脏受损→肺胀。
辨证要点:寒热/虚实。

诊 断

喘促气短、呼吸困难(√)

张口抬肩(√)鼻翼扇动(√)

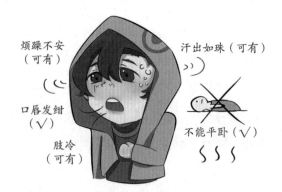

烦躁不安
(可有)

汗出如珠(可有)

口唇发绀
(√)

不能平卧(√)

肢冷
(可有)

小贴士:
①多有慢性咳嗽、哮病、肺痨、心悸等病史,
每遇外感及劳累诱发。
②喘证发作时当注意肺部有无干湿啰音或哮鸣音。
胸部X线检查及CT检查、心电图检查可鉴别喘证
出现的原因。

鉴别诊断

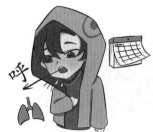

实喘呼吸深长有余，呼出为快，气粗声高，伴有痰鸣咳嗽。

脉数有力。

多为新病，病势急骤。

多责之于肺。

虚喘呼吸短促难续，深吸为快，气怯声低。少有痰鸣咳嗽。

脉象微弱或浮大中空。

多为久病，病势徐缓，时轻时重，遇劳则甚。

多责之于肺肾。

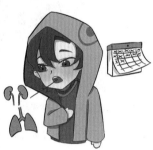

辨证论治

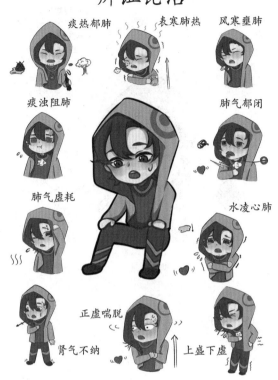

痰热郁肺　　表寒肺热　　风寒壅肺

痰浊阻肺　　　　　　　　肺气郁闭

肺气虚耗　　　　　　　　水凌心肺

肾气不纳　　正虚喘脱　　上盛下虚

分证论治

风寒壅肺

舌苔薄白而滑

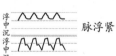
脉浮紧

多伴风寒表证

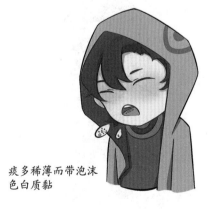

痰多稀薄而带泡沫
色白质黏

治法：祛风散寒，宣肺平喘。

代表方：麻黄汤合华盖散加减。

表寒肺热

舌质红
苔薄白
或黄

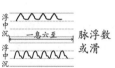
一息六至
脉浮数
或滑

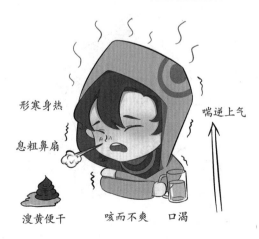

形寒身热

息粗鼻扇

喘逆上气

溲黄便干　　咳而不爽　　口渴

治法：解表清里，化痰平喘。

代表方：麻杏石甘汤加减。

痰热郁肺 苔黄或腻  脉滑数

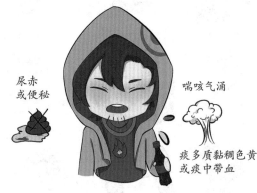

尿赤或便秘

喘咳气涌

痰多质黏稠色黄或痰中带血

胸中烦热　口渴喜冷饮

治法：清热化痰，宣肺平喘。

代表方：桑白皮汤加减。

痰浊阻肺 苔厚腻色白 脉滑

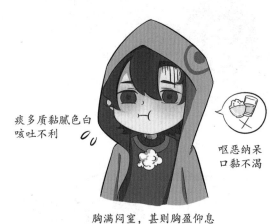

痰多质黏腻色白咳吐不利

呕恶纳呆口黏不渴

胸满闷窒，甚则胸盈仰息

治法：化痰降逆，宣肺平喘。

代表方：二陈汤合三子养亲汤加减。

肺气郁闭 舌苔薄 脉弦

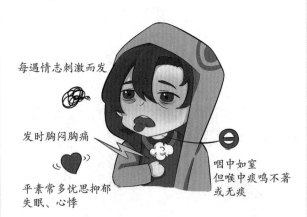

每遇情志刺激而发

发时胸闷胸痛

平素常多忧思抑郁失眠、心悸

咽中如窒但喉中痰鸣不著或无痰

治法：开郁降气平喘。

代表方：五磨饮子加减。

肾气不纳 舌淡苔白或黑润 脉微细或沉弱

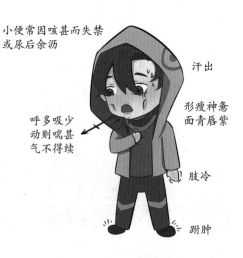

小便常因咳甚而失禁或尿后余沥

汗出

呼多吸少动则喘甚气不得续

形瘦神惫面青唇紫

肢冷

跗肿

治法：补肾纳气。

代表方：金匮肾气丸合参蛤散加减。

正虚喘脱 舌淡无华
或干瘦枯萎
少苔或无苔

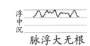 脉浮大无根

上盛下虚 苔腻 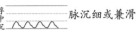 脉沉细或兼滑

痰浊壅肺与肾虚于下同见

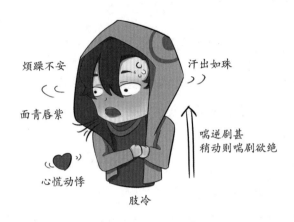

烦躁不安

面青唇紫

心慌动悸

汗出如珠

喘逆剧甚
稍动则喘剧欲绝

肢冷

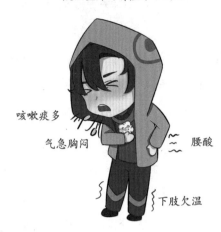

咳嗽痰多

气急胸闷

腰酸

下肢欠温

治法：扶阳固脱，镇摄肾气。

代表方：参附汤送服黑锡丹，配合蛤蚧粉。

治法：化痰降逆，温肾纳气。

代表方：苏子降气汤加减。

水凌心肺 舌淡胖
或舌胖暗
有瘀斑、瘀点
苔白滑

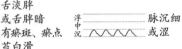 脉沉细
或涩

肺气虚耗 舌质淡红 脉软弱

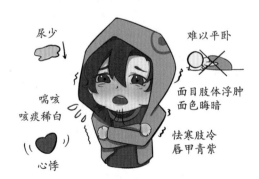

尿少

喘咳
咳痰稀白

心悸

难以平卧

面目肢体浮肿
面色晦暗

怯寒肢冷
唇甲青紫

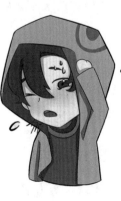

喘促短气

喉有鼾声
咳声低弱

痰吐稀薄

自汗畏风
极易感冒

治法：温肾益气行水，泻肺平喘。

代表方：真武汤合葶苈大枣泻肺汤加减。

治法：补肺益气养阴。

代表方：补肺汤合玉屏风散加减。

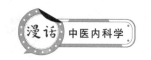
★ 临证经验 ★

一、辨病思路

喘证大致相当于西医学中的喘息性支气管炎、肺气肿、肺结核、支气管哮喘、心源性哮喘等病。

1.喘息性支气管炎患者的发病年龄较小，多见于1～3岁小儿。该病常继发于上呼吸道感染，多数患者伴有低至中度发热，呼气时间延长，伴有哮鸣音及粗湿啰音，喘息无明显发作性。经治疗后，在第5～7天症状减轻。部分病例可复发，大多因再次感染引起，预后良好。其中有过敏史、嗜酸性粒细胞较高，以及血清IgE升高者可发展为支气管哮喘。

2.慢性支气管炎并发肺气肿时，患者在原有咳嗽、咳痰症状基础上，出现逐渐加重的呼吸困难。临床表现症状轻重视肺气肿程度而定。早期可无症状或仅在劳动、运动时感到气短；随着肺气肿病情进展，呼吸困难程度随之加重，以致稍一活动，甚或完全休息时仍感气短。肺气肿患者感到乏力，体重下降，食欲减退，上腹胀满，伴有咳嗽、咳痰等症状。典型肺气肿者胸廓前后径增大，呈桶状胸，呼吸运动减弱，语音震颤减弱，叩诊呈过清音，心脏浊音界缩小，肝浊音界下移，呼吸音减低，有时可听到干啰音及湿啰音，心音低远。

3.肺结核患者有较密切的结核病接触史，起病可急可缓，多有低热（午后为著）、盗汗、乏力、纳差、消瘦、女性月经失调等表现。呼吸道症状有咳嗽、咳痰、咯血、胸痛，以及不同程度的胸闷或呼吸困难。慢性重症肺结核患者，肺功能受损或胸膜广泛粘连，胸廓活动受限，可出现渐进性呼吸困难。并发气胸或存在大量胸腔积液时，患者呼吸困难可急骤加重。

4.支气管哮喘患者临床表现为反复发作性伴有哮鸣音的呼气性呼吸困难、胸闷或咳嗽，可自行缓解或治疗后缓解。

5.心源性哮喘患者临床表现为呼吸困难、发绀、咳嗽、咳白色或粉红色泡沫痰，与支气管哮喘症状相似。心源性哮喘患者多有高血压、冠状动脉粥样硬化性心脏病（简称冠心病）、风湿性心脏病二尖瓣狭窄等病史。

二、辨证思路

喘证辨证总体以虚实为纲，脏腑病位为目，结合发病原因，权衡标本主次以确立治则治法，选方用药，进行论治。实喘重在治肺，当明辨病邪特点，明确是风寒、风热等外邪犯肺，还是水饮、痰浊、痰热、气滞、血瘀等内邪干肺。虚喘尤重治肾，补正当辨阴阳。虚喘有补肺、补肾及健脾、养心等不同治法，每多相关，应联系治疗，但肾为气之根，故必须重视治肾，纳气归原，使根本得固。扶正除辨别脏器所属外，须进一步辨清阴阳。阳虚者温养阳气，阴虚者滋阴填精，阴阳两虚者根据主次酌情兼顾。一般而论，以温阳益气为主。

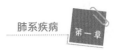

三、临床备要

1.注意寒热的转化互见。喘证的证候之间，存在着一定的联系。临床辨证除分清实喘、虚喘之外，还应注意寒热的转化。如实喘中的风寒壅肺证，若风寒失于表散，入里化热，可出现表寒肺热；痰浊阻肺证，若痰郁化热，又可呈现痰热郁肺证。

2.叶天士认为，肺系疾病不外乎咳、痰、喘，治喘本乎肺，却不拘泥于肺。叶氏治喘，以肺体为中心，着眼于肾、肝、脾胃、三焦等脏腑，依据脏腑经络、气血阴阳的相互关联及转化，分而治之，以辨阴阳、辨虚实、辨脏腑、辨缓急为特点，治疗方法包括温肺化饮法、清热泻肺法、宣肺利水法、补中益气法、补肾纳气法、温阳利饮法、分消走泄法、降气活血法、益胃养阴法、固元收摄法十种。

3.已病应注意早期治疗，力求根治，尤需防寒保暖，防止受邪而诱发；忌烟酒，远房事，调情志，饮食清淡而富有营养。胡学军教授认为喘证由外邪、痰、瘀、正虚等因素引起，气机升降失调，发为咳喘；治疗喘证主张急则治标，缓则治本，具体归纳为"宣、降、清、解、行、活"六法，宣降理气机，清解祛病邪，行活化痰瘀。

肺 痈

肺 痈

肺痈之名出自汉·张仲景《金匮要略》。

临床主要特征：
发热，咳嗽，胸痛，咳吐腥臭浊痰，甚则脓血相兼。

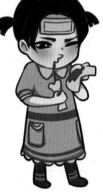

外因：
感受外邪

内因：
痰热素盛

病位：肺

病机：
热灼肺脏
蒸液成痰
热壅血瘀
蕴酿成痈
血败肉腐化脓

治疗原则：
清热解毒
化瘀排脓

病理性质：实热。

分期：邪热熏肺、痰热蕴肺→热伤
肺气、肺失宣肃（初期）→热壅血瘀、蕴酿成痈（成痈期）→热盛
肉腐、血败化脓（溃脓期）→脓痈外泄、邪毒渐尽（恢复期）。

病理变化：溃脓期为病情顺逆转折点，关键在于脓液能否顺畅排出。
发病因素：痰、热、瘀血互结成痈。
辨证要点：分期/虚实/顺逆。

诊 断

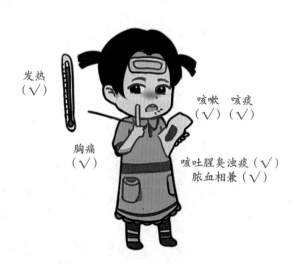

发热
（√）

咳嗽 咳痰
（√）（√）

胸痛
（√）

咳吐腥臭浊痰（√）
脓血相兼（√）

小贴士：
①本病多有感受外邪的病史与起病急骤的发病特点。
②验痰法（如脓血浊痰吐在水中，沉者是痈脓，浮者是痰）、
验口味法（食生黄豆或饮生豆汁，是否可尝腥味）以助诊断。

鉴别诊断

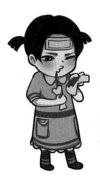

肺痈为感受风热，痰热素盛，
肺叶生疮，形成脓疡的一种内痈。
症见咳嗽，胸痛，发热，
咳吐腥臭浊痰，甚则脓血相兼。

无传染性。
治当祛邪扶正。
病性为痰热。

肺痨为正气虚弱，感染痨虫，
　　　　　　侵蚀肺脏所致。
症见咳嗽咯血，潮热盗汗，形体消瘦。

　　　　　　有传染性。
治当补虚培元、抗痨杀虫。
病性为阴虚。

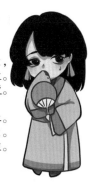

辨证论治

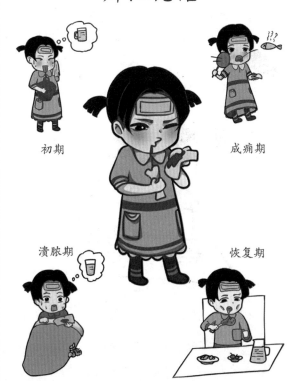

初期　　　　　　成痈期

溃脓期　　　　　　恢复期

分证论治

初期

舌质淡红
苔薄黄或
薄白少津

浮中沉
浮中沉

一息六至

脉浮数
而滑

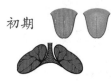

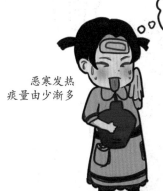

口干鼻燥

恶寒发热
痰量由少渐多

胸痛
咳时尤甚

治法：疏风散热，清肺化痰。

代表方：银翘散加减。

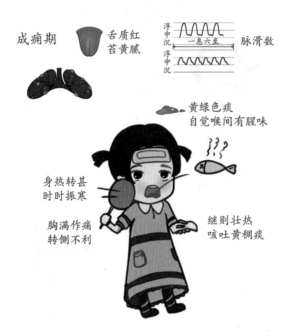

成痈期 　舌质红 苔黄腻 　　脉滑数

身热转甚 时时振寒

胸满作痛 转侧不利

黄绿色痰 自觉喉间有腥味

继则壮热 咳吐黄稠痰

治法：清热解毒，化瘀消痈。

代表方：千金苇茎汤合如金解毒散加减。

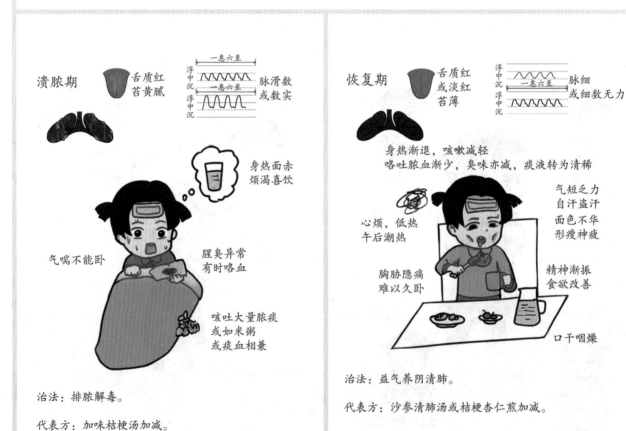

溃脓期 　舌质红 苔黄腻 　脉滑数 或数实

身热面赤 烦渴喜饮

气喘不能卧

腥臭异常 有时咯血

咳吐大量脓痰 或如米粥 或痰血相兼

治法：排脓解毒。

代表方：加味桔梗汤加减。

恢复期 　舌质红 或淡红 苔薄 　脉细 或细数无力

身热渐退，咳嗽减轻 咯吐脓血渐少，臭味亦减，痰液转为清稀

心烦，低热 午后潮热

胸胁隐痛 难以久卧

气短乏力 自汗盗汗 面色不华 形瘦神疲

精神渐振 食欲改善

口干咽燥

治法：益气养阴清肺。

代表方：沙参清肺汤或桔梗杏仁煎加减。

★ 临证经验 ★

一、辨病思路

肺痈是以咳嗽、胸痛、发热、咳吐腥臭浊痰，甚则脓血相兼为主要表现的疾病，属内痈之一，大致相当于西医学中的肺脓肿。

肺脓肿是由多种病原菌感染引起的肺组织化脓性炎症。该病起病急骤，临床表现为畏寒、高热（体温可达39～40℃），伴有咳嗽、胸痛，咳黏液痰或黏液脓性痰，病变范围大时可出现气促，此外还有精神不振、全身乏力、食欲减退等全身中毒症状。如感染没能及时得到控制，患者则咳大量脓臭痰，部分患者有不同程度的咯血。

1.急性吸入性肺脓肿起病急骤，患者畏寒、发热，体温可高达39～40℃，伴咳嗽、咳黏液痰或黏液脓痰。炎症波及局部胸膜可引起胸痛；病变范围较大，可出现气急。7～10天后，咳嗽加剧，脓肿破溃于支气管，咳出大量脓臭痰，每日可达300～500mL，有时痰中带血或中等量咯血。因有厌氧菌感染，故痰有臭味，静置后分为3层，由上而下为泡沫、黏液及脓渣。脓排出后，全身症状好转，体温下降。如能及时应用有效抗生素，则病变可在数周内渐好转；如治疗不及时、不彻底，病变可渐转为慢性，有的破向胸腔形成脓气胸或支气管胸膜瘘。

2.慢性肺脓肿患者有慢性咳嗽、咳脓痰、反复咯血、继发感染和不规则发热等临床表现，常呈贫血、消瘦等慢性消耗状态。

3.血源性肺脓肿患者多先有由原发病灶引起的畏寒、高热等全身脓毒血症的症状，经数日至两周才出现肺部症状，如咳嗽、咳痰等，通常痰量不多，极少咯血。

二、辨证思路

1.根据病情的发展，其病理演变分为初期、成痈期、溃脓期、恢复期4个阶段。初期风热（寒）侵袭卫表，内郁于肺，肺卫同病，蓄热内蒸，热伤肺气，肺失清肃；成痈期则邪热壅肺，炼液成痰，热伤血脉，热壅血瘀，蕴酿成痈而形成痰热瘀毒蕴肺；溃脓期则痰热瘀阻，壅塞肺络，热盛肉腐，血败化脓，肺损络伤，脓疡溃破；溃泄之后，邪毒渐尽，病情趋向好转，进入恢复期，此时因肺体损伤，可见邪去正虚，阴伤气耗的病理过程，继则正气逐渐恢复，痈疡渐告愈合。若溃后脓毒不尽，邪恋正虚，则病情迁延，日久不愈，而转成慢性。

2.在溃脓期，脓液是否能畅利排出是治疗成败的关键，当选桔梗为排脓的主药，且用量宜大。顺证表现为溃后声音清朗，脓血稀而渐少，臭味转淡，饮食知味，胸胁少痛，身体不热，脉象缓滑。逆证表现为溃后音哑无力，脓血如败卤，腥味异常，气喘鼻扇，胸痛，食少，身热不退，颧红，指甲青紫，脉弦涩或弦急，为肺叶腐败之恶候。

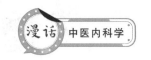

三、临床备要

1.肺痈治疗以清肺排脓贯穿始终。脓未成应着重清肺消痈，脓已成应着重排脓解毒。清热可分为清宣与清泄两个方面。清宣，主要用于肺痈初期；清泄，主要用于肺痈成脓期及溃脓期的热毒壅盛阶段。排脓有清脓、透脓、托脓的不同。清脓是排脓常规治法，目的是加速脓液的清除，常用薏苡仁、冬瓜仁、桔梗、浙贝母、瓜蒌皮、桃仁等；透脓用于脓毒壅盛而排脓不畅者，常用皂角刺、金荞麦、桔梗等；托脓主要用于溃脓期气虚而无力排脓者，常用生黄芪，但在毒盛正不虚的情况下，不可施用托脓法，否则不但无益反使病势加剧，而犯"实实"之戒。

2.喻嘉言主张初期解表散邪；成痈期清肺消痈，急者泻肺下气；溃脓期上提脓痰，论治详明。李国勤教授辨治肺痈主张"祛瘀通络消肺痈，扶正祛邪贯始终"，将活血化瘀通络法应用于肺痈，并结合患者体质、疾病进程、邪正消长，临证每获奇效。

肺 胀

肺 胀

肺胀之名出自《内经》。

临床主要特征：
喘息气促、咳嗽、咳痰、胸部膨满，或唇甲发绀、心悸、浮肿。
重者可见喘脱、神昏等危重证候。（咳痰喘满悸瘀肿）

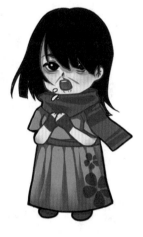

外因：
感受外邪

病位：肺

病机：
肺气胀满
不能敛降

内因：
久病肺虚
痰夹瘀血

治疗原则：
扶正祛邪

病理性质：多属标实本虚，多以标实为急。
病理因素：痰浊、水饮与血瘀错杂为患。
辨证要点：标本虚实/脏腑阴阳。

诊 断

重者可见喘脱、神昏等危重证候。

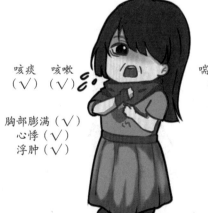

咳痰　咳嗽
（√）（√）

喘息气促
（√）

胸部膨满（√）
心悸（√）
浮肿（√）

小贴士：
①多有慢性咳喘病史，反复发作，多见于老年人。常因
外感诱发，过劳、情志刺激也可诱发。病程缠绵，时轻
时重，经久难愈。
②相关检查如肺功能检查、胸部X线或CT检查、心电图、
超声心动图及动脉血气分析检查有助于本病的诊断。

鉴别诊断

肺胀：
慢性肺系疾病，日久积渐而成。
除咳喘外，尚有心悸神昏、唇甲发绀、
胸腹胀满、肢体浮肿等症状。

喘证：
多种急慢性疾病的一个症状。
以呼吸气促困难为主，
常与情志有关。

哮病：
反复发作性。
喉中哮鸣有声。
有明显的发作期与缓解期。

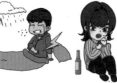

支饮：
痰多清稀，
面部四肢浮肿

咳嗽：
咳嗽不伴喘。

相同点：
五者均有咳而上气、喘满之症状。

联系：
肺胀可隶属于喘证，病情加剧时可表现为支饮。
哮病、喘证、咳嗽、支饮病久不愈可发展成肺胀。

辨证论治

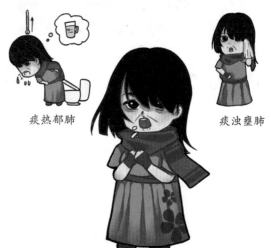

痰热郁肺

痰浊壅肺

痰蒙神窍

阳虚水泛

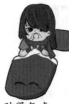

肺肾气虚

分证论治

痰浊壅肺

舌质偏淡或淡胖
或舌质紫暗
苔薄腻或浊腻

脉小滑

咳嗽痰多，色白黏腻或呈泡沫

怕风自汗
倦怠乏力

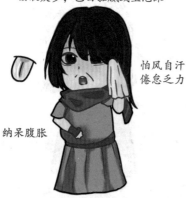

纳呆腹胀

治法：化痰降气，健脾益肺。

代表方：二陈汤合三子养亲汤加减。

痰热郁肺

舌红或暗紫
或有瘀点、瘀斑
苔黄或黄腻

浮中沉 浮中沉
一息六至
脉滑数

身热口渴

咳逆喘息
咳痰黄或白
黏稠难咳

尿黄便干

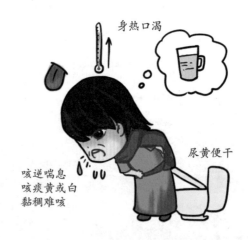

治法：清肺化痰，降逆平喘。

代表方：桑白皮汤加减。

痰蒙神窍

 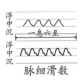

舌质暗红或淡紫
苔白腻或黄腻

浮中沉 一息六至
浮中沉
脉细滑数

咳逆喘促，或伴喉中痰鸣

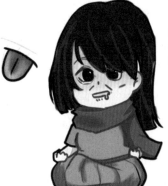

神志恍惚
表情淡漠
烦躁不安

肢肉瞤动
抽搐或谵妄
嗜睡或昏迷

治法：涤痰，开窍，息风。

代表方：涤痰汤加减，另服安宫牛黄丸或至宝丹。

阳虚水泛 舌淡胖质暗
苔白滑

浮中沉
脉沉细

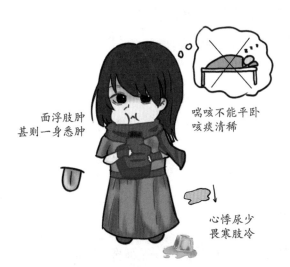

面浮肢肿
甚则一身悉肿

喘咳不能平卧
咳痰清稀

心悸尿少
畏寒肢冷

治法：温肾健脾，化饮利水。

代表方：真武汤合五苓散加减。

肺肾气虚

浮中沉
脉沉细

舌淡或暗紫
苔白润

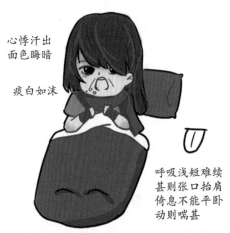

心悸汗出
面色晦暗

痰白如沫

呼吸浅短难续
甚则张口抬肩
倚息不能平卧
动则喘甚

治法：补肺益肾，纳气平喘。

代表方：平喘固本汤加减。

33

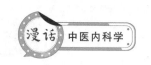

★ 临证经验 ★

一、辨病思路

肺胀大致相当于西医学中的慢性支气管炎、支气管哮喘、支气管扩张症、硅肺、重度陈旧性肺结核等合并肺气肿、慢性阻塞性肺疾病、慢性肺源性心脏病等疾病。

1.肺气肿患者多有乏力、体重下降、食欲减退、上腹胀满的表现，常伴有咳嗽、咳痰等症状。典型肺气肿者胸廓前后径增大，呈桶状胸，呼吸运动减弱，语音震颤减弱，叩诊呈过清音，心脏浊音界缩小，肝浊音界下移，呼吸音减低，有时可听到干啰音及湿啰音，心音低远。

2.慢性阻塞性肺疾病以慢性咳嗽、咳痰、气短或呼吸困难、喘息为主要症状，其中气短或呼吸困难是其典型表现。气流受限不完全可逆是慢性阻塞性肺疾病诊断的必备条件，吸入支气管舒张药后$FEV_1/FVC<70\%$可确定为不完全可逆的气流受限。

3.慢性肺源性心脏病患者临床上除原发肺、胸疾患的各种症状外，主要表现为呼吸和心脏功能的衰竭，以及其他脏器受累的症状，如呼吸困难、唇甲发绀、水肿、肝脾肿大及颈静脉怒张等。

二、辨证思路

1.本病病理因素乃痰浊、水饮、瘀血，三者互为影响，兼见同病。痰的产生，初由肺气郁滞，脾失健运，津液不归正化而成，渐因肺虚不能布津，脾虚不能转输，肾虚不能蒸化，痰浊潴留益甚，喘咳持续难已。久延阳虚阴盛，气不化津，痰从阴化为水饮。水饮迫肺、凌心、困脾，可见咳逆上气、心悸气短、纳减呕恶，久则影响气血运行，瘀结胁下。故而该病可分为痰浊壅肺、痰热郁肺、痰蒙神窍、肺肾气虚、阳虚水泛5个证型，各证常可互相兼夹转化，夹杂出现。临证既需掌握其辨证常规，又要根据其错杂表现，灵活施治。其中以痰蒙神窍证、肺肾气虚证、阳虚水泛证尤为危重，如不及时控制，则预后不良。

2.肺胀总属本虚标实，老年病久者应防止感邪恶化。老年、久病体虚的后期患者，每因感邪使病情恶化，但因正气衰竭，无力抗邪，正邪交争之象可不显著。故凡近期咳喘突然加剧，痰色变黄，舌质变红者，虽无发热恶寒表证，亦要考虑有外邪的存在，应注意痰的色、质、量等变化，同时结合全身情况，综合判断。

三、临床备要

1.预防本病的关键是重视对原发病的治疗。一旦罹患咳嗽、哮病、喘证、肺痨等肺系疾病，应积极治疗，以免迁延不愈，发展为本病。加强体育锻炼，平时常服扶正固本方药，以提高抗病能力。既病之后，宜适寒温，预防感冒，避免接触烟尘，以免诱发加重本病。如因外感诱发，应立即治疗，以免加重病情。

2.肺胀为本虚标实，虚实错杂的病证，扶正祛邪为其治疗原则。一般感邪时偏以邪实为主，故以祛邪为主，根据水饮、痰浊、气滞、血瘀的不同，分别选用逐饮利水、宣肺化痰、利气降逆、调气行血等法，佐以益气温阳。平时偏于正虚，故以扶正为主，根据气（阳）虚、阴阳两虚的不同，肺、脾、心、肾脏腑虚损的差异，或补养心肺，益肾健脾，或气阴兼调，或阴阳两顾，佐以化痰、活血。正气欲脱时则应扶正固脱，救阴回阳。祛邪与扶正只有主次之分，一般相辅为用。

3.沈其霖教授认为，肺肾在生理、病理上关系密切，两者相互依存、相互影响。肺胀患者长期反复发病，多以肺肾阴虚、肺肾气虚等证型为主。沈其霖教授从肺肾同源、金水相生立论认识肺胀，治疗上主张肺肾同治，使用金水交泰汤加减治疗肺胀，取得良好的疗效。老昌辉教授认为，肺胀病位主要在肺、脾、肾，病初在肺与脾，久虚则及肾。本病总属本虚标实，以肺肾阳虚为本，以痰瘀伏肺为标，屡感外邪而诱发，肺病日久，肺肾阳虚，肾不纳气，则见咳逆上气，动则喘甚。老昌辉教授以中医气血阴阳理论为基点，结合肺胀的发病特点及临床实践经验，认为肺胀稳定期的治疗不应只拘泥于肺，强调肺肾同源，肾为生气之根，久病及肾，临证首当从肾论治，固本培元为要，使肺气得以充养，肾气得以充沛，摄纳有权，则气畅喘舒，并总结出了用补肾培元法治疗肺胀稳定期的特色治疗方法。

肺痨

★ 疾病概述 ★

肺 痨

别名：
尸注、劳疰、虫疰、毒疰、传尸、元·葛可久《十药神书》
骨蒸、劳嗽、急痨、痨瘵。 是我国现存第一部治疗
肺痨的专著。

临床主要特征：
咳嗽，咯血，潮热，盗汗，身体逐渐消瘦。

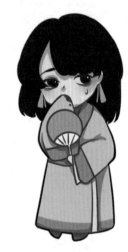

病位：
在肺
久而涉及脾、肾

病因：
感染痨虫
正气虚弱

病机：
痨虫蚀肺
耗损肺阴
肺阴亏虚

治疗原则：
补虚培元
抗痨杀虫

发病因素：痨虫。
病理性质：阴虚→阴虚火旺→阴阳两虚。
辨证要点：病性/证候顺逆。

诊 断

初起轻微咳嗽（可有）

偶或痰中夹有少量血丝（可有）

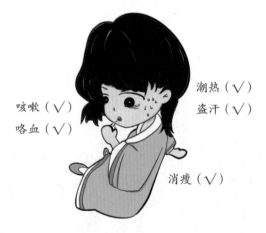

咳嗽（√）　　　　　潮热（√）
　　　　　　　　　　盗汗（√）
咯血（√）

消瘦（√）

小贴士：
①常有与肺结核患者密切接触史，男性患者较多。
②胸部X线或胸部CT检查、痰培养、
支气管灌洗液抗酸杆菌涂片和（或）培养、
结核菌素试验、血清抗结核抗体检查、
支气管或肺组织病理学检查等有助于诊断。

鉴别诊断

两者同属于虚损性疾病的范围。

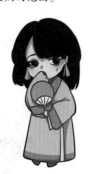

肺痨：
感染痨虫、正气虚弱所致，
以咳嗽，咯血，潮热，盗汗，
身体逐渐消瘦为特征，
病位主要在肺，
阴虚火旺为主要病理特征，
具有传染性。

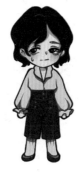

虚劳：
由多种原因所致，
以脏腑气血阴阳亏虚为主要证候，
病位在五脏，而以脾肾为主，
五脏气血阴阳亏虚为主要病理特征，
无传染性。

辨证论治

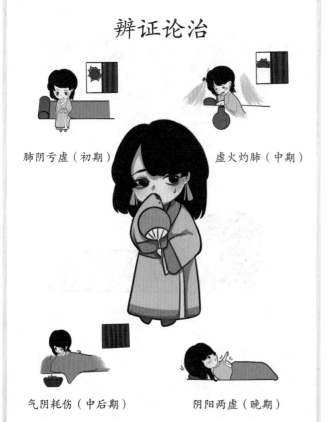

肺阴亏虚（初期）　　　虚火灼肺（中期）

气阴耗伤（中后期）　　阴阳两虚（晚期）

分证论治

肺阴亏虚（初期）　舌红 苔薄黄 少津

浮中沉　浮中沉
一息六至
脉细或兼数

干咳少痰或痰中带血
色鲜红
或有轻微盗汗
口干咽燥

午后自觉手足心热

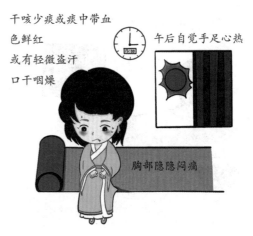

胸部隐隐闷痛

治法：滋阴润肺。

代表方：月华丸加减。

虚火灼肺（中期）

舌干红
苔薄黄
或花剥

浮中沉
一息六至
浮中沉

脉细数

咳呛气急，痰少质黏或痰黄稠量多

午后潮热

性情急躁易怒
或胸胁掣痛

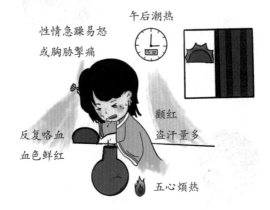

颧红
盗汗量多

反复咯血
血色鲜红

五心烦热

治法：滋阴降火。

代表方：百合固金汤合秦艽鳖甲散加减。

气阴耗伤（中后期）

舌质嫩红
边有齿印
苔薄

浮中沉
一息六至
浮中沉

脉细弱而数

午后潮热，伴畏风怕冷，自汗盗汗可并见

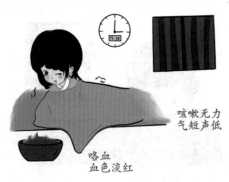

咳嗽无力
气短声低

咯血
血色淡红

治法：益气养阴。

代表方：保真汤加减。

阴阳两虚（晚期）

一息六至
浮中沉浮中沉
浮中沉浮中沉

舌光红少津　或舌淡胖
边有齿痕

脉微细而数，或虚大无力

男子滑精、阳痿，女子经少、经闭
或见五更泻，大肉尽脱

咳逆，喘息，少气

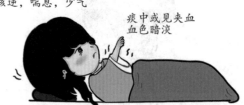

痰中或见夹血
血色暗淡

面浮肢肿，唇紫形寒肢冷

治法：滋阴补阳。

代表方：补天大造丸加减。

★ 临证经验 ★

一、辨病思路

肺痨是以咳嗽、咯血、潮热、盗汗及身体逐渐消瘦为主要表现的疾病，由痨虫感染肺脏所致，具有传染性，大致相当于西医学中的肺结核。

1.原发型肺结核（Ⅰ型）：本型为肺内渗出病变、淋巴管炎和肺门淋巴结肿大呈哑铃状改变的原发复合征，儿童多见，或仅表现为肺门和纵隔淋巴结肿大。

2.血行播散型肺结核（Ⅱ型）：本型包括急性粟粒型肺结核和慢性或亚急性血行播散型肺结核两种。

（1）急性粟粒型肺结核：两肺散在粟粒大小的阴影。大小一致、密度相等、分布均匀的粟粒状阴影，随病期进展，可互相融合。

（2）慢性或亚急性血行播散型肺结核：两肺出现大小不一、新旧病变不同、分布不均匀、边缘模糊或锐利的结节和索条阴影。应注意与伤寒、脑膜炎、败血症、尘肺病、肺泡细胞癌、含铁血黄素沉着症相鉴别。

3.继发型肺结核（Ⅲ型）：本型包括以增殖为主、浸润为主、干酪病变为主或空洞为主的多种改变。

（1）浸润型肺结核：X线检查常示云絮状或小片状浸润阴影，边缘模糊（渗出性）或结节、索条状（增殖性）病变，大片实变或球形病变（干酪性，可见空洞）或钙化。要注意与各类肺炎、肺脓肿、肺真菌病、肺癌、肺转移癌、肺囊肿和其他肺良性病变鉴别。

（2）慢性纤维空洞型肺结核：多在两肺上部，亦为单侧，大量纤维增生，其中空洞形成，呈破棉絮状，肺组织收缩，肺门上提，肺门影呈"垂柳样"改变，胸膜肥厚，胸廓塌陷，局部代偿性肺气肿。

4.结核性胸膜炎（Ⅳ型）：病侧胸腔积液。小量为肋膈角变浅；中等量以上积液为致密阴影，上缘呈弧形。

二、辨证思路

1.辨顺证、逆证。顺证为元气未衰，胃气未伤，无大热，低热轻，无咯血，无短气不续，脉来有根，凡顺证一般均较易治；逆证为胃气大伤，大热或低热不退，大量咯血，反复发作，大骨枯槁，大肉陷下，骨枯发焦，喘而短气不续，动则大汗，声音低微，唇色紫，脉浮大无根，或细而数疾等，凡逆证均较难治。

2.重视肺痨的严重变证。肺痨久治不愈，或误治、失治，都可发展成阴阳虚损，或水饮凌心射肺、气随血脱等严重变证，若不及时救治，均可危及生命。临证应不失时机，力挽危局。

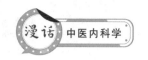
三、临床备要

1.补虚培元和治痨杀虫是肺痨的基本治疗原则。《医学正传·劳极》说："治之之法，一则杀其虫，以绝其根本，一则补虚，以复其真元。"

2.重视培土生金法。因脾为生化之源，为肺之母，脾上输水谷精微以养肺，由肺再布散全身，"痨虫"蚀肺，除直接耗伤肺阴外，肺虚耗夺母气以自养，易致脾虚，而伴见疲乏、食少、便溏等脾虚症状；脾虚不能化水谷为精微上输以养肺，则肺更虚，互为因果，终致肺脾同病。故治疗上除养阴润肺外，当重视补脾助肺，"培土生金"，以畅化源，药以山药、黄精、茯苓、白术、白扁豆、莲子、薏苡仁、谷芽、橘白等甘淡甘平之品为宜。补脾用药不宜温燥，以免伤津、耗气、动血。

3.徐汉江老先生认为，肺痨的治疗大法一般以养阴润肺为主，配以益气之品。肺为娇脏，宜清宜润，而忌温燥；肺为气之本，益气可以培本，滋阴可清虚热。养阴润肺的方剂如月华丸、百合固金汤等皆可随证运用。若在养阴润肺的同时，使用行气破气之品，如厚朴花、青陈皮、香附、乌药、紫苏梗、郁金、木香等，便会削弱养阴润肺之药效。治疗肺痨之咳亦应益气滋阴，不宜滥用镇咳药物，如桔梗、杏仁、桑白皮、前胡、枇杷叶等。

4.肺痨的发生及转归主要取决于患者正气的盛衰、病情的轻重和治疗是否及时。若诊断及时，早期治疗，可逐渐康复。若误诊失治，邪气壅盛，或耐药药损，病情可加重，甚至恶化，由肺虚渐及脾、肾、心、肝，由阴及气及阳，形成五脏皆损。故早期诊断，及时做相关检查，避免误诊、漏诊，非常关键。

肺痿

肺 痿

肺痿病名最早见于张仲景《金匮要略》。

临床主要特征：反复咳吐浊唾涎沫。

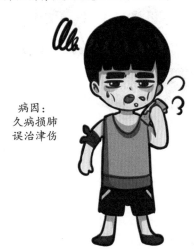

病位：肺

病因：
久病损肺
误治津伤

病机：
肺脏虚损
津气严重耗伤
致肺叶枯萎

治疗原则：
补肺生津

病理性质：肺燥津伤（虚热）、肺气虚冷（虚寒）。
病理变化：久嗽、肺痈、肺痨、哮喘久病→肺痿。
辨证要点：寒热。

诊 断

咳吐浊唾涎沫
唾呈细沫稠黏，或白如雪，或带白丝（√）

咳嗽气短
或动则气喘（可有）

面色㿠白或青苍
（可有）

形体瘦削（可有）
神疲头晕（可有）
或时有寒热（可有）

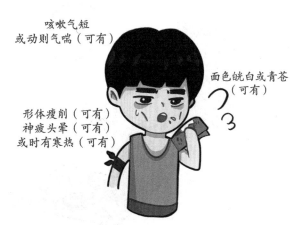

小贴士：
①有多种慢性肺系疾病史，久病体虚。
②X线检查是最可靠的诊断方法，可观察病变程度和范围。
肺功能检查、血气分析能反映肺功能的状况。
其他如肺核素扫描、支气管肺泡灌洗、CT、MRI等检查
也有助于原发病的鉴别。

鉴别诊断

肺痈与肺痿均多为肺中有热，但肺痈属实，肺痿属虚。
肺痈失治久延，可以转为肺痿。

肺痿：
以咳吐浊唾涎沫为主症。

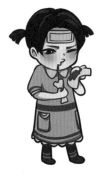

肺痈：
以咳则胸痛，吐腥臭浊痰，
甚则脓血相兼为主症。

辨证论治

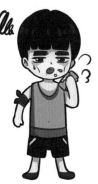

不要

虚寒

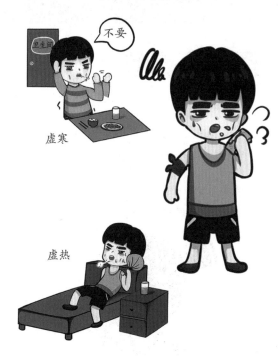

虚热

分证论治

虚寒 舌淡 浮中沉 脉虚弱

咳吐涎沫，质清稀量多
形寒

小便数，或遗尿

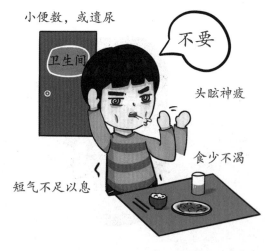

不要

卫生间

头眩神疲

食少不渴

短气不足以息

治法：温肺益气。

代表方：甘草干姜汤或生姜甘草汤加减。

虚热 舌红而干 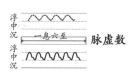 脉虚数

咳吐浊唾涎沫，质较黏稠，或咳痰带血
咳声不扬，甚则音嘶

形体消瘦，皮毛干枯

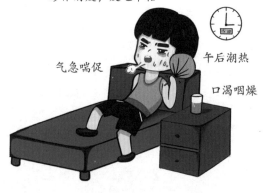

气急喘促

午后潮热

口渴咽燥

治法：滋阴清热，润肺生津。

代表方：麦门冬汤合清燥救肺汤加减。

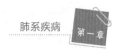

★ 临证经验 ★

一、辨病思路

肺痿大致相当于西医学中的某些慢性肺实质性病变，如肺纤维化、肺硬变、肺不张等病。

1.肺纤维化多在40～50岁发病，男性多发于女性。呼吸困难是肺纤维化最常见症状。轻度肺纤维化，呼吸困难常在剧烈活动时出现，因此常常被忽视或被误诊为其他疾病。随着肺纤维化的进展，患者在静息状态下也会发生呼吸困难，严重的肺纤维化患者会出现进行性呼吸困难，其他症状有干咳、乏力，部分患者有杵状指和发绀的表现。肺组织纤维化的严重后果为正常肺组织结构改变、功能丧失。大量没有气体交换功能的纤维化组织代替肺泡，便会导致氧不能进入血液，患者则会呼吸不畅、缺氧、酸中毒、丧失劳动力，严重者可致死亡。

2.肺硬变的临床特点是刺激性干咳、劳力性呼吸困难，即动则喘憋气短等。绝大多数肺硬变查不清病因，称特发性肺间质纤维化；少部分肺硬变与吸入粉尘、煤粉、木屑、化疗药物，以及结缔组织病、肺病等有关，称继发性肺间质纤维化。

3.肺不张的临床表现主要取决于病因、肺不张程度和范围、发生的时间，以及并发症的严重程度。发病较急的一侧大叶肺不张，患者可有胸闷、气急、呼吸困难、干咳等表现。当合并感染时，可引起患侧胸痛，表现为突发呼吸困难和发绀、咳嗽、喘鸣、咯血、咳脓痰、畏寒发热、心动过速、体温升高、血压下降，有时出现休克。胸部体格检查示病变部位胸廓活动减弱或消失，气管和心脏移向患侧，叩诊呈浊音至实音，呼吸音减弱或消失。弥漫性微小肺不张可引起呼吸困难、呼吸浅速、低氧血症、肺顺应性降低，其常常是成人和新生儿呼吸窘迫综合征的一种早期表现，胸部听诊可正常或闻及捻发音、干啰音、哮鸣音。肺不张范围较大时，可有发绀表现，病变区叩诊呈浊音，呼吸音减低，吸气时可听到干啰音或湿啰音。

二、辨证思路

1.当辨标本虚实。肺痿以本虚为主，本虚当分清虚热肺燥、肺中虚冷，抑或两者兼夹。虚热肺燥伴火逆上气之象，常兼咳逆喘息；肺中虚冷伴温摄不足之象，常兼头眩、小便数或遗尿。若标实亦较明显，当分清痰瘀偏重，并重视络病因素，不可固执肺痿虚论，妄略邪实不顾。虚实亦可兼夹，以肺中虚冷与痰瘀阻络兼夹为多，盖津血得温易行，遇寒则凝。

2.重视肺痿重证。在治疗过程中，有的患者病情日渐加重，而出现张口短气、喉哑声嘶、气高息粗等肺气败绝、全身津液消亡之象，此乃病情危笃之征。

三、临床备要

1.曲敬来教授将肺痿分为3型论治：阴虚肺燥型以益气养阴、润肺生津、清泄肺热为治则，常用补中益气汤、沙参麦冬汤治疗，燥热津伤重者用清燥救肺汤加减；气虚血瘀型以益气养阴、清热化痰、活血通络为治则，常用方为温胆汤或涤痰汤加减；气虚痰瘀型以补气养阴、活血化瘀为治则，常用补中益气汤合血府逐瘀汤加减治疗，适当加用淫羊藿、巴戟天、菟丝子、补骨脂补肾填精，以达"治肺不离于肺，不止于肺"之效。瘀血贯穿肺痿始终，单用活血化瘀之品力量不足，多用破血逐瘀药物，如水蛭、三棱、莪术等。曲教授认为，肺痿早期病机为痰、瘀、虚，常采用化纤饮治疗。

2.曲妮妮教授认为，肺痿病机主要以血瘀痰凝，肺、脾、肾三脏虚损为关键，所以久治不愈的顽固性肺痿当从痰、瘀、虚进行辨证论治。根据肺痿的病因、病机、病理提出虚实兼顾、标本同治的治疗原则，临床主要运用培土生金、金水相生、佐金平木、祛痰化瘀、理气健脾等治疗方法，主要应用桃红四物汤、补阳还五汤、麦门冬汤及清燥救肺汤临证加减，疗效颇佳。

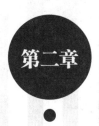

第二章

心脑系疾病

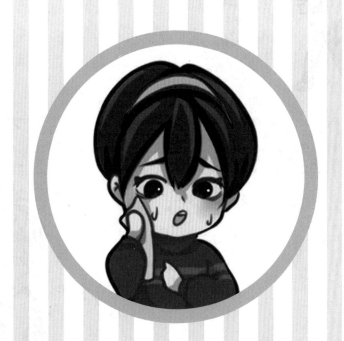

心 悸

★ 疾病概述 ★

心 悸

别名:
心动悸、心中悸。
病情较轻者为惊悸,
病情较重者为怔忡。

怔忡之名首见于
严用和《济生方》。
心悸之名首见于
《伤寒杂病论》。

临床主要特征:
自觉心脏跳动的
不适感或心慌感。

病位: 心

病因:
体虚久病,心失所养
情志刺激,损伤心脾
感受外邪,损伤心脉
药食不当,痰火扰心

病机:
虚证为气血阴阳不足
心失所养
实证为邪扰心神
心神不宁

治疗原则:
虚证为补气温阳
滋阴养血
实证应清火祛痰
化饮行瘀

病理性质:气血阴阳虚;痰火、水饮、瘀血痹阻。
病理变化:喘促、水肿、胸痹心痛、厥证、脱证等。
发病因素:惊悸多与情志因素有关;
怔忡多与久病体虚,心脏受损有关。
辨证要点:惊悸与怔忡/虚实/脏腑。

诊 断

常见疾、促、结、代、迟、涩、雀啄等脉象。

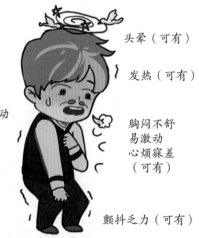

心中急剧跳动
惊慌不安
不能自主
(√)

头晕(可有)

发热(可有)

胸闷不舒
易激动
心烦寐差
(可有)

颤抖乏力(可有)

小贴士:
①中老年患者可伴有心胸疼痛,甚则喘促,汗出肢冷,
或见晕厥。
②心脏搏动或快速或缓慢,或忽跳忽止,或伴有心音
强弱不匀等。血压监测、胸部X线、心脏超声等检查有
助于明确诊断。

鉴别诊断

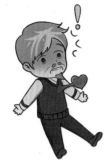

惊悸：
多与情志因素有关，
可由骤遇惊恐引起。

呈骤发性，时作时止。

病势迅速。
实证居多，病情较轻，
可自行缓解，不发时如常人。

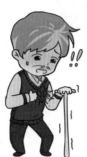

怔忡：
多因久病体虚，心脏受损引起。

持续发作，心中惕惕，不能自控。

病势缓慢。

虚证居多，或虚中夹实，
病情较重，不发时可见脏腑症状。

辨证论治

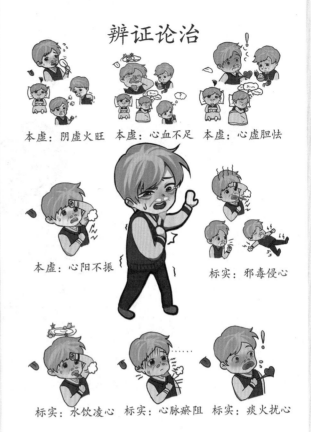

本虚：阴虚火旺　　本虚：心血不足　　本虚：心虚胆怯

本虚：心阳不振　　　　　　　标实：邪毒侵心

标实：水饮凌心　　标实：心脉瘀阻　　标实：痰火扰心

分证论治

本虚
心虚胆怯

舌质淡红
苔薄白

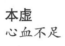
一息六至
脉数或
脉弦细

善惊易恐
易惊醒

少寐

多梦

恶闻声响
食少纳呆

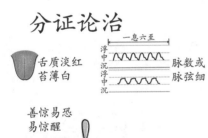
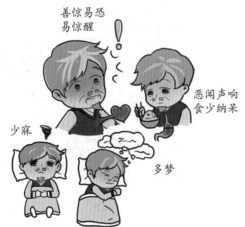

治法：镇惊定志，养心安神。

代表方：安神定志丸加减。

本虚
心血不足

舌淡红

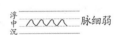
脉细弱

头晕目眩

纳呆食少

少寐

多梦

健忘
思虑劳心则甚
面色无华
神疲乏力

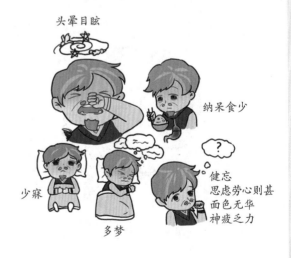

治法：补血养心，益气安神。

代表方：归脾汤加减。

本虚
阴虚火旺

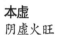 舌红少津
苔少或无

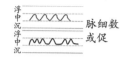 脉细数
或促

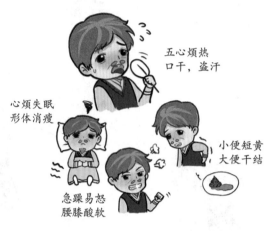

五心烦热
口干，盗汗

心烦失眠
形体消瘦

小便短黄
大便干结

急躁易怒
腰膝酸软

治法：滋阴清火，养心安神。

代表方：天王补心丹合朱砂安神丸加减。

本虚
心阳不振

 舌淡苔白

脉虚弱
或沉细无力

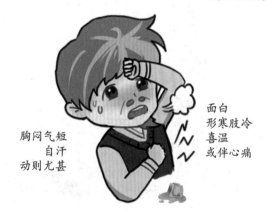

胸闷气短
自汗
动则尤甚

面白
形寒肢冷
喜温
或伴心痛

治法：温补心阳，安神定悸。

代表方：桂枝甘草龙骨牡蛎汤合参附汤加减。

标实
水饮凌心

舌质淡胖
苔白滑

脉弦滑
或沉细而滑

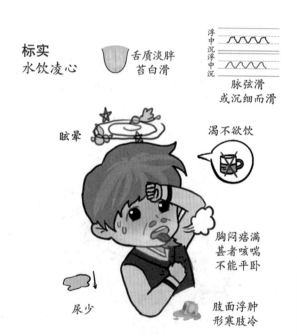

眩晕

渴不欲饮

胸闷痞满
甚者咳喘
不能平卧

尿少

肢面浮肿
形寒肢冷

治法：振奋心阳，化气利水。

代表方：苓桂术甘汤加减。

标实
心脉瘀阻

舌紫暗
有瘀斑
瘀点

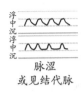

脉涩
或见结代脉

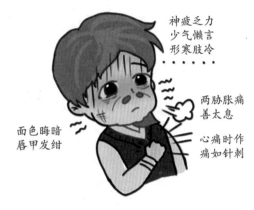

神疲乏力
少气懒言
形寒肢冷
......

两胁胀痛
善太息

心痛时作
痛如针刺

面色晦暗
唇甲发绀

治法：活血化瘀，理气通络。

代表方：桃仁红花煎加减。

标实
痰火扰心

舌红
苔黄腻

脉弦滑

易怒烦躁，失眠多梦

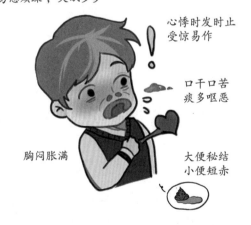

心悸时发时止
受惊易作

口干口苦
痰多呕恶

胸闷胀满

大便秘结
小便短赤

治法：清热化痰，宁心安神。

代表方：黄连温胆汤加减。

标实
邪毒侵心

舌质红
苔薄黄

脉浮数
或细数
或结代

发热恶风

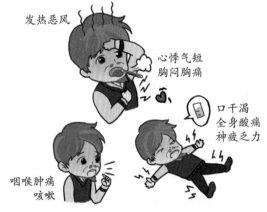

心悸气短
胸闷胸痛

口干渴
全身酸痛
神疲乏力

咽喉肿痛
咳嗽

治法：辛凉解表，清热解毒。

代表方：银翘散合生脉散加减。

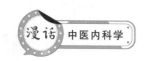

★ 临证经验 ★

一、辨病思路

心悸在临床上是一个十分常见的症状，表现为患者自觉心慌、心跳，伴有心前区不适感，常见于西医学中各种原因引起的以心悸为主症的心律失常及心功能不全等疾病。

1.心律失常可大致分为先天遗传性心律失常与后天获得性心律失常。先天遗传性心律失常多为基因通道突变所致，如长QT综合征、短QT综合征、Brugada综合征等。后天获得性心律失常可见于各种器质性心脏病，其中以冠状动脉粥样硬化性心脏病（简称冠心病）、心肌病、心肌炎和风湿性心脏病（简称风心病）为多见，尤其多见于发生心力衰竭或急性心肌梗死时。发生于基本健康者或自主神经功能失调患者中的心律失常也不少见。其他病因尚有电解质或内分泌失调、麻醉、低温、胸腔或心脏手术、药物作用和中枢神经系统疾病等，部分病因不明。

心律失常的血流动力学改变的临床表现主要取决于心律失常的性质、类型，心功能及对血流动力学影响的程度。如轻度的窦性心动过缓、窦性心律不齐，偶发的房性期前收缩，一度房室传导阻滞等对血流动力学影响甚小，故无明显的临床表现；较严重的心律失常，如病态窦房结综合征、快速心房颤动、阵发性室上性心动过速、持续性室性心动过速等可引起心悸、胸闷、头晕、低血压，严重者可出现晕厥、Adams-Stokes综合征，甚至猝死。

2.心功能不全的原因主要为原发性心肌收缩力减弱（包括各种心肌炎、心肌病和缺血性心脏病等）、心脏负荷过重（包括前负荷，即容量负荷；后负荷，即阻力负荷过重）。

心功能不全常见症状有心悸、气短乏力、呼吸困难、静脉怒张、肝脏肿大、尿少、浮肿等。左心功能不全的临床表现为肺淤血、不能平卧和呼吸困难，由于前向性排血减少出现四肢无力、头晕、活动后心慌、气促等症状。右心功能不全的临床表现为双下肢肿胀、腹胀、肝脾淤血肿大，甚至出现胸腔积液和腹水。

二、辨证思路

1.应辨病辨证相结合。心悸的病理性质主要有虚实两方面。虚者为气、血、阴、阳亏损，使心失滋养，而致心悸；实者多由痰火扰心、水饮上凌或心血瘀阻、气血运行不畅所致。虚实之间可以相互夹杂或转化。实证日久，病邪伤正，可分别兼见气、血、阴、阳之亏损；而虚证也可因虚致实，兼见实证表现。临床上，阴虚者常兼火盛或痰热；阳虚者易夹水饮、痰湿；气血不足者，易兼气血瘀滞。心悸初起以心气虚为常见，常兼夹阴虚或血虚，可表现为心气不足、心血不足、心脾两虚、心虚胆怯、气阴两虚等证。病久阳虚者则表现为心阳不振、脾肾阳虚，甚或水饮凌心之证；阴虚血亏者多表现为肝肾阴虚、心肾不交等证。若阴损及阳，或阳损及阴，可出现阴阳俱损之候。若病情恶化，心阳暴脱，可出现厥脱等危候。心悸预后转归主要取决于本虚标实的程度、邪实轻重、脏损多少、治疗当否及脉象变化情况。如患者气血阴阳虚损程度较轻，未见瘀血、痰饮之标证，病损脏腑单一，呈偶发、短暂、阵发，治疗及时得当，脉象变化不显著，则病证多能痊愈；反之，脉象过数、过迟、频繁结代或乍疏乍数，反复发作或长时间持续发作者，治疗颇为棘手，预后较差，甚至出现喘促、水肿、胸痹心痛、厥证、脱证等变证，若不及时抢救，预后极差。

2.当区别惊悸与怔忡。心悸可分为惊悸与怔忡。惊悸发病，多与情绪因素有关，可由骤遇惊恐、忧思恼怒、悲哀过极或过度紧张而诱发，多为阵发性，病来虽速，病情较轻，实证居多，可自行缓解，不发时如常人。怔忡多由久病体虚，心脏受损所致，无精神等因素亦可发生，常持续心悸，心中惕惕，不能自控，活动后加重，多属虚证，或虚中夹实，病来虽渐，病情较重，不发时亦可兼见脏腑虚损症状。惊悸日久不愈，亦可形成怔忡。

三、临床备要

1.温阳和通阳的区别与应用。温阳指温补阳气，主要用于阳气亏虚，表现为心悸、畏寒、肢冷、脉沉细，常用的代表方很多，如四逆汤、真武汤等。通阳指温通阳气，主要用于各种原因引起的心阳不振。除心阳虚可以引起心阳不振外，寒、瘀、痰等病理因素也可以引起心阳不振，表现为心悸、胸闷、脉结代。

2.国医大师伍炳彩诊疗心悸认为该病病位在心，与脏腑相关，临证多见虚实夹杂，辨证重视脏腑经络，提出心动过速的辨证需注意虚与热，心动过缓的辨证需注意有无湿阻，强调痰、饮各有不同，处方用药需加以鉴别。

3.郭维琴教授将当今社会发展特点与临床经验相结合，认为内伤七情和药食劳逸不当是此类心悸的主要病因，提出其主要病位在心，责之肝、脾。肝失疏泄、脾失健运及两者同时发生都可导致心血亏虚、心脉失养。

4.该病的临床处理，分为一般治疗及药物治疗。一般治疗：①去除或缓解基本病因。凡有原发性心脏瓣膜病伴心力衰竭NYHA Ⅱ级及以上，主动脉疾病伴晕厥、心绞痛的患者均应予以手术修补或瓣膜置换。缺血性心肌病心力衰竭患者伴心绞痛，左室功能低下但证实有存活心肌的患者，冠状动脉血管重建术有望改善其心功能。其他如有效控制高血压、甲状腺功能亢进的治疗等方式也可缓解心律失常。②改善生活方式，避免新的心脏损害。如戒烟、戒酒，控制高血压、糖尿病，低盐、低脂饮食等。③密切观察病情演变及定期随访。④避免应用某些药物，如非甾体抗炎药（NSAIDs）、Ⅰ类抗心律失常药及大多数的钙拮抗剂等均应避免应用。⑤消除其他心力衰竭的诱因，如控制感染，治疗心律失常，纠正贫血、电解质紊乱，注意是否并发肺梗死等。⑥适当休息是降低心脏负荷的方法。

药物治疗：①Ⅰ类药——阻滞快速钠通道药物，如奎尼丁、美西律、普罗帕酮等。②Ⅱ类药——β肾上腺素受体阻断药，如美托洛尔、比索洛尔等。③Ⅲ类药——阻滞钾通道药物，延长复极，如胺碘酮、索他洛尔等。④Ⅳ类药——阻滞慢钙通道药物，如维拉帕米等。

胸 痹

★ 疾病概述 ★

胸 痹

别名：
《素问·缪刺论》又有　　　　　　　　　《金匮要略》
"卒心痛""厥心痛"之称。　　　　正式提出"胸痹"病名。

临床主要特征：
胸部闷痛，胸痛彻背，短气，喘息不得卧。

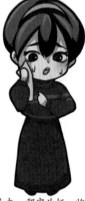

外因：
寒邪内侵

病位：心

病机：
心脉痹阻

内因：
饮食不节
情志失调
劳倦内伤
年老体虚

治疗原则：
先治其标
后治其本
先从祛邪入手
然后再予扶正
据虚实标本的主次
兼顾同治

病理性质：正虚为本，邪实为标，临床多表现虚实夹杂证候。
病理变化：胸痹迁延日久→变生真心痛；
胸痹日久，心肾阳衰→出现水肿、喘证合并；阳气欲脱，
真阴亏竭→厥脱。
辨证要点：虚实（本虚标实）/轻重。

诊 断

胸部闷痛（√）　　心悸（√）
气短（√）　　　　自汗（√）

心跳加快（可有）
心律失常（可有）

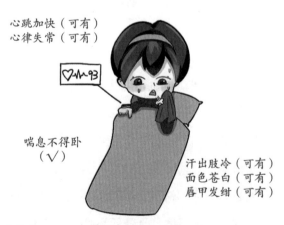

喘息不得卧
（√）

汗出肢冷（可有）
面色苍白（可有）
唇甲发绀（可有）

小贴士：
①胸闷痛一般持续几秒到几十分钟，休息或用药后可缓解。严重者反复发作或持续不解。
②多见于中老年人，常因过度操劳、恼怒抑郁或暴饮多食、气候骤变诱发。
③心电图、心脏超声心动图、放射性核素检查、血清心肌酶检查、血脂分析、血液流变学检查、血小板功能检查及胸部X线检查等均有助于诊断。

鉴别诊断

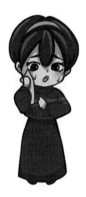

胸痹：
以胸部闷痛，
甚则胸痛彻背、
短气、喘息不得卧为主症
的一种疾病。
轻者仅感胸闷如窒、呼吸欠畅，
重者则有胸痛，
严重者心痛彻背、背痛彻心。

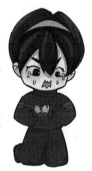

真心痛：
真心痛乃胸痹的进一步发展。
症见心痛剧烈，
甚则持续不解，
伴有汗出、肢冷、面白、唇紫、
手足青至节、脉微或结代等危重证候。

小贴士：
胸痹日久不愈可发展为真心痛。

辨证论治

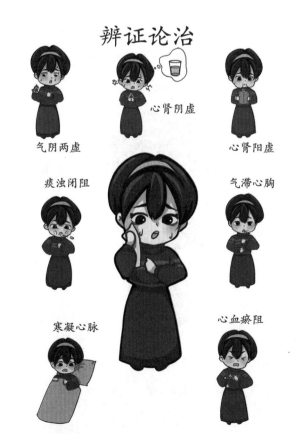

气阴两虚　心肾阴虚　心肾阳虚

痰浊闭阻　气滞心胸

寒凝心脉　心血瘀阻

分证论治

心血瘀阻　舌质紫暗　浮中沉 脉弦涩

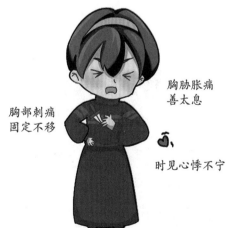

胸部刺痛
固定不移

胸胁胀痛
善太息

时见心悸不宁

治法：活血化瘀，通络止痛。

代表方：血府逐瘀汤加减。

气滞心胸  苔薄或薄腻　　浮中沉 ～～～ 脉细弦

时欲太息
遇情志不遂时
容易诱发或加重

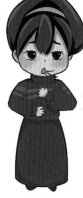

心胸满闷
隐痛阵发
痛有定处

或兼脘腹胀闷
得嗳气或矢气则舒

治法：疏肝理气，活血通络。

代表方：胸闷心痛明显用柴胡疏肝散合失笑散；
便秘严重者用当归龙荟丸；气郁日久化热用丹栀逍遥散。

寒凝心脉 苔薄白　　浮中沉浮中沉 ～～～ 脉沉紧或促

猝然心痛如绞，喘息不能平卧
多因气候骤冷或骤感风寒而发或加重

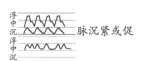

冷汗自出

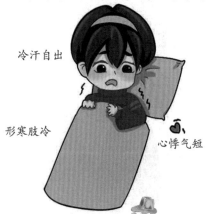

形寒肢冷

心悸气短

治法：辛温通阳，宣痹散寒。

代表方：枳实薤白桂枝汤合当归四逆汤加减。

痰浊闭阻  舌体胖大
且边有齿痕
苔白腻　　浮中沉 ～～～ 脉滑

倦怠乏力
纳呆便溏

胸闷重而心痛微
或痛引肩背
气短喘促

咳嗽痰多
口黏恶心

治法：通阳泄浊，豁痰通痹。

代表方：瓜蒌薤白半夏汤合涤痰汤加减。

气阴两虚 舌质淡红
舌体胖且
边有齿痕
苔薄白

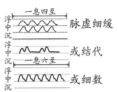

疲倦乏力，声息低微

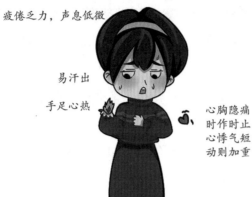

易汗出

手足心热

心胸隐痛
时作时止
心悸气短
动则加重

治法：益气养阴，活血通脉。

代表方：生脉散合人参养荣汤加减。

心肾阴虚 舌质红绛
或有瘀斑
苔少或白

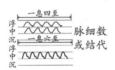

口干

耳鸣

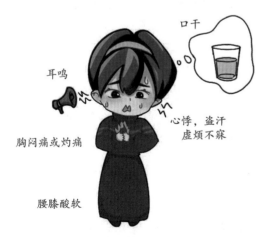

心悸，盗汗
虚烦不寐

胸闷痛或灼痛

腰膝酸软

治法：滋阴清火，养心和络。

代表方：天王补心丹合炙甘草汤加减。

心肾阳虚 舌质淡胖
或紫暗
边有齿痕
苔白或腻

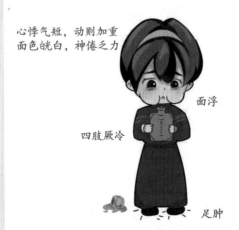

心悸气短，动则加重
面色㿠白，神倦乏力

面浮

四肢厥冷

足肿

治法：温补阳气，振奋心阳。

代表方：参附汤合右归饮加减。

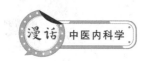

★ 临证经验 ★

一、辨病思路

胸痹大致相当于西医学中的冠心病心绞痛、心肌梗死、心包炎、心肌病、二尖瓣脱垂综合征、胸膜炎及某些神经症具有胸痹表现者。诊治本病时应全面认识到相关疾病的特点。

1.心绞痛是由于冠状动脉供血不足，心肌急剧暂时缺血与缺氧所引起的以发作性胸痛或胸部不适为主要表现的临床综合征。该病的主要临床表现是心脏缺血反射到身体表面所感觉的疼痛，特点为前胸阵发性、压榨性疼痛，可伴有其他症状，疼痛主要位于胸骨后部，可放射至心前区与左上肢，劳动或情绪激动时常发生，每次发作持续3~5分钟，可数日1次，也可1日数次，休息或用硝酸酯类制剂后消失。本病多见于男性，多数年龄在40岁以上，劳累、情绪激动、饱食、受寒、阴雨天气、急性循环衰竭等为常见诱因。

2.心肌梗死多发生于中年以后，发病时有剧烈而持久的性质类似心绞痛的前胸痛及心悸、气喘、脉搏微弱、血压降低等表现，服用硝酸甘油无效，可产生严重后果。心电图检查和血清酶学检查对该病的诊断有重要价值。发病后应立即进行监护救治。

3.心包炎是指心包因细菌、病毒、自身免疫、物理、化学等因素而发生急性炎性反应和渗液，以及心包粘连、增厚、缩窄、钙化等慢性病变。临床上主要有急性心包炎和慢性缩窄性心包炎。该病患者有发热、盗汗、咳嗽、咽痛或呕吐、腹泻等症状。心包渗出大量积液可发生急性心包填塞症状，当心包积液量超过300mL时，心尖冲动可消失，患者会出现胸痛、呼吸困难、发绀、面色苍白，甚至休克的症状，还可有腹水、肝大等症状。

4.心肌病患者常有劳力性呼吸困难、心绞痛、气短、乏力等症状，晚期可发生水肿和腹胀。心肌病患者一般会有心脏扩大、心律失常及心力衰竭等表现。该病病因一般与病毒感染、自身免疫反应、遗传、药物中毒和代谢异常等因素有关。

5.二尖瓣脱垂是指二尖瓣叶在心室收缩期脱入左心房，伴或不伴有二尖瓣关闭不全。二尖瓣脱垂最常累及后瓣叶。心室收缩时，过长的瓣叶使瓣膜进一步向上进入左心房。瓣膜活动的突然停止产生喀喇音，瓣叶闭合不全产生收缩中、晚期的反流性杂音。该病患者可有各种症状，差异很大，一般表现为体重减轻，或情感异常。发病时表现为平卧后胸闷、胸痛、心动过速或其他各种心律失常、头昏、眩晕、乏力、活动后心悸等。二尖瓣返流程度重的患者，会出现下肢水肿、夜间阵发性呼吸困难等充血性心力衰竭症状。

6.胸膜炎可由感染（细菌、病毒、霉菌、阿米巴、肺吸虫等）和感染因素（肿瘤、变态反应、化学性和创伤性等多种疾病）引起。在细菌感染所致的胸膜炎中，以结核性胸膜炎最为常见。胸痛是胸膜炎最常见的症状，胸痛常突然发生，程度差异较大，可为不明确的不适或严重的刺痛，或仅在患者深呼吸或咳嗽时出现，也可持续存在并因深呼吸或咳嗽而加剧。胸痛是由壁层胸膜炎症所引起，出现于正对炎症部位的胸壁，也可表现为腹部、颈部或肩部的牵涉痛。深呼吸可致疼痛，从而导致呼吸浅快，患侧肌肉运动较对侧弱。若发生大量积聚，可致两层胸膜相互分离，则胸痛可消失，大量胸腔积液可致呼吸时单侧或双侧肺活动受限，出现呼吸困难，查体可闻及胸膜摩擦音。

7.心脏神经症的常见临床表现有心悸、胸痛、呼吸憋闷、乏力、多汗、失眠、四肢麻木和感觉异常。发病急者，症状终止迅速，一般历时5～20分钟则自行终止，发作时神志清楚，听诊心率稍快，但多不超过100次/分钟，心律规整，心音增强，可有短促收缩期杂音或期前收缩，血压轻度升高，发作后仍心悸不安。

二、辨证思路

1.辨轻重。胸痹轻者多为胸阳不振，阴寒之邪上乘，阻滞气机，临床表现为胸中气塞，短气；重者则为痰瘀交阻，壅塞胸中，气机痹阻，临床表现为不得卧，心痛彻背。同时亦有缓作与急发之异。缓作者，渐进而为，日积月累，始则偶感心胸不舒，继而心痹痛作，发作日频，甚则掣及后背；急发者，素无不舒之感，或许久不发，因感寒、劳倦、七情所伤等诱因而猝然心痛欲窒。

2.辨本虚标实。胸痹病机转化可因实致虚，亦可因虚致实。发作时多以标实证为主，缓解期多以本虚证为主。痰踞心胸，胸阳痹阻，病延日久，每可耗气伤阳，向心气不足或阴阳并损证转化；阴寒凝结，气失温煦，日久寒邪伤人阳气，亦可向心阳虚衰转化；瘀阻脉络，血行滞涩，瘀血不去，新血不生，留瘀日久，心气痹阻，心阳不振。此三者皆因实致虚。心气不足，鼓动无力，易致气滞血瘀；心肾阴虚，水亏火炎，炼液为痰；心阳虚衰，阳虚外寒，寒痰凝络。此三者皆由虚而致实。本病病情如若骤变，可见心胸猝然大痛，出现真心痛，甚则"旦发夕死，夕发旦死"。年壮初病者多实证：形体偏胖，苔腻，脉滑者，属痰浊；心痛彻背，脉弦紧者，属阴寒；痛如针刺，入夜尤甚，舌暗紫瘀斑、瘀点者，属瘀血。久病年老者多虚证：胸闷心痛，歇息后稍缓解，气促自汗者，属气虚；胸闷膺痛，虚烦不寐，舌红少苔或有剥裂，脉细数者，属阴虚；胸痛彻背，形寒肢冷，舌淡胖，脉沉细者，属阳虚。

3.辨缓急。心痛有时缓、有时急，但重在急。"胸痹缓急"是形容痛的发作与休止，不发作为缓，发作时胸背痛而剧烈为急。由于人体的阳气与寒湿之邪交争的关系，当寒邪胜则阳被邪郁，因此病势急而疼痛剧烈。如果阳气充行，则气血冲和，寒邪消散，疼痛便可以缓解。这一缓一急，反映出寒湿邪气时散时聚，呈现发作性。

三、临床备要

1.治疗应通补兼施。基于本病病机为本虚标实，虚实夹杂，发作期以标实为主，缓解期以本虚为主的特点，其治疗原则应为先治其标，后治其本，通补兼施。标实当泻，尤重活血通脉治法；本虚宜补，权衡心脏阴阳气血之不足，尤其重视补益心气之不足。补法：偏阳虚者，重

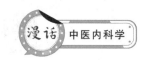

温其阳；偏阴虚者，重滋其阴；阴阳两虚者，分其主次，予以阴阳兼顾。通法：滞者行其气，血瘀者活其血，痰阻者豁其痰。通是治标，补是治本。在胸痹治疗中，必须辨清证候之重危顺逆，一旦发现脱证之先兆，必须尽早投用益气固脱之品。病情缓解期，应以补虚为主，当需结合活血化瘀、通阳散结之品巩固疗效，防止复发。

2.多种治疗方法的应用。活血化瘀法是治疗胸痹的一个重要途径。胸痹的基本病机是本虚标实，其瘀血的形成，多由正气亏损，气虚、阳虚或气阴两虚而致，亦可因寒凝、痰浊、气滞而诱发，故临床治疗应注意在活血化瘀中伍以益气、养阴、理气之品，辨证用药，加强祛瘀疗效。益气化痰法亦是重要途径之一。痰浊不仅与胸痹的若干易患因素（如肥胖、高脂血症）相关，也是导致其发病的直接病理因素。治疗应着重健脾胃，在祛痰的同时，适时应用健脾益气，以消生痰之源，气化痰行，则血亦行。临床选用温胆汤为基本方，痰浊阻滞明显者可酌加全瓜蒌、胆南星、石菖蒲、郁金等，气虚明显者可酌加党参、黄芪以利豁痰通脉。芳香温通法可针对寒邪内闭所致的胸痹。寒邪内闭是导致胸痹发作的重要病机之一，临床以芳香走窜、温通行气类中药治疗胸痹源远流长，如肉桂心、干姜、吴茱萸、麝香、细辛、蜀椒、丁香、安息香、苏合香油等芳香温通之品。但芳香温通药物具有辛散走窜之弊，不可一味辛散寒邪，应中病而止，以防耗伤阳气之虞。

3.程丑夫教授认为，胸痹作为一种阵发性疾病，与少阳病的发病特点相似，且少阳经络、少阳脏腑均与心有密切关系。胸痹之病理因素痰、瘀的形成也与少阳枢机不利有关，因此可从少阳论治胸痹。临证以小柴胡汤为基础方和解少阳、疏肝理气，以行气滞。兼有痰热，常选用柴胡陷胸汤清热化痰、宽胸散结，以消痰热；兼有瘀血，常选用柴胡丹参饮活血化瘀、行气止痛，以散瘀血；若同时兼有痰热、瘀血，多选用柴陷丹参饮或柴胡加龙骨牡蛎汤加减。

4.张磊教授认为，胸痹心痛的病因病机比较复杂，但致病之关键在于脉不通。因此，张磊教授治疗胸痹心痛无论虚实，以祛邪通络为先，并贯穿始终。在治法上善用通法，在用药上顺应心的脏腑之性，注重"活"与"养"的关系。临床常以丹参饮为基础方，随证加减。气滞血瘀者合百合汤加减，寒凝血瘀者合薏苡附子散，痰浊互结者合瓜蒌薤白半夏汤，气阴不足者合生脉散加减，心阳虚衰者合附子理中汤加减。

不 寐

★ 疾病概述 ★

不 寐

别名："卧不安""目不瞑"。　　不寐病名首见于《难经·四十六难》。

临床主要特征：睡眠时间、深度不足。
轻者入睡困难，或寐而不酣，时寐时醒，或醒后不能再寐。
重则彻夜不寐。

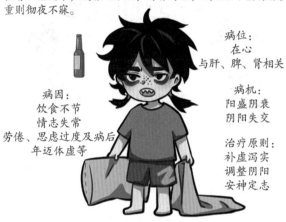

病位：
在心
与肝、脾、肾相关

病机：
阳盛阴衰
阴阳失交

治疗原则：
补虚泻实
调整阴阳
安神定志

病因：
饮食不节
情志失常
劳倦、思虑过度及病后
年迈体虚等

病理性质：虚实夹杂，
实火、湿、痰等病邪与气血阴阳亏虚互相联系。
病理变化：癫狂。
辨证要点：虚实/轻重。

诊 断

入寐困难或寐而易醒，醒后不寐，连续3周以上（√）

头痛，头昏，心悸（可有）
健忘（可有）

重者彻夜难眠（√）

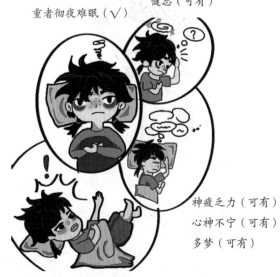

神疲乏力（可有）
心神不宁（可有）
多梦（可有）

鉴别诊断

不寐:
入寐困难或寐而易醒, 醒后不寐, 连续3周以上,
重者彻夜难眠, 为病理现象, 需要进行治疗。

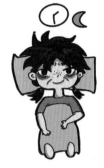

生理性少眠:
多见于老年人, 虽少寐早醒,
但无明显痛苦, 属于生理现象。

一过性失眠:
在日常生活中常见,
可因一时情志不舒, 生活环境改变,
饮用浓茶、咖啡或服用药物引起,
一般有明显诱因。病程不长, 不属于病态,
也不需要任何治疗, 可通过身体自然调节恢复正常。

辨证论治

痰热扰心

心肾不交

阴虚火旺

心胆气虚

肝火扰心

心脾两虚

分证论治

痰热扰心　舌红 苔黄腻　浮中沉 一息六至 浮中沉　脉滑数

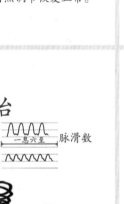

心烦

目眩

头重, 胸闷　痰多

口苦, 嗳气

吞酸, 恶心

治法: 化痰清热, 和胃安神。

代表方: 黄连温胆汤加减。

肝火扰心　舌红 苔黄　浮中沉 一息六至 浮中沉　脉弦数

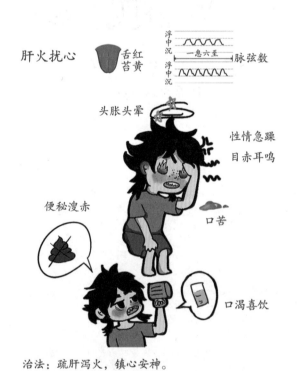

头胀头晕

性情急躁
目赤耳鸣

便秘溲赤

口苦

口渴喜饮

治法: 疏肝泻火, 镇心安神。

代表方: 龙胆泻肝汤加减。

阴虚火旺  舌红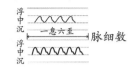

浮中沉 / 一息六至 / 浮中沉 脉细数

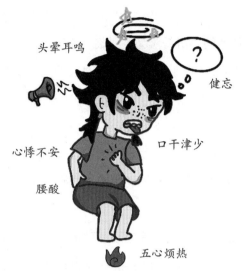

头晕耳鸣

健忘

心悸不安

口干津少

腰酸

五心烦热

治法：滋阴降火，养心安神。

代表方：黄连阿胶汤合朱砂安神丸加减。

心肾不交 舌红少苔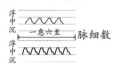

浮中沉 / 一息六至 / 浮中沉 脉细数

男子梦遗，女子月经不调

心烦，头晕

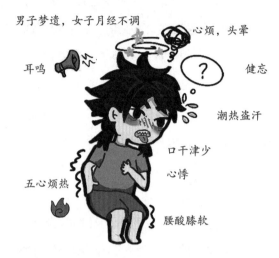

耳鸣

健忘

潮热盗汗

口干津少

心悸

五心烦热

腰酸膝软

治法：滋阴降火，交通心肾。

代表方：六味地黄丸合交泰丸加减。

心胆气虚 舌淡

浮中沉 / 浮中沉 脉弦细

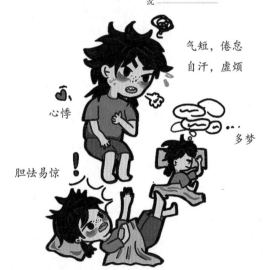

气短，倦怠
自汗，虚烦

心悸

多梦

胆怯易惊

治法：益气镇惊，安神定志。

代表方：安神定志丸合酸枣仁汤加减。

心脾两虚 舌淡苔薄

浮中沉 脉细弱

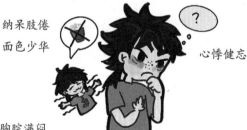

纳呆肢倦
面色少华

心悸健忘

胸脘满闷

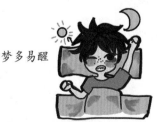

梦多易醒

治法：益气生血，养心安神。

代表方：归脾汤加减。

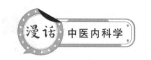
★ 临证经验 ★

一、辨病思路

不寐相当于西医学中的抑郁症、更年期综合征、神经症等以失眠为主要临床表现的疾病。

1.抑郁症是现在最常见的一种心理疾病，以连续且长期的心情低落为主要临床特征，是现代人心理疾病中的最重要类型。该病患者临床可见躯体化症状，如胸闷气短、有明显的焦虑感，更严重者会出现幻听、被害妄想症、多重人格等精神分裂症状。抑郁症每次发作持续至少2周以上，甚至数年，大多数病例有复发的倾向。迄今，抑郁症的病因并不明确，但可以肯定的是，生物、心理与社会环境等诸多方面因素参与了抑郁症的发病过程。生物学因素主要涉及遗传、神经生化、神经内分泌、神经再生等方面；与抑郁症关系密切的心理学易患素质是病前性格特征，如抑郁气质。

2.更年期综合征又称围绝经期综合征，指妇女绝经前后出现性激素波动所致的一系列以自主神经系统功能紊乱为主，伴有神经心理症状的一组症候群。其产生的根本原因是卵巢功能衰竭，卵巢分泌的雌激素减少，进而引发器官和组织的退行性变化，出现一系列症状，其中最典型的症状是潮热、潮红。更年期综合征多发生于45～55岁，大多数妇女可出现轻重不等的症状，有人在绝经过渡期症状便已开始出现，持续到绝经后2～3年，少数人可持续到绝经后5～10年，症状才有所减轻或消失。人工绝经者往往在手术后2周即可出现更年期综合征，术后2个月达高峰，可持续2年之久。

3.神经官能症是旧称，现在统一为神经症，其是一组精神障碍的总称，包括神经衰弱、强迫症、焦虑症、恐怖症、躯体形式障碍等。患者深感痛苦且妨碍心理功能或社会功能，但没有任何可证实的器质性病理基础。该病病程大多持续迁延或呈发作性。神经症的发病通常与不良的社会心理因素有关，不健康的素质和人格特性常构成发病的基础。该病症状复杂多样，典型表现是患者有不能控制的自认为应该加以控制的心理活动，如焦虑、持续的紧张、恐惧、缠人的烦恼、自认毫无意义的胡思乱想、强迫观念等。患者虽有多种躯体的自觉不适感，但临床检查未能发现器质性病变。

二、辨证思路

1.辨标本虚实。本病多为复合证且累及多个脏腑，证型有虚有实，以虚证尤为多见。肝郁化火，或痰热内扰，则心神不安，病多属实证。心脾两虚，气血不足，或心胆气虚，触事易惊，或心肾不交，水火不济，则心神失养，神不安宁，病多属虚证。但久病可表现为虚实兼夹，或为瘀血所致。不寐失治误治可发生病机转化，如肝火扰心证病情加重，火热伤阴耗气，则由实转虚；心脾两虚者，饮食不当，更伤脾胃，使气血愈虚，食积内停，而见虚实夹杂；如温燥太过，易致阴虚火旺；属心肾不交者，可进一步发展为心火独亢，肾水更虚之证。久虚不复又易致虚中夹实，治疗颇为困难，而不寐去除标实病因后，患者的症状可改善，病程缩短，易治愈。临证时应辨识以何脏腑虚为主，如本病最常见的心脾两虚证，脾气损伤而致心血不足者，除以不寐为主症外，可兼有纳食无味，便溏乏力，治当以补脾为主，兼以养心。

2.多角度思辨。在辨证过程中，根据具体病证特点，抓主要矛盾，确立治疗思路。临床常见方法有从心、脾胃、肾（命门）、肝论治，从五脏论治，从营卫论治，从瘀、痰、火、痰瘀论治，从因虚致病及因病致虚论治。朱莹教授常从脾胃入手，其认为脾胃居于中焦，主运化，司升降，若脾胃和则气机畅、浊气降，气血调和而神有所养，心肾相交，营卫阴阳调和则寐安。临证治疗以健运脾胃为主，喜以四君子汤为基础，但不拘泥于一方，注重整体辨证，个体化治疗，用药灵活，每获良效。李秋艳教授认为，老年顽固性失眠的核心病机为天癸枯竭、阴阳失调、情志不遂、瘀血内滞，其临床擅长活血化瘀中药的灵活运用，强调治疗应整体辨证，精准用药，重镇安神与养心安神并用，同时主张心肝同治，"双心"同调。

三、临床备要

1.治疗不寐应掌握3个要点：①治疗以补虚泻实，调整阴阳为原则，安神定志是本证的基本治法。②在辨证论治前提下强调施以安神镇静之法。不寐主要病因为心失所养，心神不安，故无论是何证型的不寐均应佐以安神定志之品，如茯神、柏子仁、珍珠母、龙齿、首乌藤、远志、合欢皮等，但要在辨证的基础上，实证应泻其有余，虚证应补其不足。③心理治疗在不寐治疗中占有重要的地位。对于情志不调所致之不寐，在治疗上应给予患者心理指导，使其放松紧张焦虑情绪，保持心情舒畅，以调达气机。

2.六经辨证的应用。余尚贞教授认为，不论从阴阳、脏腑气机，还是从经络而言，治疗不寐等精神类疾病的切入点应在厥阴、少阳。厥阴、少阳可调节三阴三阳运转之枢机，使阴阳协调而精神正常；厥阴、少阳对应的脏腑肝、胆，以及心包、三焦可调节全身气机，代心行事，运行水液、元气，影响神志；手足厥阴经、手足少阳经相互络属，与心、脑联系，能调和气血，与神志密切相关。余尚贞治疗精神类疾病以枢少阳、阖厥阴、疏肝、利胆为基本治疗大法，根据患者具体情况配以健脾、养心、安神、清热等治法，灵活运用柴胡温胆汤、逍遥散、乌梅丸等力专厥阴、少阳的经方及时方，使人体阴阳重归和谐。

癫 狂

★ 疾病概述 ★

癫 狂

癫狂病名出自《内经》。《难经》指出"重阳者狂，重阴者癫"。
西医范畴：精神分裂症、躁狂症、抑郁症。

临床主要特征

狂证：　　　　　　　　　　癫证：
精神亢奋，狂躁不安，躁妄打骂，　精神抑郁，表情淡漠，沉默痴呆，
骂詈毁物，动而多怒。　　　喃喃自语，语无伦次，静而多喜。

病因：
情志所伤
痰气郁结
先天遗传

病位：
在脑，涉及
心、肝、胆、脾
久而伤肾

病理因素：
痰、气、火、瘀
以气郁为先

病机：阴阳失调，神机逆乱
癫证多因痰气郁结，蒙蔽心窍所致
狂证多因痰火壅盛，迷乱心窍所致

治疗原则：调整阴阳。初期理气解郁，泻火豁痰，化瘀通窍；
后期治当补益心脾，滋阴养血，调整阴阳。

病理变化：癫证痰浊壅盛→转为狂证；狂证郁火得以宣泄→转为癫证。

辨证要点：癫证、狂证/虚实/轻重。

诊 断

癫证：
精神抑郁、表情淡漠（√）
沉默痴呆（√）
语言无序、喃喃自语（√）
静而少动、多喜（√）

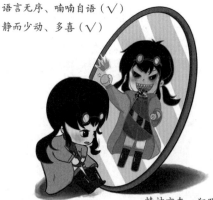

狂证：
精神亢奋、狂躁不宁（√）
初而多怒（√）
骂詈毁物、不避亲疏（√）

小贴士：
①应排除药物、中毒、热病等原因。
②头颅CT、MRI及其它辅助检查常无阳性发现。

鉴别诊断

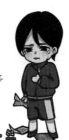

郁证：

以心情抑郁，情绪不宁，胸胁胀闷，

心悸失眠，喉中如有异物等

自我感觉异常，但神志清晰为主要症状。

癫证：

亦见喜怒无常，多语或不语等症，

一般已失去自控力，

神明逆乱，神志不清。

辨证论治

癫证：心脾两虚　　　癫证：痰气郁结

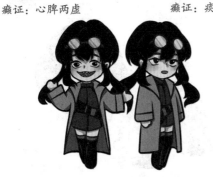

狂证：痰火扰神　狂证：痰热瘀结　狂证：火盛阴伤

分证论治

癫证
心脾两虚 舌淡　苔薄白　 脉沉细无力

言语无序

食欲锐减

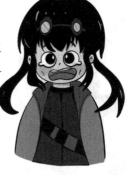

善悲欲哭
肢体困乏

神思恍惚
心悸易惊

治法：解郁安神，健脾养心。

代表方：养心汤合越鞠丸加减。

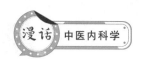

癫证
痰气郁结

舌红
苔白腻

浮中沉浮
中沉浮
中沉
脉弦滑

精神抑郁，沉默痴呆

时时太息，多疑多虑

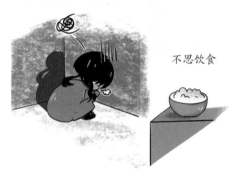

不思饮食

治法：理气解郁，化痰醒神。

代表方：逍遥散合涤痰汤加减。

狂证
痰火扰神

舌质红绛
苔多黄腻
或黄燥而垢

脉弦滑数
浮中沉
浮中沉
一息六至
浮中沉

起病先有性情急躁，两目怒视，面红目赤

突然狂暴无知，骂詈叫号，不避亲疏

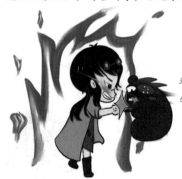

或毁物伤人
气力逾常

或哭笑无常，登高而歌，弃衣而走

治法：镇心涤痰，泻肝清火。

代表方：生铁落饮加减。

狂证
痰热瘀结

舌质紫暗
有瘀斑

浮中沉浮
中沉浮
中沉
脉细涩
或弦细

躁扰不安，多言多语，登高而歌

弃衣而走，头痛心烦，妄见妄闻

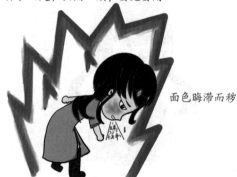

面色晦滞而秽

治法：理气化痰，豁痰醒脑。

代表方：癫狂梦醒汤加减，送服大黄䗪虫丸。

狂证
火盛阴伤

舌红
少苔或
无苔

浮中沉
一息六至
浮中沉
脉细数

狂证日久，病势较缓，时作时止，呼之已能自制

寝不安寐，精神疲惫

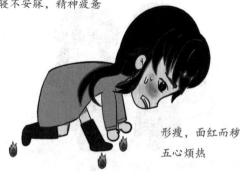

形瘦，面红而秽
五心烦热

治法：滋阴降火，安神定志。

代表方：二阴煎加味。

★ 临证经验 ★

一、辨病思路

癫狂常见于西医学中的精神分裂症、双相情感障碍、抑郁症、器质性精神障碍、反应性精神障碍等精神情绪障碍疾病，辨病属于本病者，可以参考本节内容进行临床辨证施治。

1.精神分裂症所致精神障碍者临床症状复杂多样，可涉及感知觉、思维、情感、意志行为及认知功能等方面，个体之间症状差异很大，即使同一患者在不同阶段或病期也可能表现出不同症状。思维障碍是精神分裂症的核心症状，主要包括思维形式障碍和思维内容障碍。

2.双相情感障碍所致精神障碍者以狂证表现为主，发作期表现为情感高涨，思维敏捷，动作增多，部分可以出现幻觉、妄想。躁狂症状和抑郁症状可在1次发作中同时出现，通常出现在躁狂与抑郁快速转相时，一般持续时间较短，多数较快转入躁狂相或抑郁相。

3.抑郁症所致精神障碍者以癫证表现为主，临床可见躯体化症状，如胸闷气短、有明显的焦虑感，更严重者会出现幻听、被害妄想症、多重人格等精神分裂症状。

4.器质性精神障碍所致者以癫证或者狂证表现为主，大多伴有阳性的临床体征，有明确的器质性疾病病史，结合相关检查可以协助诊断。

5.反应性精神障碍所致者可以癫证或者狂证表现为主。急性患者可以出现变化多端、形式丰富的症状。大多数患者初期为"茫然"阶段或"麻木"阶段，并伴有一定程度的意识范围狭窄、意识清晰度下降、定向困难、不能理会外界的刺激等表现，有些患者会出现精神运动性兴奋，表现为喊叫、过度乱动或情感爆发，甚至出现冲动伤人及毁物行为，内容常与经历的精神刺激和个人的经历有关，并伴有自主神经功能紊乱症状。这些症状往往在24~48小时后开始减轻，一般不超过1周。如果症状存在时间超过4周，应该考虑诊断为"创伤后应激障碍"。

二、辨证思路

1.辨癫证与狂证。癫证以精神抑郁、表情淡漠、沉默呆钝、语无伦次，或喃喃自语、静而少动为主要症状；若病情进一步发展，可出现思维障碍、情绪低落、沉默寡言，逐渐丧失学习、生活和工作能力；病情更甚者可出现淡漠不知、终日闭户、不知饥饱。狂证以精神亢奋、狂躁刚暴、喧扰不宁、毁物打骂、动而多怒为主要症状；病情进一步发展可出现气力逾常、登高而歌、弃衣而走等症状。

2.辨虚证与实证。癫狂发病初期均多为实证。癫证痰气郁结，日久心脾耗伤，气血不足；狂证痰火壅盛，火盛伤阴，阴液耗损，或炼液成痰，日久痰瘀互结，可出现由实转虚，虚实夹杂证候。癫狂两者常相互转化。癫证痰气郁而化火，可转化为狂证；狂证日久，郁火宣泄，或痰热伤阴而致气阴两伤，又往往转化为癫证。

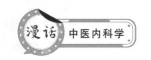

三、临床备要

1.注重早期诊断、早期干预的治未病思想。癫狂之病多由内伤七情引起，故注意精神调摄最为关键，重视精神呵护，避免精神刺激。加强母孕期间的卫生，避免受到惊恐等精神刺激，对明显有阳性家族史者应当劝其不再生子女。同时注意幼儿的发育成长，一旦发现有精神异常表现，应尽早找专科医生诊治。应正确对待患者的病态表现，不应讥笑和讽刺患者，应鼓励患者参加社交活动、读报、听收音机或看轻松娱乐性电视节目，移情易性。

2.赵永厚教授基于神志病提出"脏腑-气血-脑神"诊疗思维，他认为本病发病的核心病机为痰瘀互阻，宜治以消痰化瘀，借此自拟临床经验方愈癫汤，疗效显著。杨文明认为，癫狂发病以禀赋异常为基础，情志内伤为癫狂的触发因素。发病早期，病机以痰瘀互结为主，可见痰瘀化火，治宜化痰瘀、清火热、行气滞。病久则瘀毒侵犯脑髓，难以根治，治宜化瘀排毒、补虚扶正，避免严重残损。

痫 病

痫 病

别名：
"痫证""癫痫""羊痫风""胎病"。

痫病病名首见于《内经》。

临床主要特征：
突然意识丧失，发则仆倒，不省人事，两目上视，
口吐涎沫，四肢抽搐，口中怪叫，移时苏醒，一如常人。

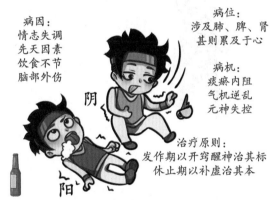

病因：
情志失调
先天因素
饮食不节
脑部外伤

阴

阳

病位：
涉及肺、脾、肾
甚则累及于心

病机：
痰瘀内阻
气机逆乱
元神失控

治疗原则：
发作期以开窍醒神治其标
休止期以补虚治其本

病理性质：阳痫偏于实热，阴痫偏于虚寒。
病理变化：转归取决于正气盛衰、体质强弱、痰邪深浅。
少数年幼患者反复发病→痫呆。
病理因素：以痰为主，因风火触动痰浊，痰瘀内阻，
蒙蔽清窍所致。
辨证要点：虚实/不同兼夹。

诊 断

发作前眩晕、胸闷、叹息。

阳痫：
发则仆倒，不省人事（√）
两目上视，吐涎沫（√）
四肢抽搐（√）
舌红，苔黄腻（√）
脉弦滑数（√）
突然呆木，口中怪叫（可有）
移时苏醒，一如常人（可有）
头部下垂，腹软无力（可有）

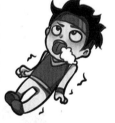

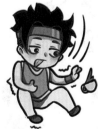

阴痫：
动作中断（√）
头突然低下，又迅速抬起（√）
局部抽搐而无突然昏倒（√）
舌淡，苔白腻（√）
脉沉细而迟（√）
凝视，语言障碍（可有）
无意识动作（可有）

小贴士：
①多有先天因素或家族史。
②常规和特殊脑电图检查是癫痫主要的检查方法，
有助于某些类型的诊断；头颅CT、MRI和脑血管造影检查
有助于继发性癫痫的诊断。

鉴别诊断

痫病与中风的鉴别关键：
发病时有无声音、是否口吐涎沫。
痫病与中风的相同点：
病位均在脑，均与心、肝、脾、肾有关。
病机均为痰瘀内阻，气机逆乱，元神失控。
症状均可见猝然昏仆，不省人事。

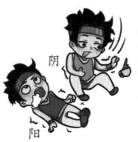

阴 阳

痫病：
症见口吐涎沫，两目上视，
或口中如作猪羊怪叫，
移时苏醒如常人。

痫病多反复发作，醒后正常。

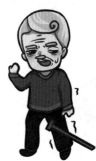

中风：
症见口眼㖞斜，半身不遂，
语言不利。

中风多仆地无声，昏迷时间较长，
多留有后遗症。

辨证论治

发作期：阳痫　发作期：阴痫　休止期：肝火痰热　休止期：瘀阻脑络

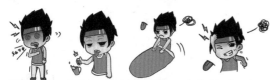

阴

阳

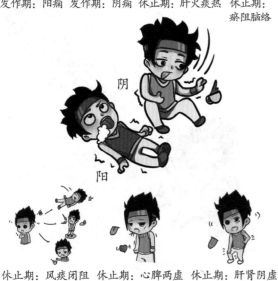

休止期：风痰闭阻　休止期：心脾两虚　休止期：肝肾阴虚

分证论治

发作期
阳痫

舌质红
苔多白腻
或黄腻

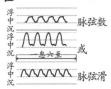

浮中沉 脉弦数
浮中沉
浮中沉　一息六至　或
浮中沉 脉弦滑

发病前常有眩晕
头胀痛
喜欠伸
胸闷乏力等
先兆症状

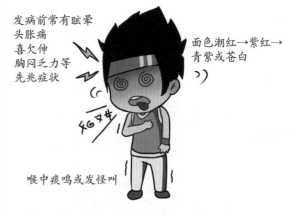

面色潮红→紫红→
青紫或苍白

喉中痰鸣或发怪叫

治法：急以开窍醒神，继而泄热涤痰、息风定痫。

代表方：黄连解毒汤合定痫丸加减。

发作期
阴痫

舌质淡
苔白厚腻

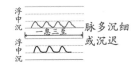脉多沉细
或沉迟
一息三至

面色晦暗青灰而黄，双眼半开半闭

口不啼叫
呆木无知
动作中断
多一日频作十数次
或数十次

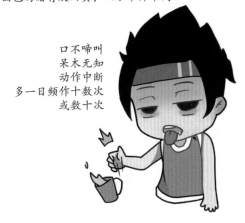

治法：急以开窍醒神，继而温化痰涎、顺气定痫。

代表方：五生饮合二陈汤加减。

休止期
肝火痰热

舌质红
苔黄

脉弦滑数
一息六至

急躁易怒
心烦失眠
甚则彻夜难眠

目赤口苦

咳痰不爽

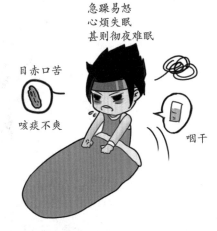

咽干

治法：清肝泻火，化痰宁神。

代表方：龙胆泻肝汤合涤痰汤加减。

休止期
风痰闭阻

舌质红
苔腻

脉多弦滑有力

发病前常有眩晕、胸闷、乏力
痰多、心情不悦等先兆症状

或见突然跌倒
神志不清

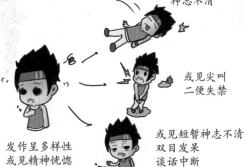

或见尖叫
二便失禁

或见短暂神志不清
双目发呆
谈话中断
持物落地

发作呈多样性
或见精神恍惚
而无抽搐

治法：涤痰息风，开窍定痫。

代表方：定痫丸加减。

休止期
瘀阻脑络

舌质暗红
或有瘀斑
舌苔薄白

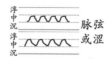
脉弦
或涩

多继发于中风、颅脑外伤、产伤、颅内感染性疾病

平素头晕头痛
痛有定处

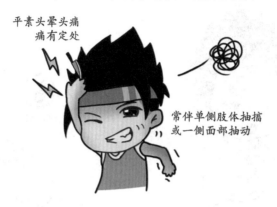

常伴单侧肢体抽搐
或一侧面部抽动

治法：活血化瘀，息风通络。

代表方：通窍活血汤加减。

休止期
心脾两虚

舌质淡
苔白腻

脉沉细
而弱

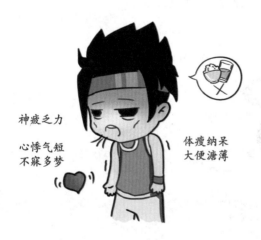

神疲乏力

心悸气短
不寐多梦

体瘦纳呆
大便溏薄

治法：补益气血，健脾宁心。

代表方：六君子汤合归脾汤加减。

休止期
肝肾阴虚

舌质红
苔薄

脉沉细
而数

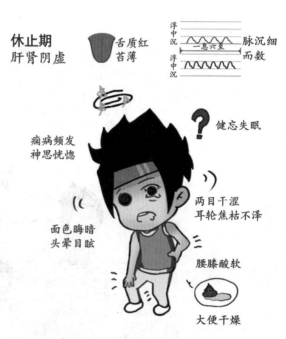

痫病频发
神思恍惚

健忘失眠

面色晦暗
头晕目眩

两目干涩
耳轮焦枯不泽

腰膝酸软

大便干燥

治法：滋养肝肾，填精益髓。

代表方：大补元煎加减。

★ 临证经验 ★

一、辨病思路

痫病相当于西医学中的原发和继发性癫痫，以及部分癔症。目前，临床普遍应用的是国际抗癫痫联盟在1981年提出的癫痫发作分类方案。癫痫发作分为部分性或局灶性发作、全面性发作、不能分类的发作。

1.部分性或局灶性发作：发作起始症状及脑电图改变提示此为"大脑半球某部分神经元首先被激活"的发作，包括单纯部分性发作、复杂部分性发作、继发全面性发作。

2.全面性发作：发作起始症状及脑电图改变提示此为"双侧大脑半球同时受累"的发作，包括失神、肌阵挛、强直、阵挛、强直-阵挛、失张力发作。

3.不能分类的发作：由于资料不充足或不完整而不能分类，或在目前分类标准中无法归类的发作（如痉挛性发作）。

二、辨证思路

1.辨阳痫、阴痫。发作时牙关紧闭，伴面红、痰鸣声粗、舌红、脉数有力者多为阳痫；面色晦暗或萎黄、肢冷、口无怪叫或叫声低微者多为阴痫。阳痫发作多属实，阴痫发作多属虚。

2.辨标本虚实。痫病发病初期多属实证，反复发作日久则为虚实夹杂。发作期多实或实中夹虚，休止期多虚或虚中夹实。阳痫发作多实，阴痫发作多虚。实者当辨风、痰、火、瘀之别。如来势急骤，口噤牙紧，颈项强直者，属风；发作时口吐涎沫，气粗痰鸣，发作后或有情志错乱，或有梦游者，属痰；如猝倒啼叫，面赤身热，平素或发作后有大便秘结，口臭苔黄者，属火；发作时面色潮红、紫红，继则青紫，口唇发绀，或有颅脑外伤、产伤等病变者，属瘀。虚者则当区分脾虚不运、心脾两虚、心肾两虚、肝肾阴虚等不同。

三、临床备要

1.急则治其标，缓则治其本为本病基本治疗原则。痫病治疗首当分清标本虚实，轻重缓急。发作期开窍醒神定痫以治其标，发作时急针刺人中、十宣、合谷等穴以醒神开窍，继之灌服汤剂，旨在缓解发作，治宜清泻肝火，豁痰息风，开窍定痫。若有持续发作状态，可配合抗癫痫西药。休止期祛邪补虚以治其本，治宜健脾化痰、滋补肝肾、养心安神等。投以滋补肝肾之品，既可育阴潜阳息风，又可柔筋，对防治痫病反复发作具有一定作用。

2.朱宗元教授运用滋肾填精、化痰息风法治疗原发性癫痫。他认为本病病位在脑，病性以髓海肾精亏虚为本，气逆风痰上蒙神窍为标。因本病属于顽疾，治疗过程漫长，因此疾病过程中，肝、肾、心、脾四脏失调，阴阳失衡，其中尤以肝、肾、脑髓阴精亏虚为主，加之疾病反复发作，形神俱耗，脑髓渐消。阴亏而阳有余，阴不制阳，导致阳气不能化为清气以出上窍而荣脑，反化为风邪，加之肝阳、肝气鼓动，夹痰闭阻脑窍，脑窍失养，而发生发作性的神志失常。朱宗元教授强调，治疗本病当求其本，因肝肾同源、精血互化，故立法滋补肝肾、填精生髓以治本，精髓足则阳气不易妄动，且有健脑增智之功；佐以息风镇惊、开窍化痰以治标，风息痰化则气血运行顺畅，脑髓阴精易于充养，疾病容易控制，且远期疗效好。在此理念指导下，他在大补阴丸、天麻钩藤饮基础上，仿大定风珠之意加减而成荣脑制痫汤，并强调汤剂处方应以小剂量长期服用，或配制丸药，缓缓收功。

痴 呆

★ 疾病概述 ★

痴 呆

唐·孙思邈《华佗神医秘传》首倡"痴呆"病名。

临床主要特征：
记忆力减弱，呆傻愚笨，智能低下等。

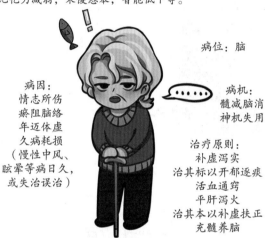

病位：脑

病因：
情志所伤
瘀阻脑络
年迈体虚
久病耗损
（慢性中风、
眩晕等病日久，
或失治误治）

病机：
髓减脑消
神机失用

治疗原则：
补虚泻实
治其标以开郁逐痰
活血通窍
平肝泻火
治其本以补虚扶正
充髓养脑

病理性质：多属本虚标实之候。
病理因素：气滞、痰浊、瘀血。
辨证要点：病位/虚实。

诊 断

轻则可见神情淡漠，寡言少语，反应迟钝，善忘；重则可见终日不语，或闭门独居，或口中喃喃，言辞颠倒，行为失常，忽笑忽哭，或不欲食，数日不知饥饿等。

必有症状：
记忆力减退，判定认知能力、计算力与识别空间位置结构能力减退，理解别人语言和有条理地回答问题的能力减退

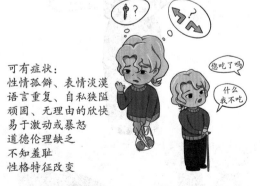

可有症状：
性情孤僻、表情淡漠
语言重复、自私狭隘
顽固、无理由的欣快
易于激动或暴怒
道德伦理缺乏
不知羞耻
性格特征改变

小贴士：
①本病起病隐匿，发展缓慢，渐进加重，病程一般较长。但也有少数病例发病较急。患者可有中风、头晕、外伤等病史。
②常需配合影像学检查、电生理学检查、实验室检查，以及神经心理学检查（智商测定）。

鉴别诊断

健忘可以是痴呆的早期临床表现，这时可不予鉴别。
由于外伤、药物所致健忘，一般经治疗后可以恢复。

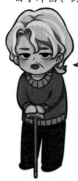

……

痴呆：
以记忆力减退、告知不晓、
呆傻愚笨、智能低下为主要表现。
其不知前事或问事不知等表现，
与健忘之"善忘前事"有根本区别。
痴呆患者根本不晓前事。

健忘：
以记忆力减退、
遇事善忘为主症。
健忘为晓其事却易忘，
不伴有智能减退、神情呆钝。

怎么忘了
放盐呢

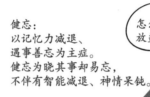

辨证论治

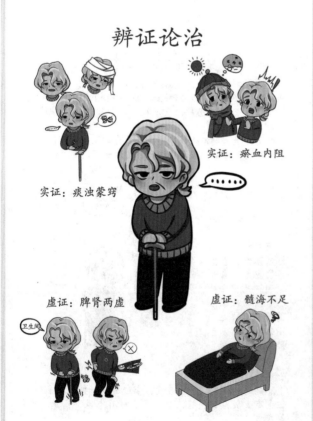

实证：痰浊蒙窍

实证：瘀血内阻

……

虚证：脾肾两虚

卫生间

虚证：髓海不足

分证论治

实证
瘀血内阻

舌质暗
或有
瘀点、瘀斑

浮
中　～～～～脉细涩
沉

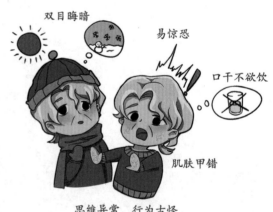

双目晦暗

易惊恐

口干不欲饮

肌肤甲错

思维异常，行为古怪
（如大热天穿厚衣服）

治法：活血化瘀，开窍醒脑。

代表方：通窍活血汤加减。

实证
痰浊蒙窍

舌质淡
苔白腻

脉滑

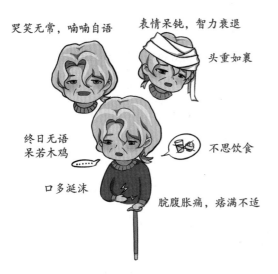

哭笑无常，喃喃自语

表情呆钝，智力衰退

头重如裹

终日无语
呆若木鸡

不思饮食

口多涎沫

脘腹胀痛，痞满不适

治法：豁痰开窍，健脾化浊。

代表方：涤痰汤加减。

虚证
脾肾两虚

舌质淡白
舌体胖大
苔白
或舌红少苔，或无苔

脉沉细弱
双尺尤甚

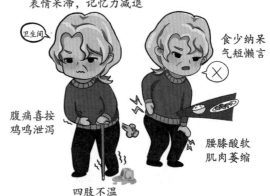

表情呆滞，记忆力减退

卫生间

食少纳呆
气短懒言

腹痛喜按
鸡鸣泄泻

腰膝酸软
肌肉萎缩

四肢不温

治法：补肾健脾，益气生精。

代表方：还少丹加减。

虚证
髓海不足

舌瘦色淡
苔薄白

脉沉细弱

智能减退，神情呆钝，语不达意

头晕耳鸣

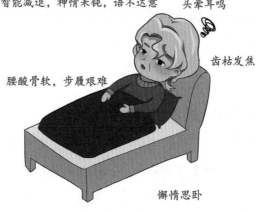

腰酸骨软，步履艰难

齿枯发焦

懒惰思卧

治法：补肾益髓，填精养神。

代表方：七福饮加减。

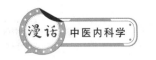

★ 临证经验 ★

一、辨病思路

西医学中的阿尔茨海默病、血管性痴呆等疾病可参考本节内容进行辨证论治。

1.阿尔茨海默病（Alzheimer disease，AD）是一种起病隐匿的进行性发展的神经系统退行性疾病。临床上以记忆障碍、失语、失用、失认、视空间技能损害、执行功能障碍，以及人格和行为改变等全面性痴呆表现为特征，病因迄今未明。65岁以前发病者，称早老性痴呆；65岁以后发病者，称老年性痴呆。本病起病隐匿，进展缓慢，记忆等认知功能障碍突出，可有人格改变，神经影像学表现为显著的脑皮层萎缩。Hachacinski缺血量表≤4分（改良Hachacinski缺血量表≤2分）支持AD诊断。

2.血管性痴呆是指由缺血性卒中、出血性卒中和造成记忆、认知与行为等脑区低灌注的脑血管疾病所致的严重认知功能障碍综合征。缺血性卒中、出血性卒中和脑缺血缺氧等原因均可导致脑血管性痴呆，而高龄、吸烟、有痴呆家族史、有复发性卒中史和低血压者易患血管性痴呆。

二、辨证思路

辨标本虚实。初期多虚，病机为髓海不足、脾肾亏虚、气血不足，临床表现以智能缺损症状为主，少见情志异常症状，病情相对稳定，即平台期特征；中期虚实夹杂，病机为痰浊蒙窍、瘀血阻络、心肝火旺，一般智能缺损症状较重，常伴情志异常症状，病情明显波动，即波动期特征；后期因痰浊、瘀血、火热久蕴而生浊毒，正衰邪盛，多以正气虚极和热毒内盛为主，病情明显恶化，临床表现为智能丧失殆尽，且兼神愦如寐，或知动失司，或形神失控，或虚极风动，即下滑期特征。临床上，由虚转实，多为病情加重；由实转虚，常为病情趋缓；而极虚极实，则提示病情恶化。

三、临床备要

1.分期论治指引了本病不同阶段的治疗重点。平台期以肾虚为主，补肾为法；波动期以痰浊为主，重在治痰；下滑期以热毒为主，解毒为急。各期常相互交叉或重叠，治法方药应随机调整，如波动期常因脾虚而痰盛，化痰时须兼补脾；下滑期常因虚极而毒盛，重剂清热解毒时，勿忘大补元气。

2.全小林院士认为，本病病位在脑与肾，致病因素分虚、痰、瘀3个方面，虚为本，痰、瘀为标。因年老肾衰、脑髓失养致神志不明，选药以补益为主，治疗以补肾益精填髓为基本原则，常用鹿茸片3g、败龟甲15g、牛脊髓1条煮汤服，用以填髓补脑，改善脑肾功能。

3.董克礼教授认为，肾虚血瘀是AD的基本病因病机，贯穿了AD发病的全过程，提出"补肾

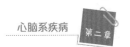

活血"可以作为中医治疗AD的基本方法。补肾活血是补肾与活血的有机结合，通过补肾促进活血，活血又有助于补肾，两者相互协同，达到治疗肾虚血瘀而致衰老痴呆的目的。

4.李方玲先生认为，痴呆患者临床多见善忘、智力减退、性情改变。该病病位在心、肾，病机为心肾功能减退，主要病理因素为痰瘀，治法当以补益心肾、涤痰开窍为主。

心 衰

★ 疾病概述 ★

心 衰

心衰病名首见于西晋·王叔和《脉经·脾胃病》。

临床主要特征：心悸、气短、肢体水肿。

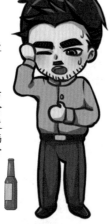

外因：
外邪侵袭

内因：
饮食不节
情志失常
劳逸失度
年老久病
禀赋异常

病位：
在心
与肺、肝、脾、肾相关

病机：
心气虚衰
心失所养
血行不利
血脉瘀阻

治疗原则：
益气活血法贯穿始终
补气温阳
活血利水
兼顾阴津

病理变化：癫狂。
病理因素：虚、瘀、痰、水。
辨证要点：标本虚实/轻重缓急/脏腑病位。

诊 断

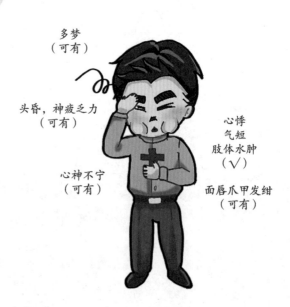

多梦
（可有）

头昏，神疲乏力
（可有）

心悸
气短
肢体水肿
（√）

心神不宁
（可有）

面唇爪甲发绀
（可有）

小贴士：
多继发于胸痹心痛、心悸等疾病，是各种心脏疾病的最终转归，亦见于其他脏腑疾病的危重阶段。

鉴别诊断

心衰与喘证的联系：两者均可见喘促短气之症状。

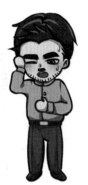

心衰：
一般存在心系基础病，

发作时除喘促外尚可见心悸、

浮肿、尿少等水饮内停的表现。

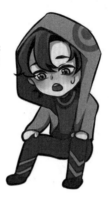

喘证：
多见于由外感诱发或加重的
急慢性呼吸系统疾病。

实者起病急，多有表证，
虚者常反复发作，遇劳尤甚。

平素亦可见气怯声低、
脉弱等肺肾气虚之证候。

多伴不同程度的呼吸功能受限。

辨证论治

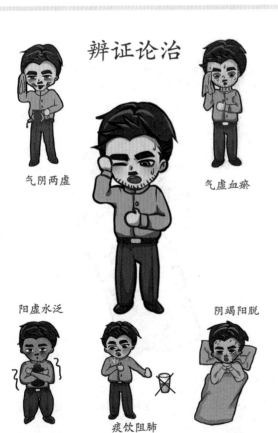

气阴两虚

气虚血瘀

阳虚水泛

痰饮阻肺

阴竭阳脱

分证论治

气虚血瘀 舌质紫暗
或有瘀斑

脉沉细涩
或结代

口不渴，或渴喜热饮

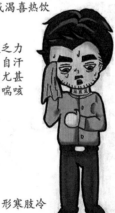

神疲乏力
自汗
动则尤甚
甚则喘咳

面白或暗红
甚则颈脉怒张

胁下积块

形寒肢冷

治法：补益心脾，活血化瘀。

代表方：保元汤合桃红饮加减。

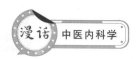
气阴两虚 舌质暗红 少苔或无苔  一息六至 脉细数 或虚数

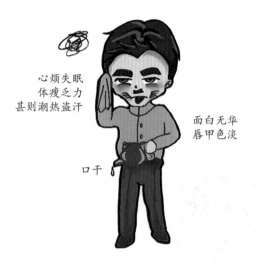

心烦失眠
体瘦乏力
甚则潮热盗汗

面白无华
唇甲色淡

口干

治法：益气养阴，活血化瘀。

代表方：生脉散合炙甘草汤加减。

阳虚水泛 舌淡暗 苔白  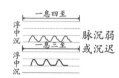 一息四至 脉沉弱 或沉迟 一息三至

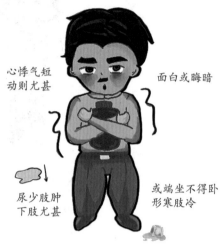

心悸气短
动则尤甚

面白或晦暗

尿少肢肿
下肢尤甚

或端坐不得卧
形寒肢冷

治法：益气温阳，化瘀利水。

代表方：真武汤合葶苈大枣泻肺汤加减。

痰饮阻肺 舌质紫暗 苔白厚腻 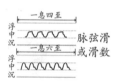 一息四至 脉弦滑 或滑数 一息六至

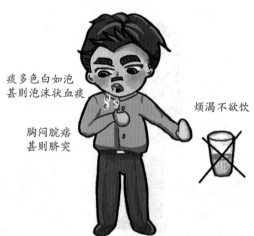

痰多色白如泡
甚则泡沫状血痰

胸闷脘痞
甚则脐突

烦渴不欲饮

治法：化痰逐饮活血。

代表方：苓桂术甘汤合葶苈大枣泻肺汤加减。

阴竭阳脱 舌淡胖 而紫 脉沉细欲绝 或浮大无根

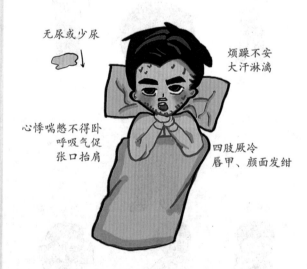

无尿或少尿

烦躁不安
大汗淋漓

心悸喘憋不得卧
呼吸气促
张口抬肩

四肢厥冷
唇甲、颜面发绀

治法：回阳固脱。

代表方：参附注射液、四逆加人参汤、参附龙骨牡蛎汤。

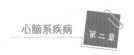

★ 临证经验 ★

一、辨病思路

心衰大致相当于西医学中的冠心病、病毒性心肌炎、肥厚型或扩张型心肌病、心脏瓣膜病、肺源性心脏病（简称肺心病）等导致的急、慢性心力衰竭。

1.冠心病是冠状动脉血管发生动脉粥样硬化病变而引起血管腔狭窄或阻塞，造成心肌缺血、缺氧或坏死而导致的心脏病。典型胸痛往往为该病的主要症状，多因体力活动、情绪激动等因素诱发，患者突感心前区疼痛，多为发作性绞痛或压榨痛，也可为憋闷感。疼痛从胸骨后或心前区开始，向上放射至左肩、臂，甚至小指和无名指，休息或含服硝酸甘油可缓解。胸痛也可出现在安静状态下或夜间，由冠脉痉挛所致，也称变异型心绞痛。

2.病毒性心肌炎是指病毒感染引起的心肌局限性或弥漫性的急性或慢性炎症病变，属于感染性心肌疾病。临床表现轻重不同，取决于病变的广泛程度和部位，轻者可无症状，重者可出现心力衰竭、心源性休克和猝死。患者常在发病前1~3周有上呼吸道或肠道感染史，表现为发热、全身酸痛、咽痛、倦怠、恶心、呕吐、腹泻等症状，然后出现心悸、胸闷、胸痛或心前区隐痛、头晕、呼吸困难、水肿，甚至发生Adams-Stokes综合征。极少数患者出现心力衰竭或心源性休克。

3.肥厚型心肌病是一种原因不明的心肌疾病，特征为心室壁呈不对称性肥厚，常侵及室间隔，心室内腔变小，左心室血液充盈受阻，左心室舒张期顺应性下降。肥厚型心肌病有猝死风险，是运动性猝死的原因之一。扩张型心肌病是一种原因未明的原发性心肌疾病。本病的特征为左或右或双侧心室扩大，并伴有心室收缩功能减退，伴或不伴充血性心力衰竭，室性或房性心律失常多见。

4.心脏瓣膜病是指急性风湿性心脏病后遗留下来的瓣膜病理性损害，二尖瓣最易受累，其次是主动脉瓣、三尖瓣，肺动脉瓣较罕见。其可以是单独一个瓣膜受累，也可以累及几个瓣膜，单纯的主动脉病变较少见。心脏瓣膜病早期，由于心肌代偿肥大，收缩力增强，可克服瓣膜病带来的血流异常，一般不出现明显血液循环障碍的症状，此期称为代偿期。后期瓣膜病逐渐加重，最后出现心功能不全，发生全身血液循环障碍，此期称为失代偿期，此时心脏发生肌原性扩张，心腔扩大，肉柱扁平，心尖变钝，心肌收缩力降低。

5.肺心病主要是由于支气管、肺组织或肺动脉血管病变所致肺动脉高压引起的心脏病。本病发展缓慢，临床上除原有肺、胸疾病的各种症状和体征外，还会逐步出现肺、心功能衰竭，以及其他器官损害的征象。

二、辨证思路

明辨虚实。本虚有气虚、气阴两虚及阳虚；标实主要为血瘀、痰浊、水饮。病变早期主要为心肺气虚，运血无力，瘀血内停；中期因气虚不复，瘀血日久，化赤生新不足，脏腑失荣而呈气阴两虚之证；后期气虚及阳，瘀血愈甚，迫津外泄，抑制水津回流而致水湿泛溢，瘀血贯穿始终。因此，慢性心衰的病机可用"虚""瘀""水"三者概括，心气、心阳亏虚是病理基础，血瘀是中心病理环节，痰浊和水饮是主要病理产物，整个病情随着心之气阳亏虚的程度而从代偿逐步进展到失代偿阶段，失代偿的标志往往是血瘀、水饮的进行性加重。

三、临床备要

1.辨清基础病。心衰是多种心系疾病的终末阶段，不同疾病导致的心衰有其不同的病理基础和演变规律。冠心病之心衰常因冠脉阻塞或挛缩而出现胸痛时作，在辨证用药基础上，可酌加桂枝、降香、檀香、细辛等芳香温通之品；肺心病、心肌炎之心衰常因感受外邪诱发或加重，在辨证时要注重祛邪，可加清热解毒之金银花、玄参、板蓝根等；风心病之心衰多有风寒湿邪留伏，常酌加威灵仙、豨莶草、桑寄生等祛风除湿，可辅以苦参、甘松、葶苈子等验效药定悸复律，水蛭、土鳖虫等虫类药破血逐瘀。

2.刘中勇教授基于多年治疗慢性心力衰竭的临床经验，认为本病病位在心，然责在脾、肾。脾肾同病，肾阳无力气化、脾失运化导致水液失调，先天不足，无以充养后天之本，后天虚损，难以滋养先天，导致机体虚损，继而影响心之功能，发为心衰。对此，他提出以补肾启枢之法治疗心衰，在心衰的治疗及预后方面均取得了显著效果，其经验值得学习和借鉴。胡志希教授在辨证思路上提出"虚气留滞"为本病的基本病机，"虚气"为发病之本，"留滞"为发病之标，两者互为因果、相互促进；"心肾不交"是本病的关键环节，应注重基于心肾系统进行辨证；原发病具有提示意义，以疾病为纲开展辨证，从微观特征中探寻中医证型。治疗方法上，他主张汇通中西、病证同治，谨守病机、阴阳分治，立足整体、交通心肾。

厥 证

厥 证

厥证首见于《内经》。

临床主要特征：
突然昏倒、不省人事、四肢厥冷。

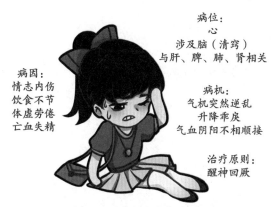

病位：
心
涉及脑（清窍）
与肝、脾、肺、肾相关

病因：
情志内伤
饮食不节
体虚劳倦
亡血失精

病机：
气机突然逆乱
升降乖戾
气血阴阳不相顺接

治疗原则：
醒神回厥

病理性质：实证居多，虚证易反复。
病理变化：阴阳离绝，一厥不复之死证；
血厥之实证重者可发展为中风，血厥虚证可转化为脱证；
血证、郁证、虚劳可转化为本病。
预后取决于正气强弱、病情轻重、抢救治疗是否及时得当。
辨证要点：病因/病位/虚实。

诊 断

发病之前常有头晕、视物模糊、面色苍白、
出汗等先兆症状，而后突然发生昏仆，
不知人事，短时苏醒（√）

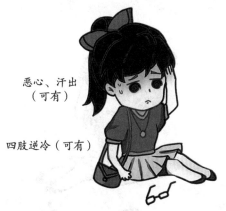

恶心、汗出
（可有）

四肢逆冷（可有）

小贴士：
①厥证醒后除感头晕、乏力、倦怠、口干外，无偏瘫、
失语和口眼㖞斜等后遗症，但特别严重者，则昏厥
时间较长，甚至一厥不复而导致死亡。
②血生化、血压监测、脑电图、心电图、头颅CT、
头颅MRI等检查有助于明确诊断。

鉴别诊断

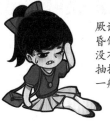

厥证：
昏倒，仅表现为四肢厥冷。
没有反复发作史，不伴有吐涎沫、
抽搐及异常吼叫声等症。
一般经合理及时的救治后无后遗症。

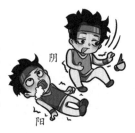

痫病：
发作时间短暂，
且发作时常伴有两目上视、
四肢抽搐、口吐涎沫、
嚎叫、小便失禁等症状。

阴
阳

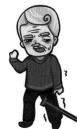

中风：
发作时伴有口眼㖞斜、偏瘫等症，
神昏时间较长，苏醒后有口眼㖞斜、
偏瘫、失语等后遗症。

辨证论治

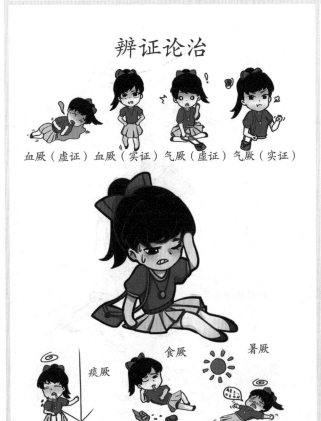

血厥（虚证）　血厥（实证）　气厥（虚证）　气厥（实证）

痰厥　　食厥　　暑厥

分证论治

气厥（实证）　舌苔薄白　

浮中沉　脉沉
浮中沉　或沉弦

多由情志异常、精神刺激引发

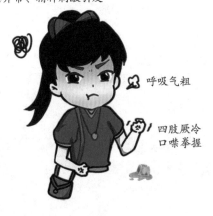

呼吸气粗

四肢厥冷
口噤拳握

治法：开窍理气解郁。

代表方：五磨饮子加减。

气厥（虚证） 舌质淡 苔薄白

浮中沉浮中沉 浮中沉

脉沉细微

发病前有明显的紧张、恐惧、疼痛或站立过久等诱因

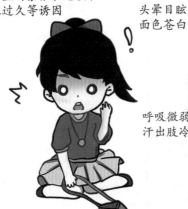

头晕目眩 面色苍白

呼吸微弱 汗出肢冷

治法：益气回阳。

代表方：四味回阳饮加减。

脉多沉弦数

血厥（实证） 舌红

浮中沉浮中沉

一息六至

浮中沉

多因急躁恼怒而发

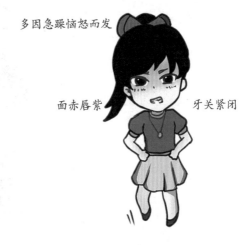

面赤唇紫 牙关紧闭

治法：平肝息风，理气活血。

代表方：羚角钩藤汤或通瘀煎加减。

血厥（虚证） 舌质淡 苔薄白

浮中沉浮中沉 脉芤

或

一息六至

浮中沉 细数无力

常因失血过多而发

心悸，头晕 或眼前发黑

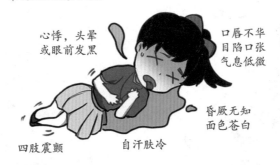

口唇不华 目陷口张 气息低微

昏厥无知 面色苍白

四肢震颤 自汗肤冷

治法：补气养血。

代表方：急用独参汤灌服，继用人参养营汤，亦可佐以糖水同时灌服。

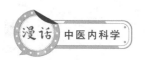

痰厥 舌苔白腻 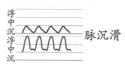 脉沉滑

素有咳喘宿痰

恼怒或剧烈咳嗽后
突然头晕眩仆

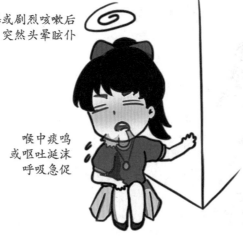

喉中痰鸣
或呕吐涎沫
呼吸急促

治法：行气豁痰。

代表方：导痰汤加减。

食厥 舌苔厚腻 脉滑实

暴饮暴食后，突然昏厥

手足心热

脘腹胀满
呕呃酸腐

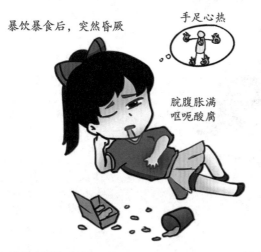

治法：消食和中。

代表方：先用盐汤探吐以祛实邪，再以神术散
合保和丸加减。

暑厥 舌质红而干
苔薄黄 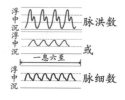 脉洪数
或
一息六至
脉细数

暑热季节或高温作业时身热汗出
口渴面赤，继而昏厥

头晕头痛

谵妄

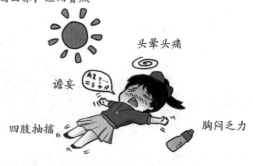

四肢抽搐

胸闷乏力

治法：开窍醒神，解暑益气。

代表方：急用牛黄清心丸或紫雪丹以凉开水调服，
继用白虎加人参汤或清暑益气汤加减。

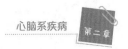

★ 临证经验 ★

一、辨病思路

厥证常见于西医学中的休克、中暑、低血糖昏迷、短暂性脑缺血发作等疾病。

1.休克是机体遭受强烈的致病因素侵袭后，由于有效循环血量锐减，组织血流灌注广泛、持续、显著减少，致全身微循环功能不良，生命重要器官严重障碍的综合症候群。休克可分为低血容量性休克、血管扩张性休克、心源性休克。

（1）低血容量性休克为血管内容量不足，引起心室充盈不足和心搏量减少，如果增加心率仍不能代偿，可导致心排血量降低。低血容量性休克包括以下3种类型：①失血性休克是指因大量失血，迅速导致有效循环血量锐减而引起周围循环衰竭的一种综合征。一般15分钟内失血少于全血量的10%时，机体可代偿。若快速失血量超过全血量的20%左右，即可引起休克。②大面积烧伤，伴有血浆大量丢失，可引起烧伤性休克。休克早期与疼痛及低血容量有关，晚期可继发感染，发展为感染性休克。③创伤性休克的发生与疼痛和失血有关。

（2）血管扩张性休克通常是由于血管扩张所致的血管内容量不足，其循环血容量正常或增加，但心脏充盈和组织灌注不足。血管扩张性休克包括以下3种类型：①感染性休克是临床上最常见的休克类型之一，临床上以G-杆菌感染最常见。根据血流动力学的特点又分为低动力性休克（冷休克）和高动力性休克（暖休克）两型。②过敏性休克是指已致敏的机体再次接触到抗原物质时，可发生强烈的变态反应，使容量血管扩张、毛细血管通透性增加，并出现弥散性非纤维蛋白血栓，血压下降、组织灌注不良可使多脏器受累。③神经源性休克是指交感神经系统急性损伤或被药物阻滞可引起神经所支配的小动脉扩张，血容量增加，出现相对血容量不足和血压下降。这类休克预后好，常可自愈。

（3）心源性休克是指心脏泵功能受损或心脏血流排出通道受损引起的心排出量快速下降而代偿性血管快速收缩不足所致的有效循环血量不足、低灌注和低血压状态。心源性休克包括心脏本身病变、心脏压迫或梗阻引起的休克。

2.中暑是指在温度或湿度较高、不透风的环境下，因机体的体温调节中枢功能障碍或汗腺功能衰竭，以及水、电解质丢失过多，从而发生的以中枢神经和（或）心血管功能障碍为主要表现的急性疾病。当机体不能够适应和耐受环境高温（>32℃）、湿度较大（>60%）和无风状态时，体内产生的热量多于散发的热量，从而发生热量蓄积、体温上升，进而发生中暑。患者在长时间暴露于高温环境下后，出现头痛、头晕、口渴、多汗等症状，一开始体温正常或略升高，当核心体温持续上升达到38℃以上时，除上述症状外，还会有面色潮红、大量出汗、皮肤灼热、四肢湿冷等情况。如不及时干预，可逐渐发展为昏迷伴四肢抽搐，严重时可产生多器官功能衰竭。

3.低血糖是指静脉血浆葡萄糖浓度低于2.8mmol/L（50mg/dL），由低血糖导致的昏迷称低血糖昏迷。低血糖昏迷是糖尿病治疗过程中最常见，也是最重要的并发症。

4.短暂性脑缺血发作是颈动脉或椎–基底动脉系统发生短暂性血液供应不足，引起局灶性脑缺血导致突发的、短暂性的、可逆性的神经功能障碍。发作持续数分钟，通常在30分钟内完全恢复。发作持续时间超过2小时，常遗留轻微神经功能缺损表现，或CT检查及MRI检查显示脑组织缺血征象。短暂性脑缺血发作好发于34～65岁，65岁以上占25.3%，男性多于女性。该病发病突然，多在体位改变、活动过度、颈部突然转动或屈伸等情况下发病；发病无先兆，有一过性的神经系统定位体征；一般无意识障碍，历时5～20分钟，可反复发作，但一般在24小时内完全恢复，无后遗症。

二、辨证思路

厥证治疗要分清虚实，注意调理善后，治疗原有病证。厥证在临床上有气、血、痰、食、暑等型之分，以醒神回厥为总的治疗原则，但厥醒后应注意调理善后，治疗原有病证。气厥、血厥尤以详辨虚实。如气厥实证是因肝气上逆所致，常见情绪改变，有反复发作之特点，治宜顺气开郁；血厥实证是由肝气上逆，血随气升引起，治宜活血顺气。气厥虚证则多见于元气素虚之人，因一时气机不相顺接，清阳不升所致，治宜益气回阳；血厥虚证乃血虚不能上荣所致，治宜补气养血。至于痰厥，乃痰气交阻，上蒙清窍所致，治宜行气豁痰。食厥为食积填塞中脘，阻碍气机升降所致，治宜消导和中。暑厥为外感暑热之邪，热郁气逆所致，治宜解暑益气，开窍醒神。

三、临床备要

厥证是内科的危急重症之一，要及时快速进行救治，救治时要首分虚实。开窍法是救治厥证实证的首要方法，适用于邪实窍闭之神昏证，以辛香走窜类药物为主，宜配合使用针刺疗法提高疗效。对于元气亏虚、气随血脱、津竭气脱之神昏证，宜用益气回阳、救逆固脱之法，此时宜采用中西医结合抢救治疗，可以应用参附注射液、生脉注射液和参麦注射液等注射剂，不可妄投辛香开窍之品，防止津气进一步耗散。叶天士以《黄帝内经》理论为指导，师法仲景，在《临证指南医案》中灵活运用脏腑辨证、奇经八脉辨证及卫气营血辨证理论论治厥证。在脏腑辨证中重视厥阴风木，在奇经八脉辨证中重视冲脉之气为病，在卫气营血辨证中重视火热邪气的传变，并提出"肝为刚脏"的理论，根据肝"体阴用阳"的生理特点及脏腑生化关系提出"柔肝通络""缓肝息风""潜阳益乙癸""补胃凝肝""补金柔制""益胃阴、伏冲气""通补阳明"等治法，以血肉类味厚之药填补下焦，通补奇经八脉，选用奇经八脉引经药入冲任脉镇冲逆之气，并重视阴液，拓宽后世论治厥证思路。

头 痛

头 痛

别名："首风""脑风""头风"。 此证首载于《内经》。

临床主要特征：自觉头部疼痛。

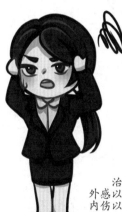

外因：
外伤与外感

病位：脑

内因：
先天不足
久病入络
情志失调
房事不节
饮食劳倦

病机：
不通则痛
不荣则痛

治疗原则：
外感以祛风散邪为主
内伤以扶正祛邪为主

发病因素：
起居不慎，感受外邪，或饮食不节、劳倦过度、
房事不节、病后体虚等。
病理性质：外感＋内伤。
辨证要点：外感内伤/经络部位。

诊 断

自觉头部疼痛（√）

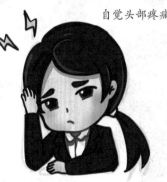

小贴士：
①部位可发生在前额、两颞、颠顶、枕项或全头部。
疼痛性质可分为外感头痛和内伤头痛，表现为跳痛、
刺痛、胀痛、灼痛、重痛、空痛、昏痛、隐痛等。
发作形式可为突然发作，痛势剧烈，或缓慢起病，
痛势绵绵，反复发作，时痛时止。
疼痛持续时间可长可短，可数分钟、数小时或数天、
数周，甚则长期疼痛不已。
②经颅多普勒超声、脑电图、脑脊液、颅脑CT或MRI
等检查有助诊断。

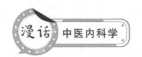

鉴别诊断

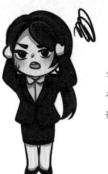

头痛：
表现为头部疼痛，
病因有外感和内伤。

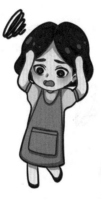

眩晕：
表现为头晕眼花，
病因以内伤为主。

辨证论治

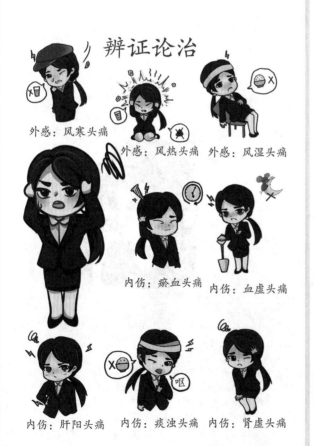

外感：风寒头痛

外感：风热头痛　外感：风湿头痛

内伤：瘀血头痛　内伤：血虚头痛

内伤：肝阳头痛　内伤：痰浊头痛　内伤：肾虚头痛

分证论治

外感
风寒头痛　苔薄白　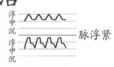脉浮紧

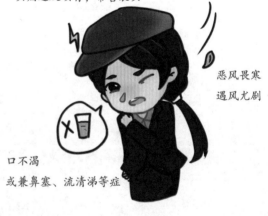

头痛连及项背，常喜裹头

恶风畏寒
遇风尤剧

口不渴
或兼鼻塞、流清涕等症

治法：疏风散寒。

代表方：川芎茶调散加减。

外感
风热头痛

 舌边尖红
苔薄黄

脉浮数
一息六至

头痛而胀，甚则头胀如裂，发热恶风

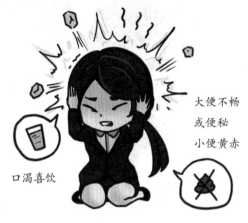

口渴喜饮

大便不畅
或便秘
小便黄赤

治法：疏风清热。

代表方：芎芷石膏汤加减。

外感
风湿头痛

 舌苔
白腻

脉濡

头痛如裹

小便不利
大便溏薄

卫生间

胸闷纳呆

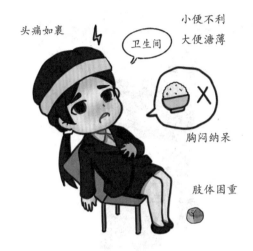

肢体困重

治法：祛风胜湿。

代表方：羌活胜湿汤加减。

内伤
肝阳头痛

 舌红
苔黄

一息六至

脉弦数

头昏胀痛且眩，两侧为重

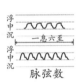

心烦易怒
失眠多梦
面红目赤

口苦
或兼胁痛

治法：平肝潜阳。

代表方：天麻钩藤饮加减。

内伤
痰浊头痛

 舌苔
白腻

脉滑
或
弦滑

头痛昏蒙，如有布裹

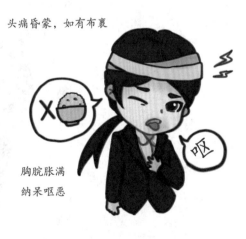

胸脘胀满
纳呆呕恶

呕

治法：健脾燥湿，化痰降逆。

代表方：半夏白术天麻汤加减。

内伤
瘀血头痛

苔薄白

浮中沉
浮中沉
脉细
或细涩

舌紫暗
或舌下静脉迂曲充盈
或有瘀斑、瘀点

痛处固定不移，如锥如刺
或有头部外伤史

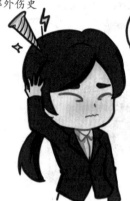

头痛经久不愈

治法：活血化瘀，通窍止痛。

代表方：通窍活血汤加减。

内伤
血虚头痛

舌质淡
苔薄白

浮中沉
脉细弱

头痛隐隐，缠绵不休

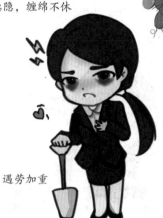

心悸怔忡
失眠少寐
面色萎黄

遇劳加重

治法：益气养血。

代表方：八珍汤加减。

内伤
肾虚头痛

舌红少苔

浮中沉
脉细无力

头痛且空，眩晕耳鸣

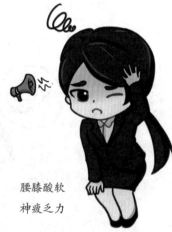

五心烦热
遗精或带下

腰膝酸软
神疲乏力

治法：补肾填精。

代表方：大补元煎加减。

★ 临证经验 ★

一、辨病思路

头痛常见于西医学中的血管性头痛、紧张性头痛、高血压性头痛等疾病。临床上，应根据头痛的性质、发作时间、头痛部位，结合伴发的临床症状，对疾病做出初步的诊断。

1.血管性头痛指由于头部血管舒缩功能障碍及大脑皮层功能失调，或某些体液物质暂时性改变引起的临床综合征，分为原发性和继发性两大类。因头部血管舒缩功能障碍引起的头痛，称为原发性血管性头痛，包括偏头痛、丛集性头痛等；由明确的脑血管疾病所致的头痛，称为继发性血管性头痛，包括高血压、蛛网膜下腔出血、脑卒中、颅内血肿、脑血管炎等引起的头痛。

2.紧张性头痛，又称肌收缩性头痛，是一种最为常见的原发性头痛，占头痛的70%～80%。患者表现为头部的紧束、受压或钝痛感，更典型的是具有束带感。作为一过性障碍，紧张性头痛多与日常生活中的应激有关。

3.中老年人因工作、家庭等问题，常常处在紧张不安的状态之中，致使身心憔悴，体力下降，高血压悄悄袭来而不自知。高血压性头痛患者自觉头脑不清、脑部隐痛，甚至出现指尖乏力、麻木或昏厥。

二、辨证思路

1.辨外感内伤。头痛的发生，一般可分为外感、内伤两类。外感头痛多因起居不慎，坐卧当风，感受风、寒、湿、热等外邪（尤以风邪为主）而致。"脑为髓之海""肾主骨生髓"，髓海充盈主要依赖于肝肾精血的充养及脾胃运化水谷精微的濡养，输布气血上充于脑。故内伤头痛的发生，与肝、脾、肾三脏密切相关。另外，若跌仆闪挫损伤脑脉，或久病入络，皆可导致脑络瘀阻，临证多见头痛如刺，固定不移，经久不愈。"头为诸阳之会"，又为"清阳之府"，故凡六淫之邪外袭，上犯颠顶，阻遏清阳，或内伤诸疾，致气血失养、瘀阻脑络者，临证均可引发头痛。

2.辨头痛部位。太阳头痛，痛在脑后，下连于项；阳明头痛，痛在前额部及眉棱骨处；少阳头痛，痛在头之两侧，并连及于耳；厥阴头痛，多在颠顶部位，或连目系；太阴、少阴头痛，多以全头疼痛为主。临证尚可见偏头痛，也称"偏头风"，常以一侧头痛暴作为特点，痛势剧烈，可连及眼、齿，痛止则如常人，反复发作，经久不愈，多系肝经风火上扰所致。

三、临床备要

1.特殊类型头痛的治疗。临床上可见到头痛如雷鸣，头面起核，此病名曰"雷头风"，多为湿热夹痰上冲，可用清震汤加味，以除湿化痰。另外，可根据头痛部位选择不同的引经药，如

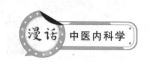

太阳头痛选用羌活、蔓荆子、川芎；阳明头痛选用葛根、白芷、知母；少阳头痛选用柴胡、黄芩、川芎；厥阴头痛选用吴茱萸、藁本等。

2.符为民教授认为，肝失疏泄，气血不和，脑络不通是偏头痛的基本病机，治疗宜从肝论治，疏肝解郁、调畅气血为治疗关键，且应贯穿疾病治疗始终。符教授将偏头痛分为肝郁气滞、肝火上炎、肝阳化风、肝经瘀血、肝阳不足、肝血亏虚、肝肾阴虚7个证型，分别予以疏肝理气、通络止痛，清肝泻火、凉血止痛，平肝潜阳、息风止痛，活血通窍、化瘀止痛，温肝散寒、降逆止痛，调血养血、柔肝止痛，补益肝肾、养阴止痛的治法。此外，符教授治疗偏头痛时，善用虫类药，常用归肝、胆经之引经药，主张情志干预，提倡配合针灸治疗。

眩 晕

★ 疾病概述 ★

眩 晕

眩即眼花，晕指头晕，
两者常同时并见。
轻者闭目可止或减轻；
重者如坐车船，站立不稳。

有关眩晕论述最早见于
《内经》，称"眩冒"。

临床主要特征：
眼花或眼前发黑，头晕或自觉自身或外界景物旋转。

病因：
外感六淫
饮食不节
情志不遂
年高肾亏
病后体虚
跌仆瘀阻

病位：
在脑（清窍）
涉及肝、脾、肾

病机：
虚者精、气、血亏虚
髓海失养
实者风、火、痰、瘀扰乱清窍

治疗原则：
补虚泻实
调整阴阳

病理因素：风、火、痰、瘀。
病理变化：中风。
辨证要点：脏腑/标本虚实。

诊 断

轻者闭目可止或减轻，
重者如坐车船，旋转不定，站立不稳。

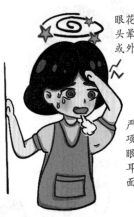

眼花或眼前发黑
头晕或自觉自身
或外界景物旋转（√）

严重者可伴有头痛、
项强、恶心呕吐、
眼球震颤、
耳鸣耳聋、汗出、
面色苍白等表现（√）

小贴士：
①慢性起病，可逐渐加重，或反复发作。多有情志
不遂、年高体虚，饮食不节、跌仆损伤等病史。
②可行血常规及血液系统检查，测血压、查心电图、
超声心动图、肾功能，做颈椎X线检查、经颅多普勒
超声检查，还可行五官科检查。必要时做CT及MRI
检查以进一步明确诊断。

鉴别诊断

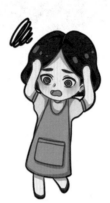

眩晕：
以头晕目眩为主症，
严重者可昏仆，
但无半身不遂，口眼㖞斜，
言语不利等症状。

中风：
以猝然昏仆，不省人事，半身不遂，
口眼㖞斜，言语不利为主要临床症状。

辨证论治

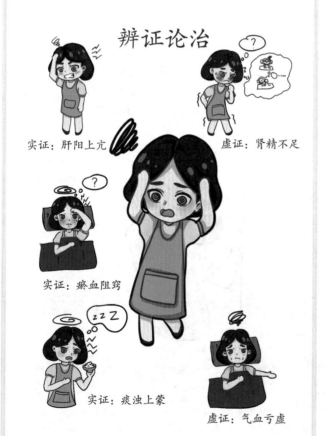

实证：肝阳上亢

虚证：肾精不足

实证：瘀血阻窍

实证：痰浊上蒙

虚证：气血亏虚

分证论治

实证
肝阳上亢

舌红
苔黄

一息六至 脉弦数
浮中沉
浮中沉

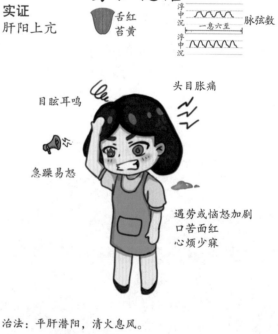

头目胀痛

目眩耳鸣

急躁易怒

遇劳或恼怒加剧
口苦面红
心烦少寐

治法：平肝潜阳，清火息风。

代表方：天麻钩藤饮加减。

实证
痰浊上蒙 苔白腻 脉弦滑

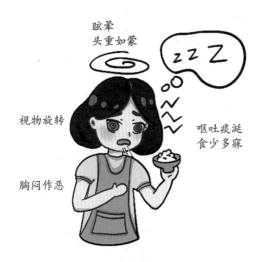

眩晕
头重如蒙

ZZZ

视物旋转

呕吐痰涎
食少多寐

胸闷作恶

治法：燥湿祛痰，健脾和胃。

代表方：半夏白术天麻汤加减。

实证
瘀血阻窍 舌紫暗
有瘀斑 脉涩

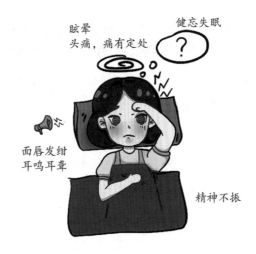

眩晕
头痛，痛有定处

健忘失眠

？

面唇发绀
耳鸣耳聋

精神不振

治法：祛瘀生新，活血通窍。

代表方：通窍活血汤加减。

虚证
气血亏虚 舌淡
苔薄白 脉细弱

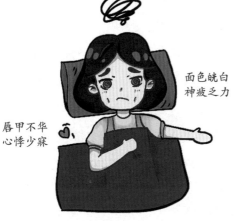

眩晕，动则加剧，遇劳即发

面色㿠白
神疲乏力

唇甲不华
心悸少寐

治法：益气养血，调养心脾。

代表方：归脾汤加减。

虚证
肾精不足 舌淡 脉沉细无力

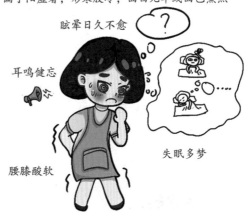

偏于阴虚者，五心烦热，颧红盗汗
偏于阳虚者，形寒肢冷，面白无华或面色黧黑

眩晕日久不愈

？

耳鸣健忘

失眠多梦

腰膝酸软

治法：阴虚则滋养肝肾；阳虚则温阳补肾。

代表方：阴虚用左归丸加减；阳虚用右归丸加减。

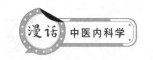
★ 临证经验 ★

一、辨病思路

眩晕常见于西医学中的后循环缺血、梅尼埃病、高血压等以眩晕为主症者。

1.后循环缺血是指后循环的颈动脉系统短暂性缺血发作和脑梗死。动脉粥样硬化是后循环缺血最常见的血管病理表现，栓塞是后循环缺血的最常见发病机制。该病主要症状为头晕或眩晕、肢体或头面部麻木、肢体无力、头痛、呕吐、复视、短暂意识丧失、视觉障碍、步态不稳或跌倒。

2.梅尼埃病是一种特发性内耳疾病，该病主要的病理改变为膜迷路积水，临床表现为反复发作的旋转性眩晕、波动性听力下降、耳鸣和耳闷胀感。本病多发生于30～50岁的中、青年人，儿童少见。男女发病无明显差别。双耳患病者占10%～50%。

3.高血压是指以体循环动脉血压（收缩压和/或舒张压）增高为主要特征（收缩压≥130mmHg，舒张压≥80mmHg），可伴有心、脑、肾等器官的功能或器质性损害的临床综合征。高血压是最常见的慢性病，也是心脑血管病最主要的危险因素。高血压的症状因人而异，早期可能无症状或症状不明显，常见的有头晕、头痛、颈项板紧、疲劳、心悸等，且仅仅会在劳累、精神紧张、情绪波动后发生血压升高，并在休息后恢复正常。

二、辨证思路

1.眩晕的病机概括起来主要有风、火、痰、虚、瘀五端，以内伤为主。因于风者，多责之情志不遂，气郁化火，风阳上扰。因于痰者，多责之恣食肥甘，脾失健运，痰浊中阻，清阳不升，所谓"无痰不作眩"。因于虚者，多责之年高体弱，肾精亏虚，髓海空虚，或久病劳倦，饮食衰少，气血生化乏源，其合"无虚不作眩"。若风、痰、虚日久，久病入络，或因跌仆外伤，损伤脑络，皆可因瘀而眩。在临床上，上述诸因常相互影响，或相兼为病。

2.眩晕多反复发作，病程较长。肾精亏虚，阴损及阳，或精不化气，可转为肾阳不足或阴阳俱虚之证；痰湿中阻，日久因痰郁化火，煽动肝阳，形成痰火为患，甚至火盛伤阴，则阴亏于下、痰火上蒙；或失血过多，每致气随血脱，可出现气血俱亏之眩晕。此外，风阳每夹有痰火，肾虚可以导致肝旺，久病入络致瘀，使临床常形成虚实夹杂之证候。眩晕频作的中老年患者，多有罹患中风的可能，临证常将其称为"中风先兆"，需谨慎防范病情迁延变化。

三、临床备要

1.重视眩晕向中风的转变。"眩晕乃中风之渐"，因此眩晕若由肝肾阴虚，肝阳上亢所导致，则应予以充分重视。此型眩晕进一步发展可致肝阳暴亢，阳亢化风，兼夹痰火，循经上扰，患者可以出现眩晕头胀，面赤头痛，肢麻震颤，甚则昏倒等症状，当警惕发生中风的可能。

2.注重从痰论治眩晕。丹溪云"无痰不作眩"。临床所见患者中，以痰浊内阻之证居多，责之根源，"脾为生痰之源，肺为贮痰之器，肾为生痰之本"。李鲤教授根据朱丹溪"无痰不作眩"学说及李东垣"脾不及则令人九窍不通"理论，认为脾胃失健为眩晕发病根本，风气内动是眩晕发病关键，痰瘀阻滞是眩晕发病重要环节。治疗上，以健脾和胃固其本，补益肝肾益其真，兼顾风火痰瘀，祛邪以助扶正，临证时随证加减用药，疗效确切。

3.唐云华主张从肝论治眩晕，认为眩晕发作主要由肝失疏泄、气机逆乱、肝阳虚馁、脑失温养所致，并分为肝郁化火、痰热上扰证，肝阳上亢、风阳上扰证，肝阳虚馁、脑失温养证3个证型。治疗时给予治肝四法，即疏肝解郁、调畅气机，清肝泻火、息风化痰，平抑肝阳、潜阳定眩，温肝散寒、温养脑窍，同时调摄精神，顺应春生之道，注意起居有常，临床疗效显著。

中 风

★ 疾病概述 ★

中 风

别名：仆击、大厥、　　　《金匮要略》首创"中风"之名，
薄厥、偏枯。　　　　　　确立"内虚邪中论"。

临床主要特征：
猝然昏仆，不省人事，半身不遂，口眼㖞斜，语言不利。
轻者可无昏仆，仅有口眼㖞斜，半身不遂等症状。

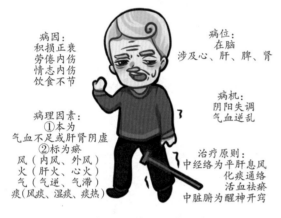

病因：
积损正衰
劳倦内伤
情志内伤
饮食不节

病位：
在脑
涉及心、肝、脾、肾

病机：
阴阳失调
气血逆乱

病理因素：
①本为
气血不足或肝肾阴虚
②标为瘀
风（内风、外风）
火（肝火、心火）
气（气逆、气滞）
痰（风痰、湿痰、痰热）

治疗原则：
中经络为平肝息风
化痰通络
活血祛瘀
中脏腑为醒神开窍

辨证要点：中经络、中脏腑/中脏腑之闭证、
脱证/闭证之阳闭、阴闭/分期。

病理变化：
关键在于体质强弱、正气盛衰、邪气浅深、中风轻重、
治疗正确与否、调养是否得当。
变证：顽固性呃逆、呕血、厥脱。

诊 断

轻者神志清楚，仅见头晕头痛，偏身麻木，
半身不遂，或兼语言謇涩，口眼㖞斜等。

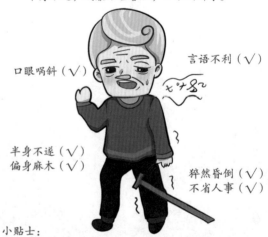

口眼㖞斜（√）
言语不利（√）
半身不遂（√）
偏身麻木（√）
猝然昏倒（√）
不省人事（√）

小贴士：
①多突然起病，好发于40岁以上，平素嗜食膏粱厚味，
烟酒过量，或脾气急躁易怒，劳逸失宜者。发病之前多
有先兆，多表现为头晕、头痛、肢体一侧麻木等症状。
②脑脊液检查、眼底检查及头颅CT、核磁共振等检查
有助于诊断。

鉴别诊断

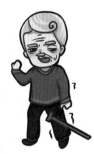

中风：
主要症状是猝然昏仆，半身不遂，
口眼㖞斜，语言不利。

多因积损正衰、劳倦内伤、
情志内伤、饮食不节所致。

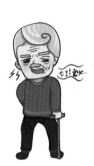

口僻：
俗称吊线风。

主要症状是口眼㖞斜，口角流涎，
言语不清，常伴有耳下压痛，
而无半身不遂或神志障碍等表现。

多因正气不足，卫外不固，
风邪乘虚入脉络，气血痹阻所致。

辨证论治

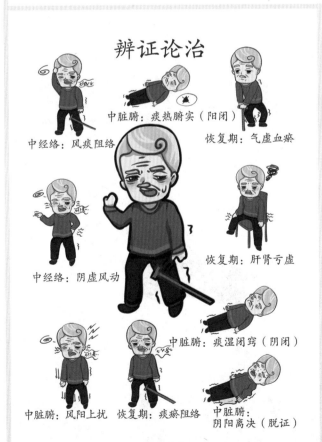

中脏腑：痰热腑实（阳闭）

恢复期：气虚血瘀

中经络：风痰阻络

中经络：阴虚风动

恢复期：肝肾亏虚

中脏腑：痰湿闭窍（阴闭）

中脏腑：风阳上扰　　恢复期：痰瘀阻络　　中脏腑：阴阳离决（脱证）

分证论治

中经络
风痰阻络

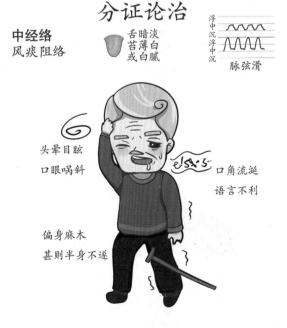

舌暗淡
苔薄白
或白腻

浮中沉浮中沉
脉弦滑

头晕目眩
口眼㖞斜

口角流涎
语言不利

偏身麻木
甚则半身不遂

治法：平肝息风，化痰通络。

代表方：半夏白术天麻汤加减。

中经络
阴虚风动
舌质红
苔腻

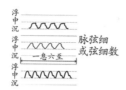脉弦细
或弦细数
一息六至

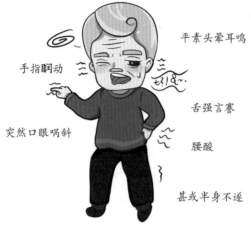

平素头晕耳鸣

手指瞤动

舌强言謇

突然口眼㖞斜

腰酸

甚或半身不遂

治法：镇肝息风，滋养肝肾。

代表方：镇肝息风汤加减。

中脏腑
风阳上扰
舌红或红绛
苔薄黄或黄燥

脉弦或弦数
一息六至

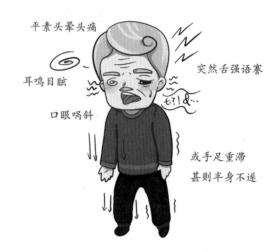

平素头晕头痛

耳鸣目眩

口眼㖞斜

突然舌强语謇

或手足重滞
甚则半身不遂

治法：平肝息风，清热活血。

代表方：天麻钩藤饮加减。

中脏腑
痰热腑实（阳闭）
舌红或红绛
苔黄腻

脉弦滑数
一息六至

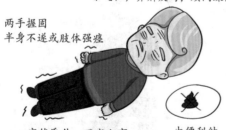

口噤气粗，鼻鼾痰鸣，烦闷躁扰

两手握固
半身不遂或肢体强痉

突然昏仆，不省人事
牙关紧闭，口噤不开

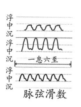大便秘结

治法：清热涤痰，通腑醒神。

代表方：至宝丹、安宫牛黄丸合羚角钩藤汤。

中脏腑
痰湿闭窍（阴闭）
舌苔白腻

脉沉滑缓
一息四至

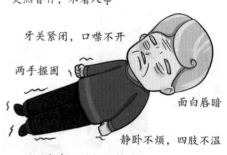

突然昏仆，不省人事

牙关紧闭，口噤不开

两手握固

面白唇暗

静卧不烦，四肢不温

半身不遂或肢体强痉

治法：燥湿化痰，醒神开窍。

代表方：急用苏合香丸合涤痰汤。

中脏腑
阴阳离决（脱证）

 舌体痿软
或卷缩

 脉微欲绝

突然昏仆，不省人事
面色苍白，目合口张

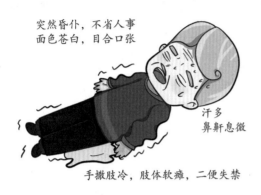

汗多
鼻鼾息微

手撒肢冷，肢体软瘫，二便失禁

治法：益气回阳，扶正固脱。

代表方：参附汤合生脉散。

恢复期
气虚血瘀

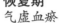 舌暗淡或有瘀斑、瘀点
苔薄白或白腻

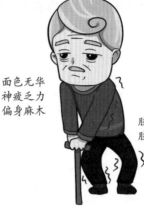 脉细缓或细涩

一息四至

面色无华
神疲乏力
偏身麻木

肢体偏枯不用
肢软无力

治法：益气活血，扶正祛邪。

代表方：补阳还五汤加减。

恢复期
肝肾亏虚

 舌红
少苔

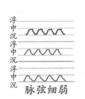 脉弦细弱

心烦少寐

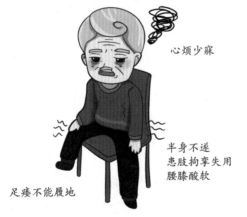

半身不遂
患肢拘挛失用
腰膝酸软

足痿不能履地

治法：滋补肝肾，开窍化痰。

代表方：地黄饮子加减。

恢复期
痰瘀阻络

 舌暗
苔滑腻

脉弦滑

口眼㖞斜
言謇语涩或失语

口角流涎

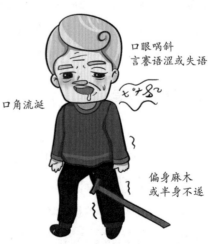

偏身麻木
或半身不遂

治法：祛风化痰，活血通络。

代表方：温胆汤合四物汤。

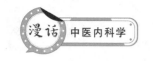

★ 临证经验 ★

一、辨病思路

中风与西医学中的急性脑血管病相近，临床上首先要区分缺血性中风和出血性中风。

1.缺血性中风是指脑血栓形成或在脑血栓的基础上导致脑梗死、脑动脉阻塞而引起的偏瘫和意识障碍。脑血栓形成多在50岁以后起病，男性较多，常于休息、静止或睡眠时发病，发病情况较脑出血缓慢，常有先兆症状，如头晕、一侧肢体麻木或无力等，在血压低时更易发生。该病症状可见一侧面部或上下肢突然感到麻木、软弱无力、嘴歪、流口水，突然出现说话困难或听不懂别人的话，突然感到眩晕，摇晃不稳。

2.出血性中风包括脑出血和蛛网膜下腔出血。脑实质内的出血称为脑出血。蛛网膜下腔出血指脑底部或脑表面的病变血管破裂，血液直接流入蛛网膜下腔而引起的一种临床综合征，典型临床表现为突然发生的剧烈头痛、恶心、呕吐和脑膜刺激征，伴或不伴局灶体征，剧烈活动中或活动后出现爆裂性的局限性或全头部剧痛，难以忍受，呈持续性或持续进行性加重，有时上颈段也可出现疼痛。

二、辨证思路

中风发生的基本病机为阴阳失调，气血逆乱。本病的病机演变常见于本虚标实之间，以肝肾阴虚为本，以风、火、痰、气、瘀为标。中风急性期以风、火（热）、痰、瘀为主，常见风痰上扰、风火相煽、痰瘀互阻、气血逆乱等标实之象；恢复期及后遗症期则以虚中夹实为主，多见气虚血瘀、阴虚阳亢，或血少脉涩、阳气衰微等本虚之证。通常情况下，若病情由实转虚，为病情趋于稳定；若病情由虚转实，常见外感或复中之证，则提示病情波动或加重。此外，中风后可因气郁痰阻而出现情绪低落、寡言少语等郁证之象，也可因元神受损而并发智能缺损或神呆不慧、言辞颠倒等中风神呆表现，还可因风阳内动而出现发作性抽搐、双目上视等痫病表现。

三、临床备要

1.中风急性期，当急则治其标，以祛邪为主，常用平肝息风、化痰通腑、活血通络等治法。中脏腑者，当以醒神开窍为治则，闭证宜清热开窍或化痰开窍，脱证则回阳固脱，如内闭外脱并存，则醒神开窍与扶正固本兼用。

2.国医大师熊继柏教授诊治中风学验俱丰，指出中风的基本病机为本虚标实，痰阻脑络；以扶正祛邪为治则，辨证论治为纲领，治疗上注重化痰兼以扶正，临床上取效颇佳。庄礼兴教授认为，在中风发生发展的过程中，涉及以"痰"为病理因素，"痰热"为基本病机引起的一系列精神躯体症状，均可用温胆汤加减化裁予以治疗。急性期以清热化痰、醒脑开窍、通腑泄热，兼以活血祛瘀为法，以期尽早使神志清醒；恢复期及后遗症期在清热化痰的同时，注重益气补血、活血通络、敛阴柔筋，尽可能减少后遗症，提高生活质量。

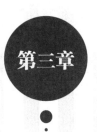

第三章

脾胃系疾病

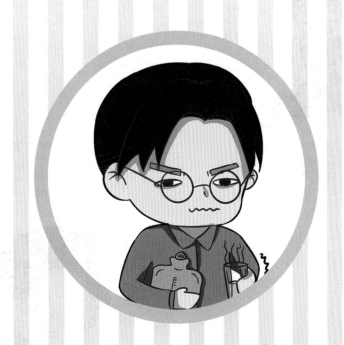

胃 痛

胃 痛

别名："心痛"   金·李东垣《兰室秘藏》
"心下痛""心中疼"。   首立"胃脘痛"一门。

临床主要特征：
上腹胃脘部近心窝处发生疼痛，
或胀痛、刺痛、隐痛、灼痛、剧痛等。

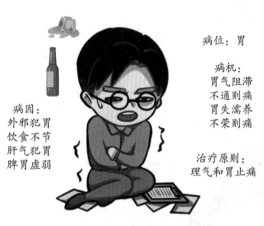

病位：胃

病机：
胃气阻滞
不通则痛
胃失濡养
不荣则痛

病因：
外邪犯胃
饮食不节
肝气犯胃
脾胃虚弱

治疗原则：
理气和胃止痛

病理因素：气滞为主，寒凝、热郁、湿阻、血瘀。
病理变化：便血、吐血、腹痛、虚劳、癥积、噎膈。
辨证要点：虚实/寒热/气血。

诊 断

上腹胃脘部近心窝处发生疼痛（√）
（疼痛性质有胀痛、刺痛、隐痛、灼痛、剧痛等）

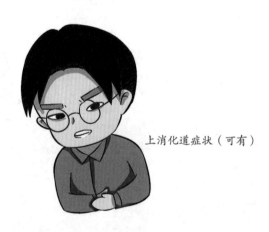

上消化道症状（可有）

小贴士：
①本病发病以中青年居多，多有反复发作史。
②上消化道钡餐检查、电子胃镜检查、幽门螺旋杆菌
(Hp)检测，B超检查、CT检查，血液胆红素、转氨酶、
淀粉酶化验，腹部透视检查等可辅助诊断。

鉴别诊断

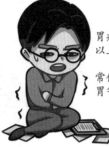

胃痛：
以上腹胃脘部近心窝处疼痛为主症。

常伴脘闷、嗳气、泛酸等胃失和降、
胃气上逆之证候。

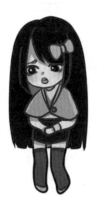

腹痛：
以胃脘部以下，耻骨毛际以上
整个位置疼痛为主症。

常伴有腹胀、矢气、大便性状改变
等肠道症状。

辨证论治

实证：肝气犯胃　　　　实证：饮食伤胃

实证：湿热中阻　　　　实证：寒邪客胃

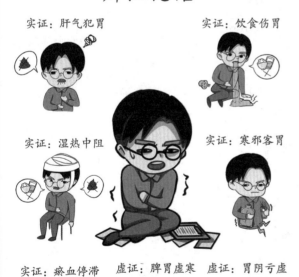

实证：瘀血停滞　虚证：脾胃虚寒　虚证：胃阴亏虚

分证论治

实证
寒邪客胃

舌淡
苔薄白

浮中沉 脉弦紧

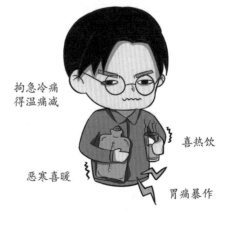

拘急冷痛
得温痛减

喜热饮

恶寒喜暖

胃痛暴作

治法：温胃散寒，理气止痛。

代表方：良附丸加减。

实证
饮食伤胃

 舌苔厚腻

浮中沉 脉滑

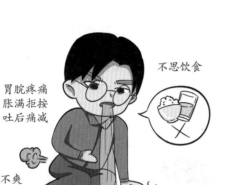

不思饮食

胃脘疼痛
胀满拒按
吐后痛减

大便不爽

得矢气及便后稍舒

嗳腐吞酸
或呕吐不消化食物
其味腐臭

治法：消食导滞，和胃止痛。

代表方：保和丸加减。

实证
肝气犯胃

 舌苔薄白

浮中沉 脉弦

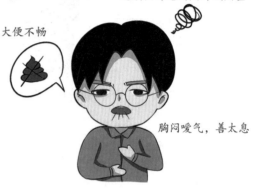

遇烦恼郁怒则痛作或痛甚

大便不畅

胸闷嗳气，善太息

胃脘胀满，攻撑作痛，痛连两胁

治法：疏肝理气，和胃止痛。

代表方：柴胡疏肝散加减。

实证
湿热中阻

 舌红
苔黄腻

浮中沉 一息六至 浮中沉 脉滑数

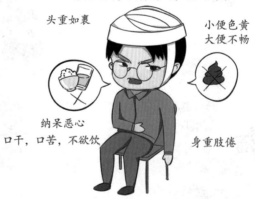

胃脘灼痛，痛势急迫，脘闷嘈杂

头重如裹

小便色黄
大便不畅

纳呆恶心
口干，口苦，不欲饮

身重肢倦

治法：清化湿热，理气和胃。

代表方：清中汤加减。

实证
瘀血停滞

 舌质紫暗
或有瘀斑

浮中沉 〜〜〜 脉涩

痛时持久，食后加剧，入夜尤甚

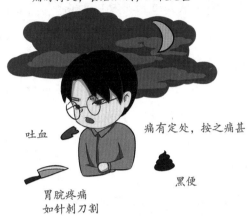

吐血

痛有定处，按之痛甚

黑便

胃脘疼痛
如针刺刀割

治法：活血化瘀，和胃止痛。

代表方：失笑散合丹参饮加减。

虚证
脾胃虚寒

 舌淡
苔白

浮中沉 〜〜〜 一息三至
浮中沉 〜〜〜 脉虚弱
或迟缓

胃痛隐隐，绵绵不休，喜温喜按

劳累或受凉后
发作或加重

神疲纳呆

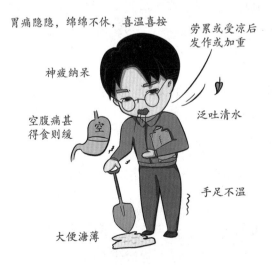

泛吐清水

空腹痛甚
得食则缓

手足不温

大便溏薄

治法：温中健脾，和胃止痛。

代表方：黄芪建中汤加减。

虚证
胃阴亏虚

 舌红
少津

一息六至
浮中沉 〜〜〜 脉细数

胃脘隐隐灼痛
似饥而不欲食

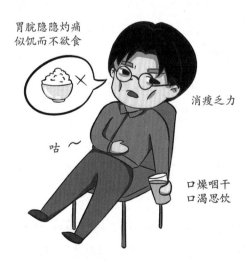

消瘦乏力

咕 ～

口燥咽干
口渴思饮

治法：养阴益胃，和中止痛。

代表方：一贯煎合芍药甘草汤加减。

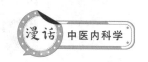

★ 临证经验 ★

一、辨病思路

胃痛常见于西医学中的急性胃炎、慢性胃炎、消化性溃疡、功能性消化不良等疾病。

1.急性胃炎的发病特点是急性起病，可表现为上腹部疼痛、恶心、呕吐、出血等。内镜检查可见胃黏膜充血、水肿、出血、糜烂（可伴有浅表溃疡）等一过性病变；病理组织学特征为胃黏膜固有层见到以中性粒细胞为主的炎症细胞浸润。

2.慢性胃炎以上腹部疼痛为主要表现，或伴上腹部胀满不适、早饱、嗳气、恶心等消化不良症状。内镜下，非萎缩性胃炎可见红斑（点、片状或条状）、黏膜粗糙不平、出血点或斑、黏膜水肿、渗出等表现；萎缩性胃炎可见黏膜红白相间，以白为主，血管显露，色泽灰暗，皱襞变平甚至消失，严重者黏膜呈颗粒状或结节状改变。

3.消化性溃疡主要指发生于胃和十二指肠的慢性溃疡，是一种多发病、常见病。溃疡的形成与多种因素相关，其中酸性胃液对黏膜的消化作用是溃疡形成的基本因素。内镜下可见圆形、椭圆形或线形溃疡，边缘光整，底部覆有灰黄色或灰白色渗出物，周围黏膜可有充血、水肿，皱襞向溃疡集中。

4.功能性消化不良是指具有上腹痛、上腹胀、早饱、嗳气、食欲不振、恶心、呕吐等不适症状，并经检查排除引起上述症状的器质性疾病的一组临床综合征。该病症状可持续或反复发作，病程超过1个月，或在过去的12个月中累计发作时间超过12周。

二、辨证思路

1.辨虚实、寒热。实者多痛剧，固定不移，拒按，脉盛；虚者多痛势徐缓，痛处不定，喜按，脉虚。胃痛遇寒则痛甚，得温则痛减，为寒证；胃脘灼痛，痛势急迫，遇热则痛甚，得寒则痛减，为热证。

2.辨在气在血。一般初病在气，久病在血。在气者，有气滞、气虚之分。其中，气滞者多见胀痛，或涉及两胁，或兼见恶心呕吐、嗳气频频，疼痛与情志因素显著相关；气虚者指脾胃气虚，除见胃脘疼痛或空腹痛明显外，兼见饮食减少、食后腹胀、大便溏薄、面色少华、舌淡脉弱等。在血者，疼痛部位固定不移，痛如针刺，舌质紫暗或有瘀斑，脉涩，或兼见呕血、便血。

3.胃痛还可以衍生变证。如胃热炽盛，迫血妄行，或瘀血阻滞，血不循经，或脾气虚弱，不能统血，而致便血、呕血；大量出血，可致气随血脱，危及生命。若脾胃运化失职，湿浊内生，郁而化热，火热内结，腑气不通，腹痛剧烈拒按，则会导致大汗淋漓，四肢厥逆的厥脱危证；或日久成瘀，气机壅塞，胃失和降，胃气上逆，致呕吐、反胃。若胃痛日久，痰瘀互结，壅塞胃脘，可形成噎膈。

三、临床备要

1.本病遣方用药重视调肝理气。脾胃的功能与肝气的疏泄在生理、病理上都有密切关系。肝失疏泄损及脾胃主要有两种情况：一为疏泄不及，木不疏土，中焦气机壅滞；二为疏泄太过，木旺乘土，中焦气机紊乱。一般在治疗上，前者以疏肝为主，后者以敛肝为要。然而，肝气为病，机制复杂，故从肝论治胃痛应将疏肝解郁与柔肝缓急两法结合运用。这种疏敛并用的组方原则，体现了调肝之法在病态下的双向调节作用。肝之疏泄功能正常，气顺则通，胃自安和，即所谓"治肝可以安胃"。

2.郭淑云教授治疗胃痛血瘀证时，根据胃痛血瘀证的病证特点，提出从出血致瘀、胃黏膜镜下表现、钡餐造影及舌象特点辨"有形之瘀"，从胃痛的发作时间及程度、病程、腹胀的体征辨"无形之瘀"，认为无形之瘀与有形之瘀之间存在一定的量变转化关系。在治疗上，其根据胃痛血瘀证病机特点，常用金铃子散、失笑散和丹参饮为主方加味治疗。邱明义教授运用经方辨治胃脘痛，从辨虚实、审新久、鉴寒热、参宏微等方面辨证施治，将《伤寒论》中治疗胃脘痛的内容归纳为益气补虚法、温中健脾法、养阴润胃法、调和脾胃法、清热散结法、降逆和胃法、疏肝和胃法、泄热安中法8种基本治疗方法。

痞 满

痞 满

按部位可划分为胸痞、心下痞等，心下即胃脘部，故心下痞又称胃痞。

痞满病名首见于《伤寒论》。

临床主要特征：
自觉心下痞塞，胸膈胀满，视之无胀形，按之柔软，压之无痛。

病因：
饮食不节、情志失调、药物所伤、外感内伤
（表邪入里、痰湿阻滞、脾胃虚弱、胃阴不足）

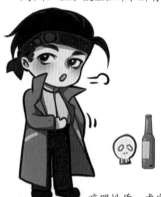

病位：在胃
涉及肝、脾

病机：
中焦气机不利
脾胃升降失司

治疗原则：
调理脾胃升降
行气除痞消满

病理性质：虚实两端。
实即实邪内阻（食积、痰湿、气滞、外邪等），
虚为脾胃虚弱（气虚、阴虚），
虚实夹杂则两者兼而有之。
病理因素：食积、痰湿、湿热、寒凝、瘀血。
病理变化：胃痛、积聚、噎膈、虚劳。
辨证要点：虚实/寒热。

诊 断

自觉心下痞塞，胸膈胀满，视之无胀形
按之柔软，压之无痛（√）

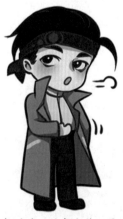

胸膈满闷
饮食减少
得食则胀
嗳气则舒
（可有）

小贴士：
①发病缓慢，时轻时重，反复发作，病程漫长。发病和病情加重常与饮食、情志、起居、冷暖失调等诱因有关。
②电子胃镜检查可诊断慢性胃炎并排除胃溃疡、胃部肿瘤等；病理组织活检可确定慢性胃炎的类型，以及是否有肠腺化生、异型增生；上消化道钡餐检查也可以协助诊断慢性胃炎、胃下垂等；胃肠动力检测可协助诊断胃动力障碍、紊乱等；Hp相关检测可判断是否存在Hp感染；B超、CT检查可排除肝胆疾病及腹水等病症中的痞满症状。

鉴别诊断

痞满（胃痞）与结胸两者病位皆在心下。

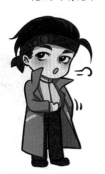

痞满：

在心下胃脘，

以满而不痛，按之柔软，
压之不痛，望无胀形为特点。

结胸：

以心下至小腹硬满而痛，

拒按为特征。

辨证论治

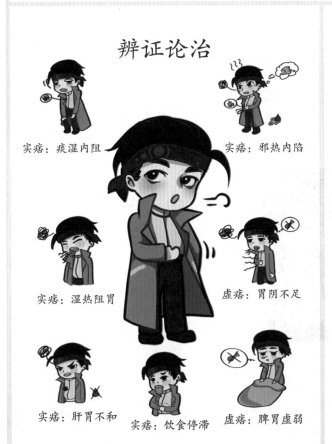

实痞：痰湿内阻　　　实痞：邪热内陷

实痞：湿热阻胃　　　虚痞：胃阴不足

实痞：肝胃不和　　实痞：饮食停滞　　虚痞：脾胃虚弱

分证论治

实痞
邪热内陷　　舌红苔黄

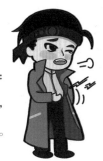

一息六至
浮中沉
浮中沉
浮中沉
脉滑数

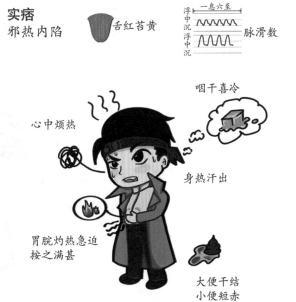

心中烦热

咽干喜冷

身热汗出

胃脘灼热急迫
按之满甚

大便干结
小便短赤

治法：理气泄热，消痞散结。

代表方：大黄黄连泻心汤加减。

115

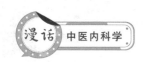
实痞
饮食停滞

苔厚腻

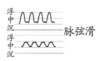
脉弦滑

多伴饮食不节史

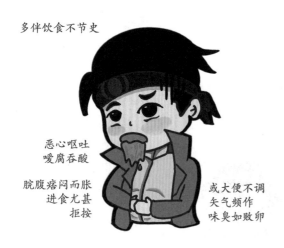

恶心呕吐
嗳腐吞酸

脘腹痞满而胀
进食尤甚
拒按

或大便不调
矢气频作
味臭如败卵

治法：消食和胃，行气消痞。

代表方：保和丸加减。

实痞
痰湿内阻

舌体胖大
边有齿痕
苔白厚腻

脉沉滑

头重如裹

口淡不渴

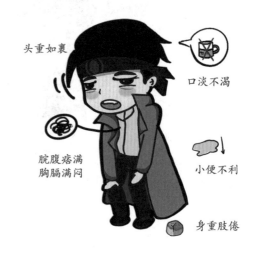

脘腹痞满
胸膈满闷

小便不利

身重肢倦

治法：燥湿化痰，理气宽中。

代表方：二陈汤加减。

实痞
湿热阻胃

舌红
苔黄腻

一息六至

脉滑数

脘腹痞闷，或嘈杂不舒
大便干结或黏滞不畅

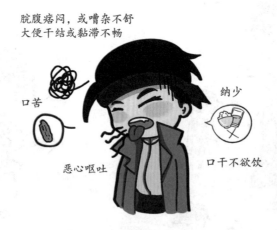

口苦

纳少

恶心呕吐

口干不欲饮

治法：清热化湿，和胃消痞。

代表方：泻心汤合连朴饮加减。

实痞
肝胃不和　 舌苔薄白　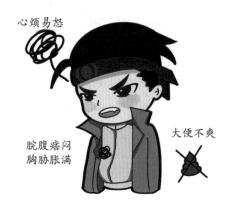浮中沉 脉弦

呕恶嗳气，善太息，常因情志因素而加重

心烦易怒

脘腹痞闷
胸胁胀满

大便不爽

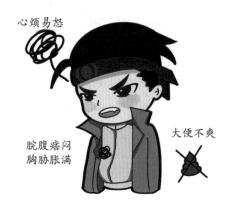

治法：疏肝解郁，理气消痞。

代表方：越鞠丸合枳术丸加减。

虚痞
脾胃虚弱　舌质淡 苔薄白　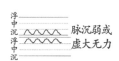脉沉弱或 虚大无力

纳呆便溏

身倦乏力 少气懒言

脘腹痞闷 时缓时急 喜温喜按

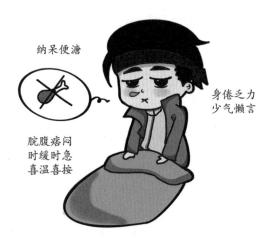

治法：健脾益气，升清降浊。

代表方：补中益气汤加减。

虚痞
胃阴不足　舌红少苔　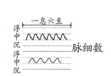一息六至 脉细数

饥不欲食

口燥咽干 恶心嗳气

脘腹痞闷 嘈杂不舒

大便秘结

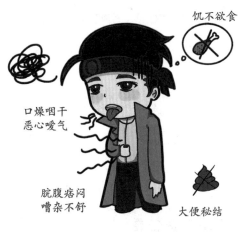

治法：养阴益胃，调中消痞。

代表方：益胃汤加减。

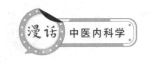

★ 临证经验 ★

一、辨病思路

痞满主要见于西医学中的慢性胃炎（包括浅表性胃炎和萎缩性胃炎）、功能性消化不良、胃肠功能紊乱等疾病。

1.慢性胃炎系指不同病因引起的各种慢性胃黏膜炎性病变，可见上腹胀闷或不适、早饱、嗳气、恶心等消化不良症状。慢性胃炎缺乏特异性症状，症状的轻重与胃黏膜的病变程度并非一致。大多数患者常无症状或有程度不同的消化不良症状，如上腹隐痛、食欲减退、餐后饱胀、反酸等。慢性萎缩性胃炎患者可有贫血、消瘦、舌炎、腹泻等表现。个别伴黏膜糜烂者的上腹痛较明显，并可有出血表现，如呕血、黑便。多数患者症状常反复发作，表现为无规律性腹痛，疼痛经常出现于进食过程中或餐后，多数位于上腹部、脐周；部分患者疼痛部位不固定，轻者呈间歇性隐痛或钝痛，严重者为剧烈绞痛。

2.功能性消化不良可见上腹胀闷、灼热感，餐后饱胀等表现，伴早饱、嗳气、食欲不振、恶心、呕吐等，并经检查排除可引起这些症状的器质性疾病。

3.胃肠功能紊乱可见上腹胀闷、嗳气、纳呆等症状，伴梅核气、失眠、焦虑、精神涣散、神经过敏等表现，并排除胃肠道、肝、胆、胰等脏器的器质性疾病。该病患者的病情常因情绪变化而波动，可因精神治疗而暂时消退或缓解。

二、辨证思路

1.胃痞的主要病机，概括起来包括外邪、积滞、痰湿、气滞、体虚。以上因素既可单独出现，又可相兼为患，致使邪气困阻，脾不升清，胃不降浊，中焦气机壅滞，发为胃痞。

2.辨别邪之有无。伤寒表邪未解，误下成痞，或感受寒邪，外邪乘虚入腑，留恋胸膈，或饮食无度，食积难消，或情绪刺激，气机郁滞等，皆以邪气实为主要病机；若因脾胃阳微，胃纳呆滞，脾运不健，则以正气虚为主要病机。需注意的是，脾虚失于运化或胃虚失于和降，又可导致食滞中焦，形成虚实夹杂病机。

3.辨胃痞与腹胀。胃痞病位在胃脘，属上腹部，腹胀病位在中下腹部，若两者同时出现，则称为脘腹胀满。腹胀的病机为腑气不畅，传导失司，故治疗上总以行气消胀为法则，使气下行，通畅腑气。

三、临床备要

1.胃痞的治疗应重视健脾运脾、调畅气机。胃痞虽病在胃，但与脾密切相关。脾胃同居中焦，最易互相影响，致脾胃同病，受纳无权，运化失职，清气不升，浊气不降，中焦气机壅滞，不得流通，故作胃痞。汪龙德教授对于胃痞的诊疗重视脾失运化、气机升降失调、湿邪困厄中焦在胃痞发生发展中的重要地位，强调健脾、运脾、醒脾，突出健脾燥湿、疏肝和胃、消食导滞、行气消痞及调和寒热等治则治法的运用，遣方用药常以平胃散作为基础方进行加减化裁。

2.许鑫梅教授认为，脾胃虚弱、升降失常是胃痞发病的主要病机；肝气郁结是胃痞发病的重要诱因。中医辨治胃痞，应将健脾益气与和胃降气相结合，辅以疏肝解郁、行气止痛，兼顾兼夹证，同时注重方药与调护相结合。

第三节

呕 吐

★ 疾病概述 ★

呕 吐

呕吐病名最早见于《内经》。

临床主要特征：
胃内之物从胃中上涌，自口中吐出。

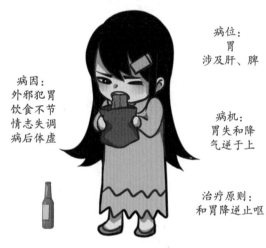

病位：
胃
涉及肝、脾

病因：
外邪犯胃
饮食不节
情志失调
病后体虚

病机：
胃失和降
气逆于上

治疗原则：
和胃降逆止呕

病理变化：实证呕吐→较易治愈；
虚证及虚实并见→较难治愈；
失治误治→易生变证。
辨证要点：虚实。

诊 断

饮食、痰涎、水液等胃内之物从胃中上涌，
自口中吐出（√）

干呕而无物（可有）
脘腹不适（可有）
恶心纳呆（可有）
泛酸嘈杂（可有）

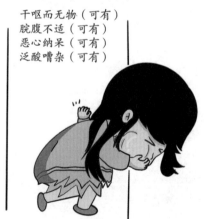

小贴士：
①电子胃镜、上消化道钡餐检查，可辅助了解胃及
十二指肠黏膜及蠕动功能的改变。腹部透视及腹部
B超检查、肾功能检测、头颅CT或MRI检查、血常规、
血尿淀粉酶检查可辅助了解其他部位情况。育龄期
妇女应查尿妊娠试验排除早孕反应。
②呕吐不止者，需监测电解质，防止出现电解质紊乱。

鉴别诊断

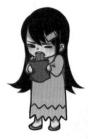

呕吐：
因外邪侵袭、饮食不节、情志不遂、
脾胃虚弱所致。
病机为胃失和降，胃气上逆。
临床出现以呕吐为主的症状。
预后较好。

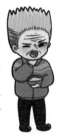

噎膈：
因饮食不节、情志不遂、久病年老所致。
病机为痰、气、瘀交阻于食管、胃脘，
以致食管狭窄。
以吞咽食物梗塞不顺，
饮食难下，或纳而复出为主症。
预后较差。

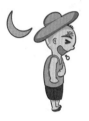

胃反：
因饮食不节、忧愁思虑、
中焦阳气不振所致。
病机为阳虚有寒，难于腐熟。
以食后脘腹闷胀，宿食不化，
朝食暮吐，暮食朝吐为主症。
难愈。

辨证论治

实证：痰饮内阻

实证：饮食停滞

实证：肝气犯胃

虚证：脾胃虚弱

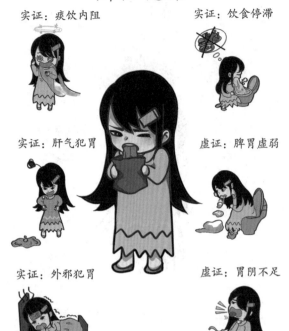

实证：外邪犯胃

虚证：胃阴不足

分证论治

实证
外邪犯胃

舌苔白腻

浮
中　⌇⌇⌇⌇⌇脉濡缓
沉

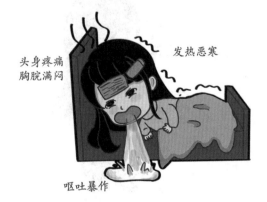

头身疼痛
胸脘满闷

发热恶寒

呕吐暴作

治法：疏邪解表，化浊和中。

代表方：藿香正气散加减。

实证
饮食停滞

舌苔厚腻

浮
中
沉
浮　　脉滑实
中
沉

厌食

嗳气
呕吐酸腐

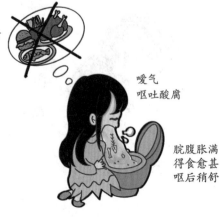

脘腹胀满
得食愈甚
呕后稍舒

治法：消食导滞，和胃止呕。

代表方：保和丸加减。

实证
痰饮内阻

 舌苔白腻

浮中沉 脉滑

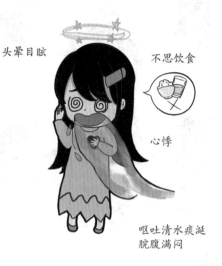

头晕目眩

不思饮食

心悸

呕吐清水痰涎
脘腹满闷

治法：温中祛痰，和胃降逆。

代表方：小半夏汤合苓桂术甘汤加减。

实证
肝气犯胃

 舌质淡红
苔薄腻

浮中沉 脉弦

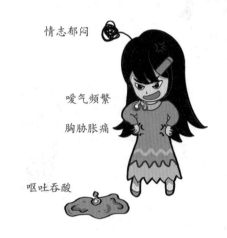

情志郁闷

嗳气频繁

胸胁胀痛

呕吐吞酸

治法：疏肝和胃，降逆止呕。

代表方：四逆散合半夏厚朴汤加减。

虚证
脾胃虚弱

 舌质淡
苔薄白

浮中沉浮中沉 脉濡弱

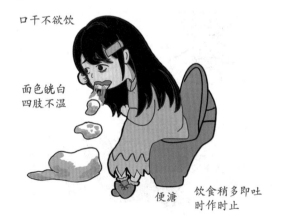

口干不欲饮

面色㿠白
四肢不温

便溏　饮食稍多即吐
时作时止

治法：温中健脾，和胃降逆。

代表方：理中汤加减。

虚证
胃阴不足

 舌红少津

浮中沉 脉细数
一息六至
浮中沉

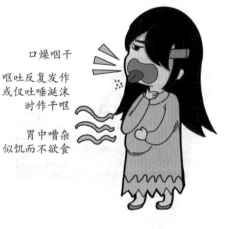

口燥咽干

呕吐反复发作
或仅吐唾涎沫
时作干呕

胃中嘈杂
似饥而不欲食

治法：滋阴养胃，降逆止呕。

代表方：麦门冬汤加减。

★ 临证经验 ★

一、辨病思路

呕吐常见于西医学中的神经性呕吐、贲门失弛缓症、幽门痉挛、不完全性幽门梗阻、十二指肠壅积症等疾病。

1.神经性呕吐是一种自发或故意诱发反复呕吐的精神障碍，呕吐物为刚吃进的食物。该病不伴有其他的明显症状，无明显器质性病变为基础，多数患者无怕胖的心理和减轻体重的愿望，少数患者有害怕发胖和减轻体重的想法，但体重无明显减轻。

2.贲门失弛缓症是由食管神经功能障碍引起的疾病，主要是由于食管下端括约肌高压和吞咽时不能松弛，食管缺乏蠕动，导致食物入胃受阻。该病的临床表现为咽下困难，食入即吐，甚至汤水难入，内镜检查排除占位病变和癌变。

3.幽门痉挛是指由于幽门通过障碍，胃内容物不能顺利入肠，而在胃内大量潴留，导致胃壁肌层肥厚、胃腔扩大及胃黏膜层的炎症、水肿及糜烂。临床上，因患者长期不能正常进食，并大量呕吐，导致严重的营养不良、低蛋白血症及贫血，并有严重脱水、低钾及碱中毒等水、电解质紊乱的表现。

4.十二指肠壅积症是指各种原因引起的十二指肠阻塞，以致十二指肠阻塞部位的近端扩张、食糜壅积而产生的临床综合征。该病的临床表现主要为上腹部疼痛和饱胀，并多在进食过程中或进食后发生，伴有恶心、呕吐胆汁样物，患者有时因上腹饱胀而自行设法呕吐以缓解症状。呕吐多在饭后出现，吐出物含有胆汁，侧卧、俯卧、胸膝位时症状可减轻。

二、辨证思路

1.辨虚实。病程短，来势急，呕出物较多，多偏于邪实，治疗较易，治疗及时则预后良好。属实者应进一步辨别外感、食滞、痰饮及气火的不同。若发病较急，伴有表证者，属于外邪犯胃；呕吐酸腐量多，气味难闻者，为宿食留胃；呕吐清水痰涎，胃脘如囊裹水者，属痰饮内停；呕吐泛酸，抑郁善怒者，则多属肝气郁结；呕吐苦水者，多因胆热犯胃。唯痰饮与肝气犯胃之呕吐，易于复发。病程较长，来势徐缓，吐出物较少，伴有倦怠乏力等症者，多属虚证。属于虚证者当辨别脾胃气虚、脾胃虚寒和胃阴不足之区别。若反复发作，纳多即吐者，属脾胃虚弱，失于受纳；干呕嘈杂，或伴有口干、似饥不欲饮食者，为胃阴不足。

2.日久多见变证，尤需密切关注。呕吐日久，病情可由实转虚，或虚实夹杂，病程较长，且易反复发作，较为难治。如久病、大病者出现呕吐不止，食不能入，面色白，肢厥不回，或为滑泄，脉细微欲绝，此为阴损及阳，脾胃之气衰败，真元欲脱之危证，易变生他证，或致阴竭阳亡。

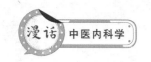

三、临床备要

1.仝小林院士认为呕吐发生的核心病机在于中焦气机逆乱、升降失常；在治疗中强调牢握病态，紧抓证靶，态靶同调。其在治疗上以调理中焦大气运转，恢复气机升降为基本原则，在经典名方连苏饮的基础上联合生姜组成辛开苦降基础方，紫苏叶、生姜辛开，黄连苦降，以通肺胃、降胃火、调气机。

2.饮食失调是导致呕吐最常见的原因，因此要养成良好的饮食习惯，不暴饮暴食，不食变质腐秽食物；脾胃素虚者勿过食生冷、肥甘厚腻等食品；胃中有热者忌食辛辣、香燥之品。保持心情舒畅，避免精神刺激，对于肝气犯胃者尤当注意。嘱患者进行适当体育锻炼，以增强体质。

3.明辨病因，不可见吐止吐。由于呕吐可涉及西医学之多种疾病，故临床上在辨证施治的同时，应结合辨病治疗。由于呕吐既是病态，又是祛除胃中病邪的保护性反应，因此遇到因伤食、停饮、积痰，或误吞毒物所致的欲吐不能吐或吐而未净者，应当因势利导，给予探吐，以助祛除病邪，不可一概采用止吐之法。

噎 膈

噎 膈

膈之名首见于《内经》；噎证首见于隋·巢元方
《诸病源候论·痞噎病诸候》。

临床主要特征：
食物吞咽梗塞不畅，甚则不能下咽入胃，食入即吐。

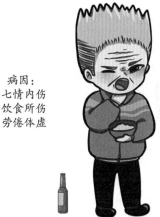

病因：
七情内伤
饮食所伤
劳倦体虚

病位：
食管，属胃
涉及肝、脾、肾

病机：
气、痰、瘀
交阻于食管、胃脘
或津伤血燥
食管失于濡润

治疗原则：
开郁降气

病理因素：气滞、痰浊、瘀血。
病理性质：本虚标实。实——气滞、痰阻、血瘀；虚——津枯血燥。
病理变化：初期（轻症）以标实为主，
继而（重症）瘀血内结，
病久（危重）以正虚为主。气郁化火或痰瘀生热，
阴损及阳，阳竭于上而水谷不入，阴竭于下则二便不通。

诊 断

初期咽部或食管内有异物感，进食时有停滞感
尤以进食固体食物明显（√）
继则咽下哽噎不顺，甚至食不得入，或食入即吐（√）

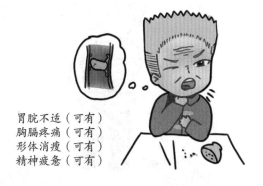

胃脘不适（可有）
胸膈疼痛（可有）
形体消瘦（可有）
精神疲惫（可有）

小贴士：
①起病缓慢，常表现为由噎至膈的病变过程，
常由饮食、情志等因素诱发，多发于中老年男性。
②食管、胃部X线检查，内窥镜及病理组织学检查，
食管脱落细胞检查及CT检查有助于早期诊断。

鉴别诊断

噎膈和梅核气均有咽中梗塞不舒的症状。

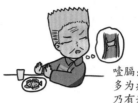

噎膈：
多为痰、气、瘀阻于食管，
乃有形之物瘀阻于食管。

自觉咽中梗塞，饮食咽下梗阻，
甚则饮食不下。

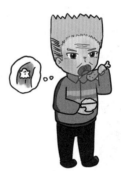

梅核气：
多为气逆痰阻于咽喉，
乃无形之邪。

自觉咽中有物梗塞，
吐之不出，咽之不下，
但饮食咽下顺利，无噎塞感。

辨证论治

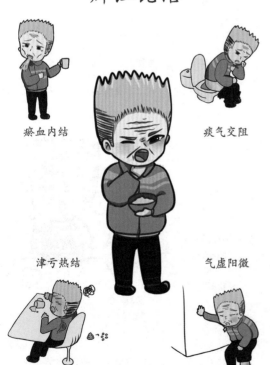

瘀血内结

痰气交阻

津亏热结

气虚阳微

分证论治

痰气交阻　舌质红 苔薄腻　浮中沉浮中沉浮中沉　脉弦滑

自觉吞咽梗阻，胸膈痞满，或有疼痛，情志舒畅可减轻

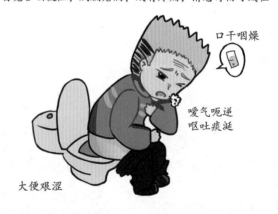

口干咽燥

嗳气呃逆
呕吐痰涎

大便艰涩

治法：开郁化痰，润燥降气。

代表方：启膈散加减。

瘀血内结 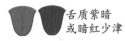 舌质紫暗
或暗红少津
脉细涩

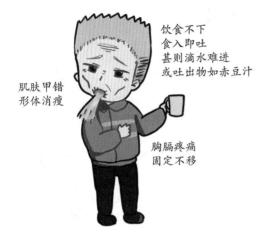

饮食不下
食入即吐
甚则滴水难进
或吐出物如赤豆汁

肌肤甲错
形体消瘦

胸膈疼痛
固定不移

治法：滋阴养血，破结行瘀。

代表方：通幽汤加减。

津亏热结 舌质红干
或有裂纹 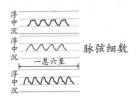
脉弦细数
一息六至

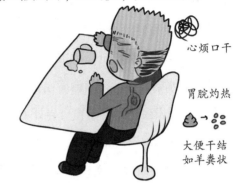

食入格拒不下，入而复出，甚则水饮难进

心烦口干

胃脘灼热

大便干结
如羊粪状

治法：生津养阴，清热润燥。

代表方：五汁安中饮加减。

气虚阳微 舌质淡
苔白 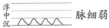 脉细弱

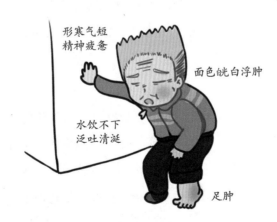

形寒气短
精神疲惫

面色㿠白浮肿

水饮不下
泛吐清涎

足肿

治法：温补脾肾，益气回阳。

代表方：温脾用补气运脾汤加减；温肾用右归丸加减。

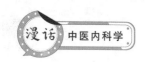

★ 临证经验 ★

一、辨病思路

噎膈主要见于西医学中的食管癌、贲门癌、贲门失弛缓症、食管憩室、食管炎等疾病。

1.食管癌即发生在食管上皮组织的恶性肿瘤。早期患者症状常不明显，但在吞咽粗硬食物时可能有不同程度的不适感觉，包括咽下食物哽噎感，胸骨后烧灼样、针刺样或牵拉摩擦样疼痛；中晚期的典型症状为进行性咽下困难，先是难咽干的食物，继而是难咽半流质食物，最后甚至连水和唾液也不能咽下。该病患者常吐黏液样痰（此为下咽的唾液和食管的分泌物），且逐渐消瘦、脱水、无力。持续胸痛或背痛为晚期症状。

2.贲门癌即发生在食管与胃交界处下2cm范围内的腺癌，是胃癌的特殊类型。患者早期症状为出血，胸骨后胀闷或轻微疼痛、梗阻，进行性吞咽困难，体重下降，声音嘶哑。晚期病例除吞咽困难外，还可出现上腹部和腰背部的持续隐痛，这表明癌瘤已累及胰腺等腹膜后组织，此是手术禁忌证。除食管癌的症状外，贲门癌还可见咽下障碍、上腹部沉重感、上腹部疼痛、恶心呕吐、逐渐消瘦。

3.贲门失弛缓症是因食管神经肌肉运动功能障碍，下段食管括约肌呈失弛缓状态，食物无法顺利通过，滞留于食管，逐渐导致食管张力减退、蠕动消失及食管扩张的一种疾病。临床上，该病以吞咽困难、胸骨后疼痛及食物反流为最常见的症状。

4.食管憩室是指与食管腔相连的覆盖有上皮的盲袋。该病患者主要表现为缓慢的进行性吞咽困难、打嗝、反胃、返流出未经消化的食物及黏液，并与体位改变有一定关系。X线检查可确诊。

5.食管炎泛指食管黏膜浅层或深层组织由于受到刺激或损伤，发生水肿和充血而引发的炎症。该病症状主要以"烧心"，吞咽疼痛、困难及胸骨后疼痛居多。病情严重时，可引起食管痉挛及食管狭窄，吞咽食物感到"发噎"，甚至呕吐。一般食管炎出血较轻微，但也可能出现呕血或黑便（柏油样便）。

6.在排除器质性病变的前提下，精神因素为胃肠功能紊乱发生的主要诱因。如情绪紧张、焦虑，生活与工作上的困难、烦恼，意外不幸等，均可影响胃肠功能正常活动，进而引起胃肠道的功能障碍。胃肠功能紊乱起病多缓慢，临床表现以胃肠道症状为主。该病患者多表现为反酸、嗳气、厌食、恶心、呕吐、剑突下灼热感、食后饱胀、上腹部不适或疼痛，每遇情绪变化则症状加重。

二、辨证思路

辨病性的虚实，辨病变的预后。病之初期，多以实证为主，有情志失调和饮食不节之别。久病多为本虚标实，虚中夹实之证。若病情始终停留在噎证的阶段，不向膈证发展，一般预后尚

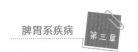

好。由噎转膈者按其病情发展快慢之不同，愈后亦有所区别。如病情发展快而治疗效果差，可在较短时间危及生命；如病情发展慢而治疗见效者，可延缓生命，少数患者可达到临床治愈。

三、临床备要

1.噎膈初期重在治标，宜以理气、消瘀、化痰、降火为主；后期重在治本，宜以滋阴润燥，或补气温阳为法。噎膈为病渐积而成，阴津亏耗为本，即使病处初期，亦需顾护阴津。后期津液枯槁，阴血亏损，法当滋阴补血，可选沙参、麦冬、玉竹等，少用生地黄、熟地黄之辈，并配合白术、木香、砂仁健脾益气，以防腻胃碍气。若胃气一绝，则诸药罔投。

2.明清时期，新安医家明确提出噎膈由食管狭窄所致。噎膈病因包括情志过用、饮食不节、劳伤久虚、外伤血瘀、药邪误治等；病机关键在气、热、痰、血、食五郁，包括阳微上结、热结伤津、痰阻气机、血瘀胸膈、食积阻滞等。针对病机关键，分别治以益气养胃、补腑通阳，用五噎散、大半夏汤、吴茱萸理中汤等；降火散结、养阴生津，用五汁饮、清燥救肺汤、大承气汤等；苦降辛通、行气化痰，用瓜蒌实丸、启膈散等；益气佐通、活血化瘀，用韭汁饮；健脾消食、化痰顺气，用食郁越鞠丸等。调养宜饮食清淡，调摄情志。其中阴枯严重者预后多不良。

腹 痛

★ 疾病概述 ★

腹 痛

腹痛病名最早由《内经》提出。

临床主要特征：
胃脘以下、耻骨毛际以上部位发生疼痛。

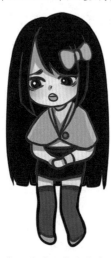

病位：
胃脘以下
耻骨毛际以上

病机：
不通则痛
不荣则痛

病因：
外感时邪
饮食不节
情志失调
素体阳虚
跌仆损伤
腹部手术

治疗原则：
以"通"立法

病理性质：寒热虚实。
病理变化：积聚。
病理因素：寒凝、火郁、食积、气滞、血瘀。
辨证要点：寒热虚实/气血/脏腑。

诊 断

胃脘以下、耻骨毛际以上部位疼痛（√）

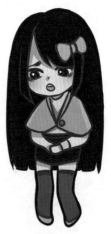

小贴士：
①疼痛性质各异，但一般不甚剧烈，腹软，腹膜刺激征轻微。
②起病多缓慢，其痛发或加剧常与饮食、情志、受凉等因素有关。
③腹部X线检查、B超检查、血常规、尿常规、血清淀粉酶与尿淀粉酶测定、CT检查、心电图等有助于诊断及鉴别诊断。

鉴别诊断

内科腹痛：
常先发热后腹痛，疼痛一般不剧烈，
腹软，压痛不明显。

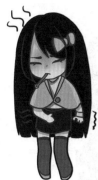

外科腹痛：
多后发热，疼痛剧烈，痛有定处，
压痛明显，伴有肌紧张和反跳痛等。

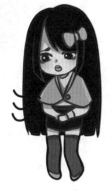

妇科腹痛：
多在小腹，
与经、带、胎、产有关，
如痛经、先兆流产、
宫外孕、输卵管破裂等。

辨证论治

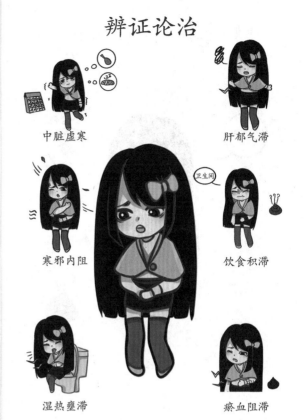

中脏虚寒　　　　　　　　　肝郁气滞

寒邪内阻　　　　　　　　　饮食积滞

湿热壅滞　　　　　　　　　瘀血阻滞

分证论治

寒邪内阻　舌质淡
苔白腻　　　　脉沉紧

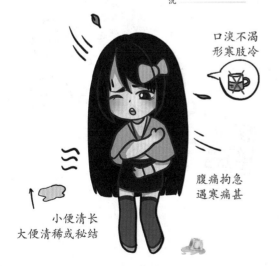

口淡不渴
形寒肢冷

腹痛拘急
遇寒痛甚

小便清长
大便清稀或秘结

治法：散寒温里，理气止痛。

代表方：良附丸合正气天香散加减。

湿热壅滞　　舌苔黄腻或黄燥

浮中沉　一息六至　脉滑数
浮中沉

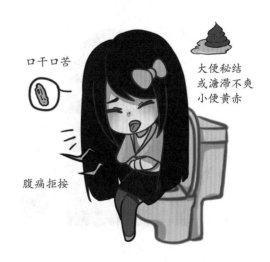

口干口苦

大便秘结
或溏滞不爽
小便黄赤

腹痛拒按

治法：泄热通腑，行气导滞。

代表方：大承气汤加减。

饮食积滞 舌苔厚腻 浮中沉 脉滑

痛而欲泻
泻后痛减

卫生间

嗳腐吞酸
厌食呕恶

脘腹胀满
疼痛拒按

粪便奇臭
或大便秘结

 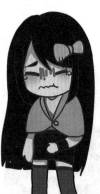

治法：消食导滞，理气止痛。

代表方：枳实导滞丸加减。

肝郁气滞 苔薄白 浮中沉 脉弦

得嗳气矢气则舒
遇忧思恼怒则剧

脘腹胀满
痛无定处

痛引少腹、两胁

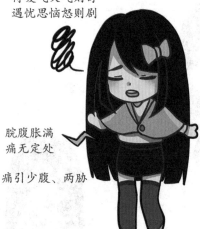

治法：疏肝解郁，理气止痛。

代表方：柴胡疏肝散加减。

瘀血阻滞 浮中沉 浮中沉 脉细涩

舌质紫暗或有瘀斑

少腹痛如针刺
痛处固定不移
拒按

腹痛经久不愈
腹部包块

大便色黑
肌肤甲错

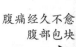 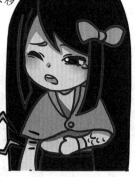

治法：活血化瘀，活络止痛。

代表方：少腹逐瘀汤加减。

中脏虚寒 舌淡 苔薄白 浮中沉 脉沉细

喜温喜按
饥饿、劳累后加重

面色无华
大便溏薄

神疲乏力
形寒肢冷

腹痛绵绵
时作时止

 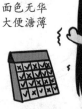 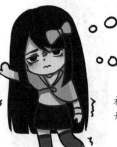

治法：温中补虚，缓急止痛。

代表方：小建中汤加减。

★ 临证经验 ★

一、辨病思路

腹痛是一种临床常见的症状，也是促使患者就诊的常见原因。腹痛多由腹内组织或器官受到某种强烈刺激或损伤所致，也可由胸部疾病及全身性疾病所致。此外，腹痛又是一种主观感觉。腹痛的性质和强度不仅受病变情况和刺激程度影响，还受神经和心理等因素影响。患者对疼痛刺激的敏感性存在差异，相同的病变刺激在不同的患者或同一患者的不同时期所引起的腹痛在性质、强度及持续时间上有所不同。急性腹痛是临床常见急症之一，占急诊就治患者量的10%以上。它可涉及多科疾病，由于病因繁多，病情复杂，而且起病急、变化快，常常容易漏诊或误诊，甚至可能在短时间内危及生命，因此临床一定要及早诊断、及早治疗。腹痛的性质与病变所在脏器及病变的性质有关，如绞痛常表示空腔脏器梗阻；胀痛常为内脏包膜张力增大，由于系膜的牵拉或空腔器官胀气扩张所致。腹痛的体表位置常和脊髓的节段性分布有关。通常情况下，疼痛所在部位即为病变所在部位，但有一些病变引起的疼痛能放射至固定的区域，如急性胆囊炎之疼痛可放射至右肩胛部和背部，阑尾炎引起的疼痛可由脐周转移至右下腹。

二、辨证思路

辨虚实、寒热。虚证腹痛，起病缓，病程长，痛势绵绵不绝，喜暖喜按，时缓时急，为虚痛。实证腹痛，起病急，病程短，痛势急剧，暴痛拒按。其中，气滞痛多表现为时轻时止，痛无定处，攻冲走窜，得嗳气或矢气则胀痛减轻；血瘀痛多表现为刺痛拒按，痛处固定不移，甚至可扪及包块，痛无休止，入夜尤甚；食积痛多表现为脘腹胀痛，嗳腐吞酸，嗳气频作，嗳气或矢气后腹痛稍舒。疼痛暴作，痛势拘急，遇冷痛剧，得热则减者，为寒痛；痛势急迫，痛处灼热，拒按，口渴，喜冷饮食，得凉痛减，或伴发热，或有便秘者，为热痛。

三、临床备要

1.腹痛治疗以"通"字立法，但"通"并不是仅指通下之法，在临床上应根据辨证的虚实、寒热，实则攻之，虚则补之，热者寒之，寒者热之，滞者通之。对于虚实夹杂及寒热错杂证，应随病机兼夹变化，或寒热并用，或攻补兼施，灵活运用。六腑以通为顺，以降为和。临床上，因湿热壅滞，腑气不通导致的急性腹痛，通腑泻下常为最重要的治疗方法。

2.谢昌仁老先生宗东垣脾胃学说，自拟"宗圣止痛汤"，临证加减化裁，将其应用于各种急性腹痛，收效颇佳。岭南黄氏中医外科主张基于"以通为用"分期论治急腹症。外科急腹症发病初期多为实证，治疗以通腑为法；发病中期则病久必瘀，在通泻的基础上需加以通络；后期则病久必致体虚，在通泻、通络的基础上必须顾护正气。

泄 泻

★ 疾病概述 ★

泄 泻

大便稀薄势缓者为泄，
大便清稀如水直下者为泻，
临床表现难以截然分开，
故泄泻常并称。

明·李中梓《医宗必读》
提出"治泻九法"。

临床主要特征：
排便次数增多，粪便清稀，甚则泻出如水样。

病因：
感受外邪
饮食所伤
情志失调
脾胃虚弱
命门火衰

病位：
病变之腑在肠
病变主脏为脾
涉及肝、肾

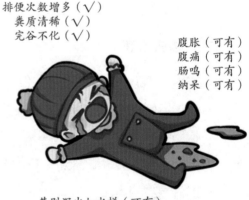

治疗原则：
健脾化湿

病机：脾虚湿盛
（脾胃受损，湿困脾土，肠道功能失司）

病理性质：急性暴泻多为实证（湿盛），
慢性暴泻多为虚证（脾虚）。
病理变化：
少数失治误治→久泻；暴泻无度→亡阴亡阳；
反复发作→脾虚而中气下陷。
辨证要点：寒热/虚实/兼夹。

诊 断

排便次数增多（√）
粪质清稀（√）
完谷不化（√）

腹胀（可有）
腹痛（可有）
肠鸣（可有）
纳呆（可有）

甚则泻出如水样（可有）

小贴士：
①起病或缓或急，常有反复发作史。
②便常规、便细菌培养、结肠X线及内窥镜等检查
有助于诊断和鉴别诊断。

鉴别诊断

两者均于夏秋季节多发；排便次数均增多；
均因外感时邪、内伤饮食发病；病位均在肠间。

泄泻：
病因另有情志失调、脾胃虚弱、命门火衰等。
病机为脾失健运，湿邪内盛。
临床有排便次数增多，粪质清稀，完谷不化，
甚则泻出如水样，腹胀腹痛，肠鸣纳呆等症状，
泻后痛减。

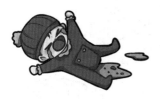

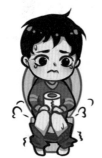

痢疾：
病机为邪蕴肠腑，气血凝滞，
传导失司，脂膜血络受伤，
腐败化为脓血而成。
临床以腹痛，里急后重，
便下赤白脓血为主症。
腹痛与里急后重同时出现，
且泻后痛不减。

辨证论治

脾胃虚弱　　肝气乘脾

肾阳虚衰

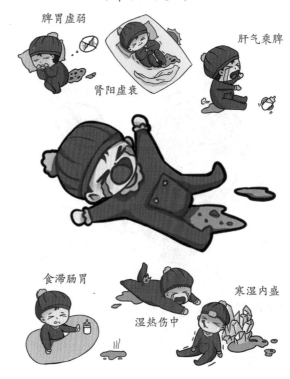

食滞肠胃　　湿热伤中　　寒湿内盛

分证论治

肝气乘脾　　舌淡红　　脉弦

每因抑郁等情志不畅诱发

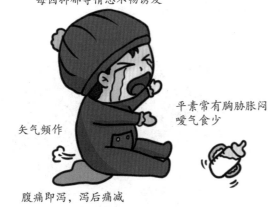

矢气频作

平素常有胸胁胀闷
嗳气食少

腹痛即泻，泻后痛减

治法：抑肝扶脾。

代表方：痛泻要方加减。

肾阳虚衰　　舌淡苔白　　脉沉细

小腹冷痛
形寒肢冷
腰膝酸软

每于黎明之前脐腹作痛

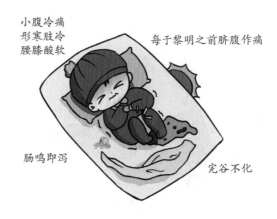

肠鸣即泻

完谷不化

治法：温肾健脾，固涩止泻。

代表方：四神丸加减。

135

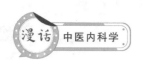

脾胃虚弱 舌淡苔白　浮中沉 脉细弱

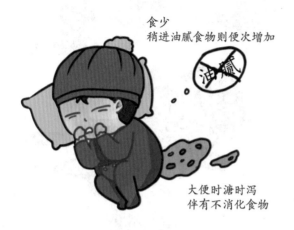

食少
稍进油腻食物则便次增加

大便时溏时泻
伴有不消化食物

治法：健脾益气，化湿止泻。

代表方：参苓白术散加减。

食滞肠胃 苔垢浊或厚腻　浮中沉 脉滑

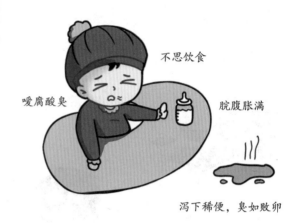

不思饮食

嗳腐酸臭

脘腹胀满

泻下稀便，臭如败卵

治法：消食导滞，和中止泻。

代表方：保和丸加减。

寒湿内盛 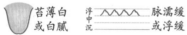 苔薄白或白腻　浮中 脉濡缓沉 或浮缓

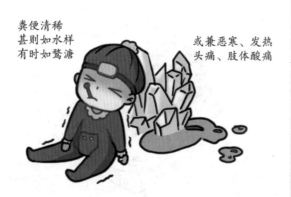

粪便清稀
甚则如水样
有时如鹜溏

或兼恶寒、发热
头痛、肢体酸痛

治法：芳香化湿，解表散寒。

代表方：藿香正气散加减。

湿热伤中 苔黄腻　一息六至 脉滑数或濡数

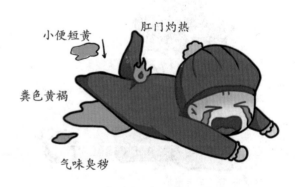

泻下急迫或泻而不爽

小便短黄

肛门灼热

粪色黄褐

气味臭秽

治法：清热利湿，分利止泻。

代表方：葛根芩连汤加减。

★ 临证经验 ★

一、辨病思路

泄泻常见于西医学中的急慢性肠炎、肠结核、肠道肿瘤、肠易激综合征等肠道疾病。

1.急慢性肠炎包括急性肠炎、慢性肠炎。急性肠炎多表现为恶心、呕吐在先，继以腹泻，每天3~5次，甚至数十次不等，大便呈水样，深黄色或带绿色，恶臭，可伴有腹部绞痛、发热等症状。慢性肠炎常呈现间断性腹部隐痛、腹胀、腹泻，遇冷、进油腻之物，或遇情绪波动，或劳累后容易发作。

2.肠结核是结核分枝杆菌引起的肠道慢性特异性感染，症状主要是右下腹或脐周慢性疼痛、腹泻、便秘或泻秘交替。腹泻时粪便呈黄色稀粥状，带黏液而少脓血，有午后低热、盗汗，食欲不振，营养不良，消瘦等表现。

3.肠道肿瘤即发生于小肠和大肠的良性、恶性肿瘤。小肠良性或恶性肿瘤表现为轻重不等的腹痛、肠道出血、肠梗阻、腹部肿块及体重减轻等。大肠良性肿瘤表现为小量便血、腹泻或腹泻与便秘交替；恶性肿瘤还可有腹部肿块、腹痛、大便习惯改变、发热、贫血和消瘦等症状。

4.肠易激综合征是一组持续或间歇发作，以腹痛、腹胀、排便习惯和（或）大便性状改变为临床表现，而缺乏胃肠道结构和生化异常的肠道功能紊乱性疾病。该病症状可见腹痛、腹泻或便秘，或腹泻与便秘交替，有时粪中带有大量黏液。患者肠道无器质性病变，但功能异常，对进食、药物、情绪波动等反应过度。

二、辨证思路

1.辨虚实。实证多因湿盛伤脾，或饮食伤脾，暴泻以实证为主。虚证见于劳倦内伤、大病久病之后，或他脏及脾，如肝木克脾，或肾阳亏虚，不能温煦脾脏，久泻以虚证为主。急性泄泻经及时治疗，可在短期内痊愈。一些急性泄泻因失治或误治，迁延日久，可由实转虚，转为久泻。

2.辨寒热。大便色黄褐而臭，泻下急迫，肛门灼热者，多属热证；大便清稀甚至水样，气味腥秽者，多属寒证；大便溏垢，臭如败卵，完谷不化者，多为伤食之证。

三、临床备要

1.明代医家李中梓在《医宗必读·泄泻》中提出"治泻九法"，他认为"夫此九者，治泻之大法，业无遗蕴。至如先后缓急之权，岂能预设，须临证之顷，圆机灵变"。朱莹教授在李中梓"治泻九法"的基础之上，结合自身临床经验，病证结合，审因论治。其将暴泻辨证分为寒湿证，以燥脾、淡渗为法；湿热证，以清凉为法；食滞证，以疏利为法。将久泻辨证分为脾胃虚弱证，以甘缓、燥脾为法；肝气乘脾证，以疏利、甘缓为法；肾阳虚衰证，以温肾、固涩为法，临

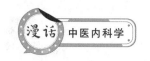

床疗效显著。

2.田德禄教授认为，泄泻当根据其病程分为暴泻、久泻。前者病程较短，与外邪、饮食相关；后者病程较长，与久病体虚、情志失宜相关。田教授根据本病脾虚湿盛的病机，在治疗中将病机治疗与脏腑论治相融合，从脾胃立论，兼顾肝肾。对于感受外邪者，以治湿为要，分型立论；对于饮食所伤者，通降清泄、逐邪外出；对于久病体虚者，甘缓升清、暖肾培中；对于情志不调者，疏利肝脾、化痰祛瘀；对于久泻不固者，酸收敛阴、涩肠固脱。临证中常数法合用，虚实并调，形成一套独特的辨治体系。

呃 逆

★ 疾病概述 ★

呃 逆

别名：
古时多称为"哕"。

临床主要特征：
气逆上冲，喉间呃呃连声，声短而频，难以自制。

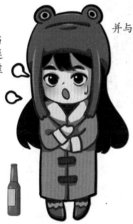

病因：
饮食不当
情志不遂
正气亏虚

病位：
在膈、胃
并与肺、肝、脾、肾有关

病机：
胃失和降
或肺气失于宣通
膈间气机不利
胃气上逆动膈

治疗原则：
理气和胃
降逆止呃

病理性质：虚实。
辨证要点：寒热/虚实。

诊 断

常伴有胸脘膈间不舒，腹中不适，情绪不安等（可有）

气逆上冲（√）
喉间呃呃连声（√）

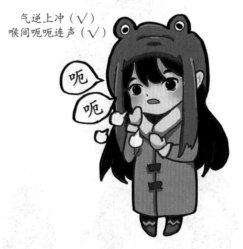

声短而频（√）
不能自止（√）
（其呃声或高或低，或疏或密，间歇时间不定）

鉴别诊断

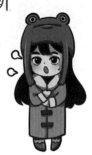

呃逆：
多因饮食不当、情志不遂、正气亏虚所致。
病机为胃失和降或肺气失于宣通，
膈间气机不利，胃气上逆动膈。
病位在膈、胃，并与肺、肝、脾、肾有关。
主症为气从膈间上逆，
气冲喉间，呃呃连声，
声短而频，不能自制。
危重患者出现呃逆，多为临终先兆。

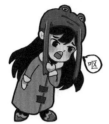

干呕：
多因外邪犯胃、饮食不节、正气亏虚所致。
病机为胃失和降，胃气上逆。
病位在胃，涉及肝、脾。
主症为有声无物的呕，
仅有呕吐动作而无呕吐物。
与嗳气一样，皆为脾胃疾病症状，不决定预后。

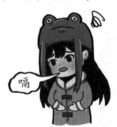

嗳气：
多因饮食不当、情志不畅、脾胃虚弱所致。
病机为胃气阻郁，气逆于上。
病位在胃。
主症为胃中气体冲咽而出，
发出沉缓的嗳气声，常伴酸腐气味，食后多发。
与干呕一样，皆为脾胃疾病症状，不决定预后。

辨证论治

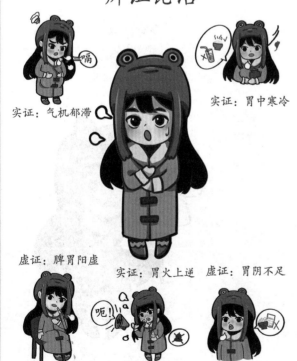

实证：气机郁滞

实证：胃中寒冷

虚证：脾胃阳虚

实证：胃火上逆

虚证：胃阴不足

分证论治

实证
胃中寒冷

舌苔
白润

一息三至
浮中沉 脉迟缓

呃声沉缓有力，得热则减

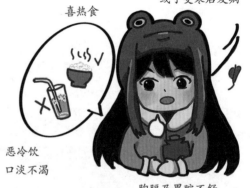

喜热食

或有过食生冷寒凉史
或于受寒后发病

恶冷饮
口淡不渴

胸膈及胃脘不舒

治法：温中散寒，降逆止呃。

代表方：丁香散加减。

实证
胃火上逆

 舌质红
苔黄或黄燥

浮中沉 一息六至
浮中沉 脉滑数

呃声洪亮
冲逆而出

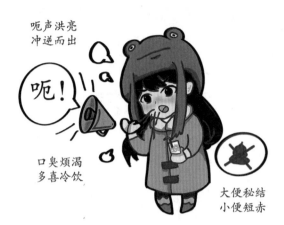

呃!

口臭烦渴
多喜冷饮

大便秘结
小便短赤

治法：清热和胃，降逆止呃。

代表方：竹叶石膏汤加减。

实证
气机郁滞

 舌苔
薄白

浮中沉 脉弦

呃逆连声
常因情志不畅而诱发或加重

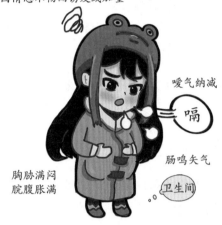

嗳气纳减

嗝

胸胁满闷
脘腹胀满

肠鸣矢气

卫生间

治法：顺气解郁，和胃降逆。

代表方：五磨饮子加减。

虚证
脾胃阳虚

 舌质淡或淡胖
边有齿痕
苔白润

浮中沉 脉沉细弱

呃声低长无力，气不得续

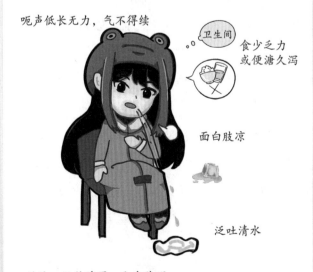

卫生间

食少乏力
或便溏久泻

面白肢凉

泛吐清水

治法：温补脾胃，和中降逆。

代表方：理中丸加减。

虚证
胃阴不足

 舌质红而干
或有裂纹
舌苔少而干

浮中沉 一息六至
浮中沉 脉细数

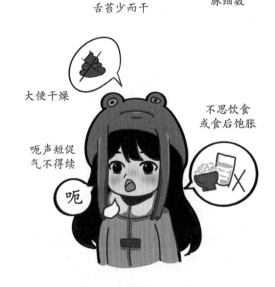

大便干燥

不思饮食
或食后饱胀

呃声短促
气不得续

呃

治法：益气养阴，和胃止呃。

代表方：益胃汤加减。

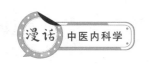

★ 临证经验 ★

一、辨病思路

呃逆一般相当于西医学中的单纯性膈肌痉挛。

单纯性膈肌痉挛发作时，通过胸部透视可判断膈肌痉挛为一侧性或两侧性；必要时做胸部CT检查，排除膈神经受刺激的疾病；做心电图检查判断有无心包炎和心肌梗死。疑中枢神经病变时，可做头部CT、磁共振，脑电图等检查；疑有消化系统病变时，可进行腹部X线检查、B型超声检查、胃肠造影检查，必要时做腹部CT和肝功能检查；为排除中毒与代谢性疾病时，可做临床生化检查。

二、辨证思路

1.辨生理性呃逆或病理性呃逆。呃逆应首先分清是生理现象还是疾病状态。普通人因情绪影响或快速吞咽食物，或吸入冷凉空气，可发生一时性气逆而作呃，无持续或反复发作者，为生理现象。若呃逆时常反复发作，或持续且难以自制，同时伴有其他症状者，为病理表现。

2.辨虚实、寒热。呃逆有虚实之分。实证多为寒凝、火郁、气滞、痰阻等致胃失和降而产生，其呃声响亮有力，连续发作；虚证每由胃阴耗损，或脾肾亏虚等使正虚气逆引起，其呃声时断时续，气怯乏力。寒证因寒邪内舍，胃失和降，上逆动膈，呃声沉缓有力，遇寒凉更甚；热证属燥热伤胃，阳明腑气不顺，胃气上逆，呃声高响且短，气涌而出。

三、临床备要

1.治疗呃逆，勿忘宣通肺气。手太阴之脉还循胃口，上膈，属肺。肺胃之气又同主于降，故两脏在功能上相互促进，在病理变化时亦互为影响。膈居肺胃之间，当致病因素乘袭肺胃之时，易使膈间之气不畅，而发呃逆。《黄帝内经》中早有取嚏使肺及膈间之气通，以助胃气复降的治法。顾庆华教授认为肺失宣肃、大肠失司为呃逆发病关键，胃失和降、气逆于上为其发病基础，湿浊、痰饮、瘀血为主要病理因素。治疗以宣肺通腑为主，理气和胃为辅，兼以活血化瘀，佐以宁心安神。

2.诊断呃逆，先要详细询问发作史，了解诱因，以辨别是否为一过性气逆而作，抑或因外感、内伤及脏腑功能失调而致。若属一时性气逆而呃，无持续或反复发作，且无明显兼证，可采取一些简便措施处理，无须药物治疗。若呃逆持续或反复发作，兼证明显，或出现在其他急、慢性疾病过程中，应给服药物或以他法治之。

痢 疾

★ 疾病概述 ★

痢 疾

本病具有传染性，
多发于夏秋季节。

"痢疾"之病名
首见于宋·严用和
《济生方·痢疾论治》。

别名：肠澼、赤沃。

临床主要特征：
以腹痛腹泻，里急后重，下痢赤白脓血便为主症。

病因：
外感时邪疫毒
内伤饮食

病位：
在肠
涉及脾、胃、肾

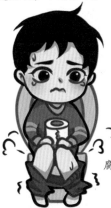

治疗原则：
热痢清之
寒痢温之
初痢实则通之
久痢虚则补之
寒热交错者
清温并用
虚实夹杂者
通涩兼施

病机：
邪蕴肠腑
气血凝滞
传导失司
脂膜血络受伤
腐败化为脓血而成

病理性质：虚实寒热错杂。
发病因素：湿热、寒湿、疫毒。
辨证要点：虚实/寒热。

诊 断

腹痛腹泻（√）
里急后重（√）
下痢赤白黏液或脓血便（√）

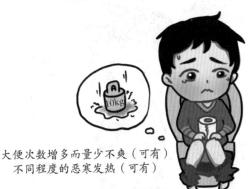

大便次数增多而量少不爽（可有）
不同程度的恶寒发热（可有）

小贴士：
①多起病急骤，夏秋流行季节发病，发病前有不洁饮食史，或有痢疾
患者接触史。疫毒痢病情严重而病势凶险，以儿童多见，急骤起病，
在腹痛、腹泻尚未出现之时，即有高热神疲，四肢厥冷，面色青灰，
呼吸浅表，神昏惊厥。
②便常规检查可见大量红细胞、脓细胞，并有巨噬细胞；
或在新鲜大便中发现阿米巴滋养体、阿米巴包囊；
大便或病变部位分泌物培养可有痢疾杆菌生长，或阿米巴培养阳性；
血常规白细胞计数及中性粒细胞计数增高；儿童在夏秋季节出现高热
惊厥等症，在未排大便时，应清洁灌肠，取便送常规检查和细菌培养。
必要时，做X线钡剂造影及直肠、结肠镜检查，有助于鉴别诊断。

鉴别诊断

两者均于夏秋季节多发；排便次数均增多；
均因外感时邪、内伤饮食发病；病位均在肠间。

痢疾：
病机为邪蕴肠腑，气血凝滞，
传导失司，脂膜血络受伤，
腐败化为脓血而成。
临床以腹痛，里急后重，
便下赤白脓血为主症，
腹痛与里急后重同时出现，
且泻后痛不减。

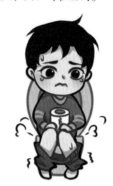

泄泻：
病因另有情志失调、脾胃虚弱、命门火衰等。
病机为脾失健运，湿邪内盛。
临床有排便次数增多，
粪质清稀，完谷不化，
甚则泻出如水样，
腹胀腹痛，肠鸣纳呆等症状，
泻后痛减。

辨证论治

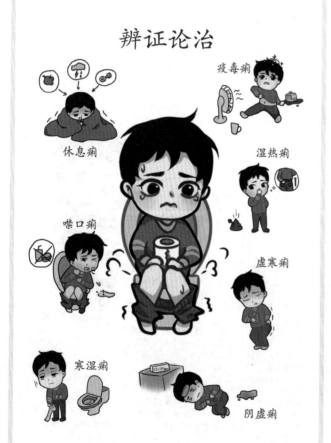

疫毒痢

休息痢

湿热痢

噤口痢

虚寒痢

寒湿痢

阴虚痢

分证论治

休息痢　 舌质淡　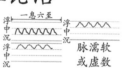
　　　　　　　苔腻　　脉濡软
　　　　　　　　　　　或虚数

下痢时发时止，日久难愈

常因饮食不当、感受外邪或劳累而诱发

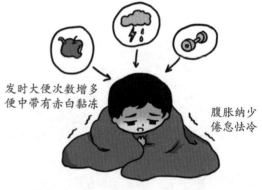

发时大便次数增多
便中带有赤白黏冻

腹胀纳少
倦怠怯冷

治法：温中清肠，调气化滞。

代表方：连理汤加减。

噤口痢

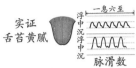

实证
舌苔黄腻

虚证
舌淡苔白

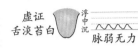

脉滑数

脉弱无力

下痢而不能进食，或下痢呕恶不能食

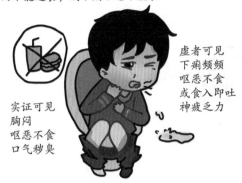

实证可见
胸闷
呕恶不食
口气秽臭

虚者可见
下痢频频
呕恶不食
或食入即吐
神疲乏力

治法：泄热和胃，苦辛通降。

代表方：实证用开噤散加减；虚证用六君子汤加减。

湿热痢

舌红
苔腻微黄

脉滑数

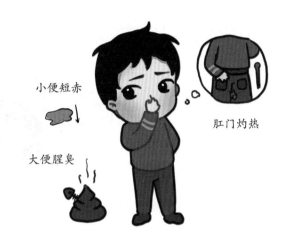

小便短赤

大便腥臭

肛门灼热

治法：清热利湿解毒，调气行血导滞。

代表方：芍药汤加减。

疫毒痢

舌质红绛
苔黄腻或燥

脉滑数或
微细欲绝

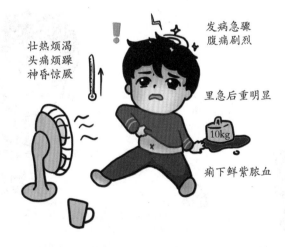

壮热烦渴
头痛烦躁
神昏惊厥

发病急骤
腹痛剧烈

里急后重明显

10kg

痢下鲜紫脓血

治法：清热凉血，解毒清肠。

代表方：白头翁汤加减。

阴虚痢  舌红绛或
光红少津
苔少或花剥

一息六至
浮中沉
浮中沉 脉细数
浮中沉

午后低热
口干心烦

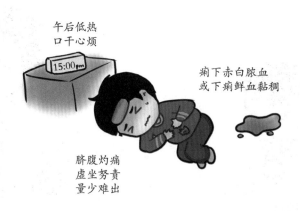

痢下赤白脓血
或下痢鲜血黏稠

脐腹灼痛
虚坐努责
量少难出

治法：凉血养阴，清热化湿。

代表方：驻车丸加减。

虚寒痢 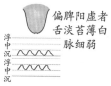 偏脾阳虚者
舌淡苔薄白
脉细弱

浮中沉
浮中沉

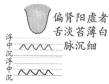 偏肾阳虚者
舌淡苔薄白
脉沉细

浮中沉
浮中沉

久痢缠绵不已，痢下赤白清稀或白冻
无腥臭，甚则滑脱不禁

偏脾阳虚者
兼腹部隐痛
喜温喜按
肛门坠胀
便后更甚

偏肾阳虚者
兼食少神疲
形寒畏冷
四肢不温
腰膝酸软

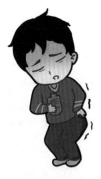

治法：温补脾肾，收涩固脱。

代表方：桃花汤合真人养脏汤加减。

寒湿痢 舌淡
苔白腻

浮中沉 脉濡缓

痢下赤白黏冻
白多赤少
或纯为白冻

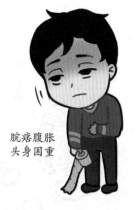 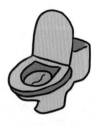

脘痞腹胀
头身困重

治法：温化寒湿，行气导滞。

代表方：胃苓汤加减。

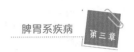

★ 临证经验 ★

一、辨病思路

痢疾大致相当于西医学中的细菌性痢疾、阿米巴痢疾。

1.细菌性痢疾简称菌痢，亦称为志贺菌病，是志贺菌属（痢疾杆菌）引起的肠道传染病。志贺菌经消化道感染人体后，引起结肠黏膜的炎症和溃疡，并释放毒素入血。该病临床表现主要有发热、腹痛、腹泻、里急后重、排黏液脓血便，同时伴有全身毒血症症状，严重者可引发感染性休克和（或）中毒性脑病。菌痢包括急性菌痢、急性中毒性菌痢、慢性菌痢。

（1）急性菌痢表现为急性腹泻，伴有发冷或发热、腹痛、里急后重、排黏液脓血便，以及全腹压痛，左下腹压痛明显。

（2）急性中毒性菌痢（多见于2～7岁儿童），起病急骤，突然高热，反复惊厥，嗜睡，昏迷，迅速发生循环衰竭和呼吸衰竭，肠道症状轻或缺如。

（3）慢性菌痢有持续轻重不等的腹痛、腹泻、里急后重，以及排黏液脓血便的痢疾症状，病程超过2个月。

2.阿米巴肠病是由于溶组织内阿米巴（痢疾阿米巴）寄生于结肠内，引起阿米巴痢疾或阿米巴结肠炎。痢疾阿米巴也是根足虫纲中最重要的致病种类，在一定条件下，其还可扩延至肝、肺、脑、泌尿生殖器官和其他部位，形成溃疡和脓肿。阿米巴痢疾的典型症状为果酱色、鱼冻样、血腥恶臭且粪质较多的大便，可混有滋养体或包囊。

二、辨证思路

本病的病理性质分寒热虚实，病机演变多端。初期多为实证，因湿热或寒湿所致。外感湿热，或湿热内生，或疫毒内侵，壅滞腑气，熏灼肠道，下痢鲜紫脓血，壮热口渴，皆属热证。寒湿阴邪所致者为寒证。下痢日久，可由实转虚或虚实夹杂，寒热并见。如痢疾失治，迁延日久，或收涩太早，关门留寇，正虚邪恋，可发展为下痢时发时止，日久难愈的休息痢。

三、临床备要

1.热痢清之，寒痢温之，初痢实则通之，久痢虚则补之，寒热交错者清温并用，虚实夹杂者攻补兼施。痢疾初起之时，以实证、热证多见，宜清热化湿解毒；久痢虚证、寒证，应予补虚温中，调理脾胃，兼以清肠，收涩固脱。如下痢兼有表证者，宜合解表剂，外疏内通；夹食滞可配合消导药，消除积滞。刘河间提出："调气则后重自除，行血则便脓自愈。"调气和血之法，可用于痢疾的多个证型，赤多重用血药，白多重用气药，而在掌握扶正祛邪的辨证治疗过程中，始终应顾护胃气。治疗痢疾之禁忌：忌过早补涩，忌峻下攻伐，忌分利小便。

2.张士卿教授对此病有独特的认识，他认为小儿易患痢疾，内因责之脾胃虚弱，外因责之饮食不节、感受湿热邪毒，病机以湿热内蕴、气机阻滞为主，临床治疗以清热止痢、行气止痛、消积导滞为主。故临证选方以小儿痢疾神方为主方，随证加减，每获良效。

3.田振国教授根据"腑病以通为用，腑病以通为补"，创立了清热利湿、调气行血的通腑宁颗粒（组成：厚朴、甘草、黄柏、山楂、川贝母、吴茱萸、天花粉、芦根、白芍、滑石、木香、延胡索、胡黄连），以固本为主，以健脾益气、祛邪利湿为标，标本兼顾，寒热并用，寒热平调，调理气血，厚肠止泻。

便 秘

便 秘

别名："后不利""大便难"。

临床主要特征：

大便秘结，排便周期延长，或周期不长，但粪质干结，排出艰难，或粪质不硬，虽有便意，但便而不畅。

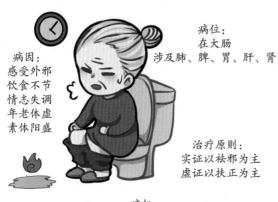

病因：
感受外邪
饮食不节
情志失调
年老体虚
素体阳盛

病位：
在大肠
涉及肺、脾、胃、肝、肾

治疗原则：
实证以祛邪为主
虚证以扶正为主

病机：
大肠传导失常
与肺、脾、肝、肾等脏腑功能失调有关

病理变化：
腹痛、呕吐、痔疮、肛裂、疝气，可诱发胸痹、中风。

辨证要点：寒热/虚实。

诊 断

排便次数减少+排便周期延长（√）

粪质坚硬+便下困难（可有）
排便无力+出而不畅（可有）
腹胀腹痛（可有）

口臭纳差（可有）
神疲乏力（可有）
头眩心悸（可有）

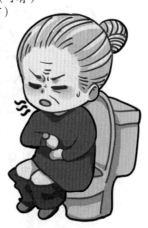

小贴士：多起病缓慢。

鉴别诊断

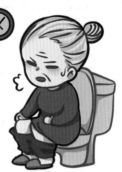

便秘:
少数患者便秘日久,
腹部可扪及包块,
但其包块多位于左下腹,
或为条索状,或大小不等,
通下之后,位置改变或消失。

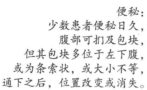

肠积:
肠积之包块形态、
位置固定,
通下之后,依旧不变。

辨证论治

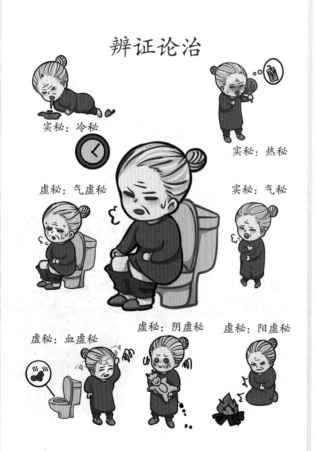

实秘:冷秘

实秘:热秘

虚秘:气虚秘

实秘:气秘

虚秘:血虚秘

虚秘:阴虚秘

虚秘:阳虚秘

分证论治

实秘
热秘

舌红干
苔黄燥或
焦黄起芒刺

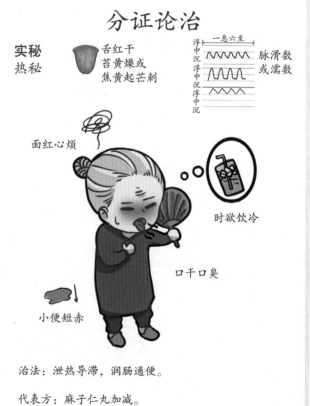

一息六至

浮中沉 浮中沉 浮中沉 浮中沉 浮中沉

脉滑数
或濡数

面红心烦

时欲饮冷

口干口臭

小便短赤

治法:泄热导滞,润肠通便。

代表方:麻子仁丸加减。

实秘
气秘

 舌苔薄白
或薄黄
或薄腻

浮中沉 脉弦

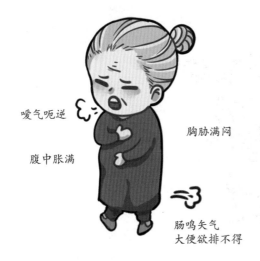

嗳气呃逆

胸胁满闷

腹中胀满

肠鸣矢气
大便欲排不得

治法：顺气导滞，降逆通便。

代表方：六磨汤加减。

实秘
冷秘

 舌苔白腻

浮中沉 脉弦

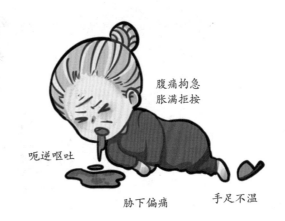

腹痛拘急
胀满拒按

呃逆呕吐

胁下偏痛

手足不温

治法：温里散寒，导滞通便。

代表方：大黄附子汤加减。

虚秘
气虚秘

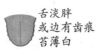 舌淡胖
或边有齿痕
苔薄白

浮中沉 脉细弱

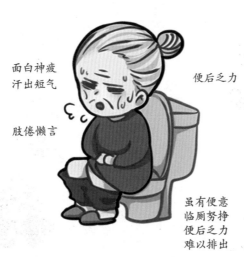

面白神疲
汗出短气

便后乏力

肢倦懒言

虽有便意
临厕努挣
便后乏力
难以排出

治法：补气健脾，润肠通便。

代表方：黄芪汤加减。

虚秘
血虚秘

 舌质淡
苔白

脉细

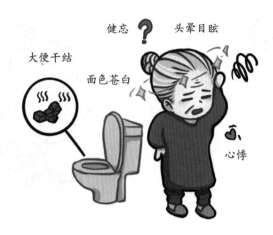

健忘 ❓ 头晕目眩

大便干结

面色苍白

心悸

治法：养血润燥。

代表方：润肠丸加减。

虚秘
阴虚秘

 舌红少苔

一息六至
脉细数

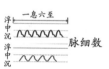

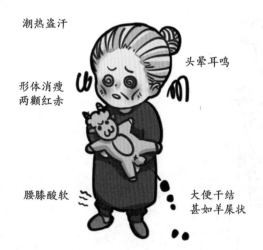

潮热盗汗

头晕耳鸣

形体消瘦
两颧红赤

腰膝酸软

大便干结
甚如羊屎状

治法：滋阴通便。

代表方：增液汤加减。

虚秘
阳虚秘

 舌质淡
苔白或薄腻

一息三至
脉沉迟
或沉弦

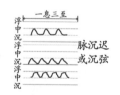

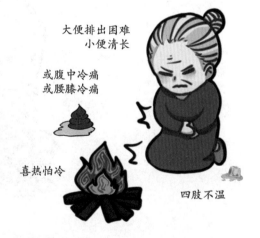

大便排出困难
小便清长

或腹中冷痛
或腰膝冷痛

喜热怕冷

四肢不温

治法：温阳通便。

代表方：济川煎加减。

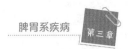

★ 临证经验 ★

一、辨病思路

功能性便秘是临床常见的功能性胃肠病之一。

便秘是一个常见的临床症状，表现为粪便干结、排便困难、排便量和排便次数减少。如不存在引起便秘的器质性病变，则称功能性便秘。功能性便秘是指缺乏器质性病因，没有结构异常或代谢障碍，又除外肠易激综合征的慢性便秘。功能性便秘患者可以有粪便坚硬、排便困难、便不尽感和便次减少等表现。

二、辨证思路

1.辨虚实。热秘、气秘、冷秘属实，气血阴阳亏虚所致者属虚。虚实之间常常相互兼夹或相互转化。如肠胃积热与气机郁滞可以并见，阴寒积滞与阳气虚衰可以相兼。气秘日久，久而化火，可转化成热秘。阳虚秘者，如温燥太过，津液耗伤，可转化为阴虚秘，或久病阳损及阴，则可见阴阳俱虚之证。

2.辨排便情况和大便性状。依据患者的排便周期、粪质、舌象，分清寒热虚实。大便干燥坚硬，肛门灼热，舌苔黄厚者，多属肠胃积热；素体阳虚，排便艰难，舌体胖而苔白滑者，多为阴寒内结；大便不干结，排便不畅，或欲便不出，舌质淡而苔少者，多为气虚；若粪便干燥，排出艰难，舌质红而少津无苔者，多属血虚津亏。

三、临床备要

1.王行宽教授认为，功能性便秘归属于中医学"肠痹"的范畴，其病位在大肠，与肺、肝、脾密切相关，其病机关键在肠中之气与津。肺失治节，肝失疏泄，脾胃升降失权，均可使肠中气机不畅或津液不足，致大肠传导失职，大便秘结。王教授将宣肺、疏肝、理脾并用，调脏腑之气机，并润肺、柔肝、益胃、润肠，滋脏腑之津液，创制了自拟经验方"肠痹汤"，验之于临床，疗效显著，体现了"多脏调燮、综合治理、杂病治肝"的学术思想。

2.张立平教授认为，功能性便秘病位在脾胃，故要在一些实性症状下抓住患者脾虚的本质，认清虚实夹杂，脾虚肝郁的病机。在论治方面，则当以虚实同治，补脾疏肝为则，用药具有补脾温和不峻烈，调拨气机轻灵不伤正的特点，随证加减，并结合心理疏导使患者放松情绪、改善作息，临床疗效显著。

3.朱秉宜教授对于功能性便秘的治疗，不专治大肠，不滥用泻药，以增液润肠、健脾助运、理气导滞之品，从肺、脾、肾三脏入手，拟就肠痹汤一方，以增液、润肠、宣肺、行气、助运，取得了较好的临床疗效。

第四章

肝胆系疾病

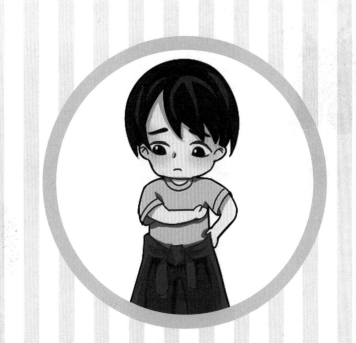

胁 痛

★ 疾病概述 ★

胁 痛

本证早在《内经》中便已有记载。

临床主要特征：一侧或两侧胁肋部疼痛。

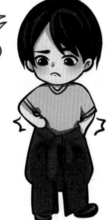

外因：
外感湿热
跌仆损伤

内因：
情志失调
饮食不节
劳欲久病

病位：肝胆

病机：
肝络失和
（不通则痛、
不荣则痛）

治疗原则：
疏肝和络止痛

病理因素：气滞、血瘀、湿热、阴虚。
辨证要点：在气在血/外感内伤/虚实。

诊 断

一侧或两侧胁肋部疼痛（√）

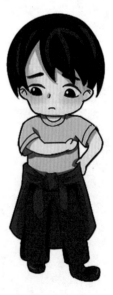

小贴士：
血常规、肝功能、B超等检查，有助于诊断。

鉴别诊断

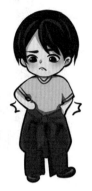

胁痛：
多因外感湿热、情志失调、
饮食不节、跌仆损伤、
劳欲久病所致。

常以一侧或两侧胁肋部疼痛为主。

悬饮：
为饮留胁下所致。

常表现为胸胁胀痛，持续不已，
伴见咳嗽，咳痰，
呼吸时疼痛加重，
患侧肋间饱满，或兼见发热。

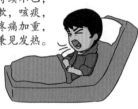

辨证论治

实证：肝胆湿热

实证：肝郁气滞

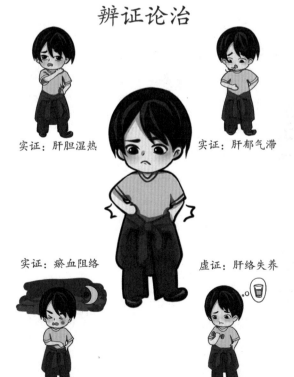

实证：瘀血阻络

虚证：肝络失养

分证论治

实证
肝郁气滞

舌苔
薄白

浮
中　〜〜〜　脉弦
沉

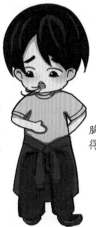

胁肋胀痛
走窜不定
甚则连及胸背
疼痛每因情志
变化而增减

胸闷腹胀
得嗳气则胀痛稍舒

治法：疏肝理气，柔肝止痛。

代表方：柴胡疏肝散加减。

实证
肝胆湿热

 舌苔
黄腻

浮中沉
浮中沉 一息六至
浮中沉
脉弦滑数

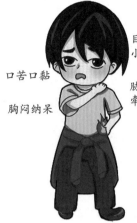

目赤或身目发黄、
小便黄赤

口苦口黏

胸闷纳呆

胁肋胀痛或灼热疼痛
牵引肩背，触痛明显

治法：疏肝利胆，清利湿热。

代表方：龙胆泻肝汤加减。

实证
瘀血阻络

 舌质
紫暗

浮中沉
脉沉涩

胁肋刺痛，痛有定处，入夜更甚

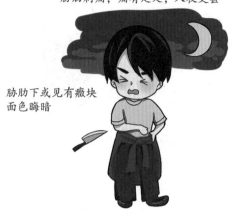

胁肋下或见有癥块
面色晦暗

治法：活血祛瘀，通络止痛。

代表方：旋覆花汤或复元活血汤加减。

虚证
肝络失养

 舌红
少苔

浮中沉
一息六至
浮中沉
脉细弦而数

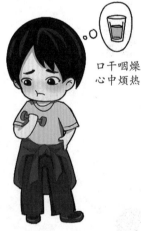

口干咽燥
心中烦热

胁肋隐痛
悠悠不休
遇劳加重

治法：养阴柔肝，理气止痛。

代表方：一贯煎加减。

★ 临证经验 ★

一、辨病思路

胁痛常见于西医学中的肝脏疾病、胆囊及胆道系统疾病、肋间神经痛。

1.可致胁痛的肝病包括各种原因所致的急、慢性肝炎，脂肪肝等。肝炎通常是指由多种致病因素，如病毒、细菌、寄生虫、化学毒物、药物、酒精、自身免疫因素等使肝脏细胞受到破坏，肝脏的功能受到损害，引起身体一系列不适症状，以及肝功能指标的异常。脂肪肝是指由于各种原因引起的肝细胞内脂肪堆积过多的病变，是一种常见的肝脏病理改变。脂肪肝一般分为酒精性脂肪肝和非酒精性脂肪肝两大类。根据脂肪变性在肝脏累及的范围，又可分为轻、中、重三型。脂肪肝的临床表现多样，轻度脂肪肝多无临床症状，患者多于体检时偶然发现；中、重度脂肪肝有类似慢性肝炎的表现，可有食欲不振、疲倦乏力、恶心、呕吐、肝区或右上腹隐痛等。疲乏感是脂肪肝患者最常见的自觉症状。

2.可致胁痛的胆病包括急、慢性胆囊炎，胆道系统结石，胆囊术后胆管功能障碍等，表现为右胁疼痛，牵引肩背，常因油腻饮食诱发。B超检查提示胆壁增厚，或胆囊（胆管）结石，或有胆囊切除史。

3.原发性肋间神经痛极少见，继发性肋间神经痛多与病毒感染、毒素刺激、机械损伤及异物压迫等因素有关。肋间神经痛是指一个或几个肋间部位从背部沿肋间向胸腹前壁放射，呈半环状分布，多为单侧受累，也可以双侧同时受累。咳嗽、深呼吸或打喷嚏往往使疼痛加重。查体可有胸椎棘突、棘突间或椎旁压痛和叩痛，少数患者沿肋间有压痛，受累神经支配区可有感觉异常。其疼痛性质多为刺痛或灼痛，有沿肋间神经放射的特点。带状疱疹可见局部病变。

二、辨证思路

1.临床辨证应结合辨病，配合针对性药物。经检查，如属病毒性肝炎，病初多以湿热蕴结证为主，病久可出现脾虚、阴虚、血瘀等证，可用清热解毒、疏肝运脾、化湿行瘀等治法，选择具有抗病毒、改善肝功能、调节免疫及抗肝纤维化的药物。

2.注意疾病转归，未病先防。一般说来，胁痛初病在气，气滞为先，气机不畅致胁痛。气滞日久，则血行不畅，由气滞转为血瘀，或气滞血瘀并见。实证日久，因肝郁化火、耗伤肝阴，或肝胆湿热、耗伤阴津，或瘀血不去、新血不生，致精血虚少，即可由实转虚。同时，阴血不足、肝络失养之虚证，又可在情志、饮食等因素的影响下产生虚中夹实的变化，最终出现虚实夹杂之证。同时，注意胁痛一证与其他病证间的兼见、转化情况。如湿热瘀阻肝胆之胁痛，若湿热交蒸，胆汁外溢，则可并见黄疸；肝郁气滞或瘀血停着之胁痛，可转化为积聚；肝失疏泄、脾失健运，病久及肾，致气血水停于腹中，则可转化为鼓胀等。

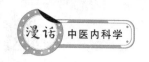

三、临床备要

1.治疗胁痛宜疏肝、柔肝并举，以防辛燥劫阴之弊。胁痛之病机以肝经气郁，肝失条达为先，故疏肝解郁，理气止痛是治疗胁痛常用之法。然肝为刚脏，体阴而用阳，治疗之时宜柔肝而不宜伐肝。故临证使用疏肝理气药时，一要选用轻灵平和之品，如香附、紫苏梗、佛手、香橼之类；二要注意配伍柔肝养阴药物，以顾护肝阴，以利肝体。

2.胁痛之治疗根据"通则不痛""荣则不痛"的理论，以疏肝、和络、止痛为基本治则。实证以祛邪疏通为主，采用理气、活血、清热、利湿之法，亦可多法并用，以达祛邪、疏通肝胆气机之效。虚证以扶正柔肝为要，宜补中寓通，采用滋阴、养血、柔肝之法，亦可适当加入疏肝理气之品，以疏通、调畅肝气。

3.病毒性肝炎治疗经验。吕文良教授多年深入临床分析慢性乙型病毒性肝炎的病因病机，认为其病理性质为本虚标实，尤重视益气佐其正气，同时佐以清热、利湿、解毒等法。吕文良教授针对疾病病机，用黄芪、茵陈、黄芩、黄连、黄柏等为主药，加减治疗多种慢性肝病，疗效显著。张德超老中医诊治慢性病毒性肝炎，提出"血分湿热毒瘀由脾入肝伤肾"的病机观，"气血并理、脏腑同调、邪正兼治"的治疗观和"主方结合辅方"的处方观。对于肝炎后肝硬化，其提出代偿期、失代偿期分别注重"气血痰虚""气血水虚"的治疗策略与"四宜、四不宜"的治疗原则。张老自拟的"垂黄降酶汤""养肝解毒丸""复肝散"等验方，具有较高的临床价值。

黄 疸

黄 疸

黄疸病名首见于《内经》。

临床主要特征：
目黄、身黄、小便黄（目睛黄染为本病的必备特征）。

病因：
外感湿热疫毒
内阻中焦
饮食不节
脾胃虚寒
病后续发

病位：
脾、胃、肝、胆

病机：
湿阻中焦
困遏脾胃
肝胆疏泄失常
胆液外溢而发

治疗原则：
化湿邪，利小便

病理性质：湿热、寒湿。
病理变化：阳黄、阴黄、急黄可在一定条件下相互转化。
久病黄疸容易转化为积聚、鼓胀。
发病因素：湿邪、热邪、寒邪、疫毒、瘀血。
辨证要点：阳黄与阴黄/湿热轻重。

诊 断

目黄、身黄、小便黄（目睛黄染为重要特征）（√）

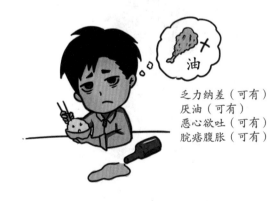

乏力纳差（可有）
厌油（可有）
恶心欲吐（可有）
脘痞腹胀（可有）

小贴士：
①常有外感湿热疫毒、酒食不节，或有胁痛、癥积等病史。
②肝功能、血常规、B超、CT、MRI等检查有助于诊断。

鉴别诊断

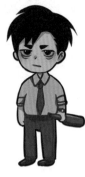

黄疸：
以身黄、目黄、小便黄
为主要特征。

多有肝病史，
因感受外邪、饮食所伤、脾胃虚寒所致，
可由胁痛或积聚等转化，
湿、瘀、毒阻滞中焦，
困遏脾胃，肝胆疏泄失常，
胆液外溢而发。

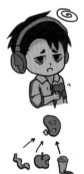

萎黄：
无目黄，
主要表现为肌肤呈淡黄色，
干萎无光，且常伴有眩晕耳鸣、
心悸少寐等症状。

多有脾胃病史，
多由于虫积、食滞，致脾土虚弱，
气血生化不足，
或失血、病后血气亏虚，
使肌肤呈现黄色。

辨证论治

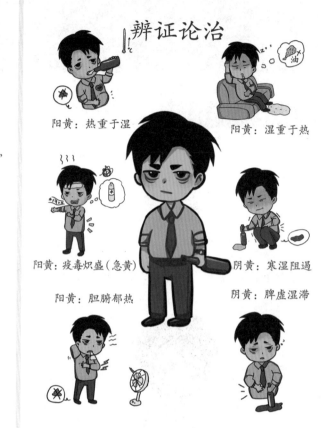

阳黄：热重于湿

阳黄：湿重于热

阳黄：疫毒炽盛（急黄）

阴黄：寒湿阻遏

阳黄：胆腑郁热

阴黄：脾虚湿滞

分证论治

阳黄
热重于湿

舌苔黄腻

浮中沉 脉弦数
一息六至

黄色鲜明

发热，口渴

口苦

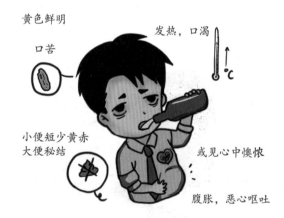

小便短少黄赤
大便秘结

或见心中懊憹

腹胀，恶心呕吐

治法：清热通腑，利湿退黄。

代表方：茵陈蒿汤加减。

阳黄
湿重于热

苔厚腻微黄

浮中沉 脉弦滑
浮中沉
浮中沉 或濡缓

黄色不如前者鲜明

头重身困
嗜卧脘痞

油

纳呆厌油

口黏不渴

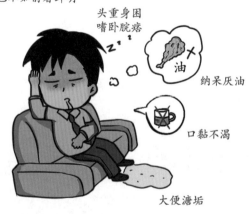

大便溏垢

治法：利湿化浊，佐以清热。

代表方：茵陈五苓散合甘露消毒丹加减。

阳黄
胆腑郁热

舌红苔黄

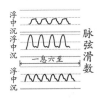

脉弦滑数

一息六至

黄色鲜明

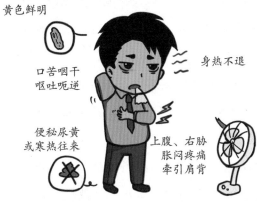

口苦咽干
呕吐呃逆

身热不退

便秘尿黄
或寒热往来

上腹、右胁
胀闷疼痛
牵引肩背

治法：疏肝泄热，利胆退黄。

代表方：大柴胡汤加减。

阳黄
疫毒炽盛（急黄）

舌质红绛
苔黄而燥

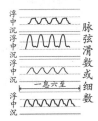

脉弦滑数
或细数

一息六至

发病急骤，黄疸迅速加深，
其色如金

高热

烦躁不安

神昏谵语

烦渴

或见衄血、便血
或肌肤出现瘀斑

胁痛，腹满

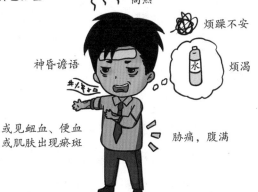

治法：清热解毒，凉营开窍。

代表方：犀角散加减。

阴黄
寒湿阻遏

舌质淡苔腻

脉濡缓

一息三至

或沉迟

黄色晦暗，或如烟熏

神疲畏寒

口淡不渴

纳少脘闷
或见腹胀

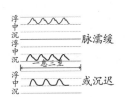

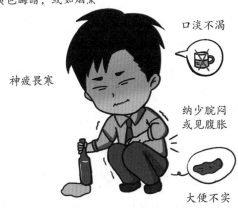

大便不实

治法：健脾和胃，温化寒湿。

代表方：茵陈术附汤加味。

阴黄
脾虚湿滞

舌淡苔白腻

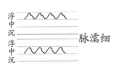

脉濡细

面目及肌肤淡黄，甚则晦暗不泽

神疲乏力

纳呆腹胀

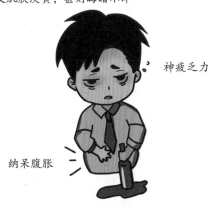

治法：健脾养血，利湿退黄。

代表方：黄芪建中汤加减。

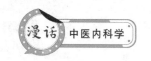

一、辨病思路

黄疸相当于西医学中的肝细胞性黄疸、阻塞性黄疸、溶血性黄疸，以及先天性黄疸。

1.肝细胞性黄疸是指因肝细胞受损，从而对胆红素的摄取、结合，以及排泄发生障碍，导致胆红素在血中蓄积所形成的黄疸。肝细胞性黄疸多发生于病毒性肝炎、钩端螺旋体病、败血症、肝脓肿或磷中毒等情况。在胆红素定性试验中，呈双相反应。

2.阻塞性黄疸根据阻塞的部位可分为肝外胆管阻塞及肝内胆管阻塞两类。①肝外胆管阻塞的常见病因包括：胆总管结石、狭窄、炎性水肿、蛔虫，肿瘤及先天性胆道闭锁，胰头癌，胰头增大的慢性胰腺炎，肝胰壶腹癌，肝癌，以及肝门部或胆总管周围肿大的淋巴结（癌肿转移）等。②肝内胆管阻塞的常见病因包括：肝内胆管泥沙样结石、癌栓（多为肝癌）、华支睾吸虫病、病毒性肝炎、药物性胆汁郁积症（如氯丙嗪、甲睾酮、口服避孕药等）、细菌性脓毒血症、妊娠期复发性黄疸、原发性胆汁性肝硬化及少数心脏或腹部手术后等。

3.溶血性黄疸的常见类型有以下两大类。①先天性溶血性贫血：如地中海贫血（血红蛋白病）、遗传性球形红细胞增多症。②后天性获得性溶血性贫血：如自身免疫性溶血性贫血，遗传性葡萄糖-6-磷酸脱氢酶缺乏症（蚕豆病），异型输血后溶血，新生儿溶血症，恶性疟疾，伯氨喹等药物、蛇毒、毒蕈中毒，阵发性睡眠性血红蛋白尿症等。

4.先天性非溶血性黄疸见于Gilbert综合征、Dabin-Johnson综合征、Rotor综合征、Crigler-Najjar综合征等。该病是指胆红素的代谢有先天性的缺陷，发病多见于婴幼儿和青年，常有家族史，以慢性间歇性黄疸为主，肝压痛或触痛，有轻度肝大，剧烈活动、感染后黄疸加深。

二、辨证思路

1.辨证应以阴阳为纲。因于湿热所伤，或过食甘肥酒热，或素体胃热偏盛，则湿从热化，湿热交蒸，发为阳黄。阳黄以湿热疫毒为主，其中有热重于湿、湿重于热、胆腑郁热与疫毒炽盛的不同。若因寒湿伤人，或素体脾胃虚寒，或久病脾阳受伤，则湿从寒化，发为阴黄。阴黄以脾虚寒湿为主，注意有无血瘀。

2.以速退为顺。如《金匮要略·黄疸病脉证并治第十五》指出："黄疸之病，当以十八日为期，治之十日以上瘥，反剧为难治。"从色泽而言，黄疸色泽鲜明，神清气爽，为顺证，病轻；颜色晦滞，烦躁不宁，为逆证，病重。若色泽逐渐加深，提示病势加重；色泽逐渐变浅淡，表明病情好转。一般说来，阳黄病程较短，消退较易；阴黄病程缠绵，收效较慢。阳黄、急黄、阴黄在一定条件下可以相互转化。若阳黄治疗不当，病状急剧加重，侵犯营血，内蒙心窍，可发为急黄。急黄若救治得当，亦可转危为安。若阳黄误治失治，迁延日久，脾阳损伤，湿从寒化，则可转为阴黄。阴黄复感外邪，湿郁化热，又可呈阳黄表现。倘若湿浊瘀阻肝胆脉络，黄疸可能数月或经年不退，可伤及肝脾，有酿成癥积、鼓胀之可能。

三、临床备要

1.黄疸的治疗大法，主要为化湿邪，利小便。《金匮要略·黄疸病脉证并治第十五》云："诸病黄家，但利其小便。"黄疸病机关键在于湿，利湿可以退黄。通利二便是利湿的重要途径，若二便通利，湿能下行，寒热之邪也易得泄。

2.黄峰教授从先天、后天及邪毒3个角度分析虚黄，认为虚黄是各种原因导致的气血亏虚，血行瘀滞，阻滞于肝胆，胆汁横溢外泄入血，随气血运行而周流全身，上行头面而至面色微黄，下输膀胱而致小便黄。虚黄的病变部位在肝胆，病在血分，属于里病，致病因素以瘀血为主，气虚、气机不畅为枢纽，气虚血瘀、气滞瘀阻杂合而发为虚黄。其在辨病的基础上辨证施治，秉承"治黄需治血，血行黄易退"的治疗原则，运用补阳还五汤加味，辨证加减，以应对不同证候的虚黄，取得了良好的效果。

3.常占杰教授采用虚实分治理念治疗黄疸。他认为实黄多为脾虚基础上的湿热壅盛，虚黄多为脾虚失运，兼夹湿邪阻滞，或夹杂瘀血。他还认为脾虚失运是虚黄的病机核心，以健脾助运、活血退黄为主要治则，采用黄疸病系列方剂中的降黄合剂Ⅲ号方加减，临床疗效满意。

4.残留黄疸多出现于急、慢性肝病的治疗后期，病机复杂，常规的退黄治疗效果欠佳。张瑞霞医生认为，湿邪阻滞、瘀血内结是导致该病最基本的中医病因病机，其病位可涉及肝、脾、肾、胆、胃等，病性多属虚实夹杂，临床上表现为"湿-瘀-虚"的演变过程，但以湿邪、瘀血贯穿疾病始终，治疗当以清热利湿、活血退黄为基本原则。其结合多年临床经验，自拟中药方剂金虎退黄汤治疗急、慢性肝病后期残留黄疸，取得了一定效果。

积 聚

积 聚

积聚病名首见于《内经》。

临床主要特征：腹内结块，或痛或胀。

病因：

总因体虚劳倦、七情所伤、感受外邪、药食不当所致

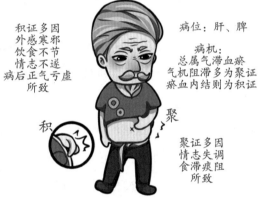

积证多因
外感寒邪
饮食不节
情志不遂
病后正气亏虚
所致

病位：肝、脾

病机：
总属气滞血瘀
气机阻滞多为聚证
瘀血内结则为积证

积

聚

聚证多因
情志失调
食滞痰阻
所致

治疗原则：
积证在血分，活血化瘀，软坚散结
聚证在气分，疏肝理气，行气消聚

病理因素：寒邪、湿热、痰浊、食滞、虫积。
病理变化：出血、黄疸、腹满鼓胀、内伤发热。
辨证要点：积证、聚证/虚实/部位/标本缓急。

诊 断

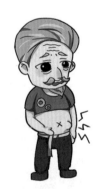

积证：

腹部可扪及或大或小，
质地或软或硬的包块，
常有胀痛或刺痛。

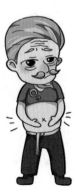

聚证：

腹中气聚，攻窜胀痛，时作时止。
其发作时可见病变部位
有气聚胀满的现象，
缓解时则气聚胀满现象消失。

鉴别诊断

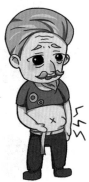

积证：

病在血分，为脏病，病情较重，
属于有形，固定不移，痛有定处。
病机多属瘀血内结。

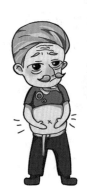

聚证：

病在气分，为腑病，病情较轻，
属于无形，聚散无常，痛无定处。
病机多属气机阻滞。

辨证论治

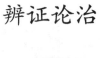
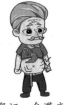
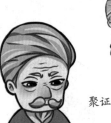

聚证：食滞痰阻　　　聚证：肝气郁滞

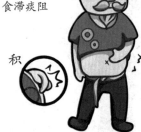

积

聚

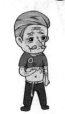
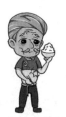

积证：气滞血瘀　积证：瘀血内结　积证：正虚瘀结
（初期）　　　（中期）　　　（末期）

分证论治

聚证
肝气郁滞

 苔薄　　浮中沉——脉弦

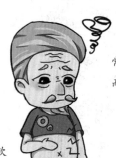

常随情志变化
而加重或减轻

腹中结块柔软
攻窜胀痛
时聚时散

脘胁之间时或不适

治法：疏肝解郁，行气消聚。

代表方：逍遥散合木香顺气散加减。

167

聚证
食滞痰阻

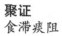 舌苔腻

浮中沉浮中沉 脉弦滑

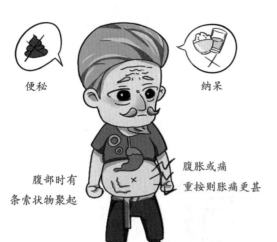

便秘

纳呆

腹部时有
条索状物聚起

腹胀或痛
重按则胀痛更甚

治法：理气化痰，导滞通腑。

代表方：六磨汤加减。

积证
气滞血瘀（初期）

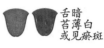 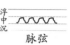 舌暗
苔薄白
或见瘀斑

浮中沉 脉弦

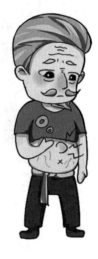

腹部积块

软而不坚

固定不移

胀痛不适

治法：理气活血，通络消积。

代表方：柴胡疏肝散合失笑散加减。

积证
瘀血内结（中期）

 舌质紫暗
或见瘀斑、瘀点
苔薄白

浮中沉 脉弦

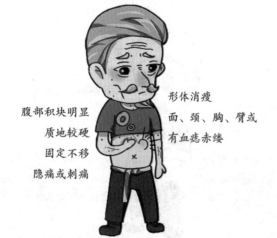

腹部积块明显
质地较硬
固定不移
隐痛或刺痛

形体消瘦
面、颈、胸、臂或
有血痣赤缕

治法：祛瘀软坚，兼调脾胃。

代表方：膈下逐瘀汤合六君子汤加减。

积证
正虚瘀结（末期）

 舌质淡紫
无苔

浮中沉浮中沉浮中沉浮中沉 一息六至
脉弦细
或细数

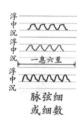

久病体弱
积块坚硬
隐痛或剧痛

面色萎黄或黧黑
饮食大减
消瘦脱形
甚则面肢浮肿

治法：补益气血，化瘀散结。

代表方：八珍汤合化积丸加减。

★ 临证经验 ★

一、辨病思路

积证常见于西医学中的肝脾肿大、腹部肿瘤；聚证常见于西医学中的胃肠功能紊乱、不完全性肠梗阻等疾病。

1.肝脾肿大为临床常见体征，可出现在多系统疾病中。肝脾一般在肋下不能被触及。当内脏下垂，或横膈下降，或深吸气时，肝脾才能被触及，但不超过肋下1cm，且质地较软。肝脾大常见于慢性肝炎、伤寒、血吸虫病、肝硬化早期、白血病、药物中毒等情况。粒细胞白血病时，可见高度脾大。发现肝脾肿大时，应查清病因，及时治疗原发病。

2.腹部肿瘤主要包括腹壁肿瘤、胃癌、大肠癌、小肠肿瘤、肝癌、胆肿瘤、胰腺肿瘤、脾肿瘤、腹膜及腹膜后肿瘤、胃肠胰神经内分泌肿瘤等。从临床发病情况来看，腹部肿瘤多见于胃、肝和肠的恶性肿瘤。胃癌的主要症状有胃脘不适、腹胀、腹痛、食欲不振、恶心呕吐、消瘦、黑便、腹部积块等。

3.胃肠功能紊乱起病多缓慢，临床表现以胃肠道症状为主。胃部症状多表现为反酸、嗳气、厌食、恶心、呕吐、剑突下灼热感、食后饱胀、上腹不适或疼痛，每遇情绪变化则症状加重。肠道症状常有腹痛、腹胀、肠鸣、腹泻和便秘，左下腹痛时可扪及条索状肿物，腹痛常因进食或饮冷而加重，在排便、排气、灌肠后减轻。

4.肠内容物不能正常运行或通过发生障碍时，称为肠梗阻。其中，梗阻程度较轻者，称为不完全性肠梗阻，其是腹部外科常见疾患。梗阻以上的肠腔有扩张现象，并由于长期肠蠕动增强，肠壁呈代偿性增厚。不完全性肠梗阻的主要表现为腹痛、呕吐和腹胀，肛门仍可排气、排便，不能因此而否定诊断。腹痛是在肠道梗阻后最先出现的症状。腹痛发作时，患者自觉有气体在肠内窜行，达到梗阻部位而不能通过时，疼痛最重。

二、辨证思路

1.聚证与积证的病机、主症皆有不同。聚证病机以气机逆乱为主，腹内结块聚散无常，痛无定处，病在气分，多属于腑，病史较短，病情一般较轻；积证病机以痰凝血瘀为主，腹内结块触之有形，固定不移，痛有定处，病在血分，多属于脏，积证多为逐渐形成的过程，结块大多由小渐大，由软渐硬，继而疼痛逐渐加剧，病史较长，病情一般较重。

2.视正气强弱，合理应用扶正祛邪。积聚的形成与演变均与正气的强弱密切相关。聚之为病，一般病情较轻，正气未损，以实证居多，治以祛邪为主，如果反复发作，脾气易损，则应培脾运中。积之为病，非朝夕所致，系日积月累而成，病变的形成与发展，体现出正邪交争，邪气日盛，正气日衰的病理过程；病理特征为邪实于局部，正虚于全身；病理性质总属本虚标实。此时，徒攻其积则正愈虚，纯补其虚则积不去，故治当明辨邪正盛衰，把握攻补的法度。

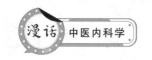

三、临床备要

1.积聚是指各种原因引起的腹部积块，如慢性肝炎合并肝脾肿大、肝纤维化、肝硬化、肝恶性肿瘤等而无明显腹水、出血、肝昏迷等情况者。张瑞霞医生认为，肝体失养、肝用不足是积聚的病机关键，肝络不通是其病理基础，治疗当以补肝体、强肝用、通肝络相结合，根据症状及舌脉调整三者比例，从而达到恢复肝脏生理功能，缩小或软化积块的目的。

2.叶天士对于癥瘕积聚的治疗经验如下：①审症切脉，确定脏腑。通过对症状及脉诊的细微分析，达到"观其脉证，知犯何逆，依法治之"。②视病新久，治从经络。叶天士不仅提出久病入络、久痛入络的观点，更是依照《黄帝内经》所载的经络循行及"是动则病""是主所生病"来指导从经络辨证，用药也多加入相应的引经药。③顾护胃气，虽实攻缓。叶天士提出"上下交病，治在中焦"的理论，其重视胃阴、胃阳，用药多加配伍以免损伤脾胃，通过改变剂型等多个方面来防治胃气损伤。④贯通诸法，丸膏兼施。叶天士能够依据患者体质及疾病病机灵活用药，以最适宜之剂型用于患者，如用膏、丹、丸、散，或者以药汁入药。⑤顺天察运，依时设防。叶天士按照四时阴阳的变化及人与大自然的天人相应关系用药。

鼓 胀

★ 疾病概述 ★

鼓 胀

鼓胀病名首见于《内经》。

临床主要特征：
腹大胀满，绷急如鼓，皮色苍黄，脉络暴露。

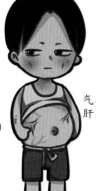

病位：
肝、脾、肾

病因：
情志所伤
酒食不节
虫毒感染
他病续发
（黄疸久治不愈）

病机：
气、血、水互结腹中
肝、脾、肾功能失调

治疗原则：
扶正祛邪
攻补兼施

病理性质：总属本虚标实。
病理因素：气滞、瘀血、水湿。
病理变化：
若药食不当或复感外邪→出血和神昏等危象出现。
辨证要点：标本/虚实。

诊 断

面色萎黄（可有）
黄疸（可有）
手掌赤痕（可有）
面、颈、胸部红痣血缕等（可有）

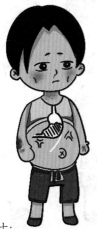

脘腹作胀（√）
腹部胀大如鼓（√）
腹壁青筋暴露（√）

脐心突起（可有）
纳差（可有）
尿少及齿鼻衄血（可有）
皮肤紫斑（可有）

小贴士：
①肝功能、B超、CT、MRI、腹腔镜等检查，以及肝脏穿刺活检有助于腹水病因的鉴别，X线食管钡餐造影可显示食管、胃底静脉曲张情况。
②因病毒性肝炎所致者，可行肝炎病毒血清标志物检测，以确定感染源；血吸虫性肝硬化可做粪检、皮内反应试验、环卵沉淀试验等进行确诊。

鉴别诊断

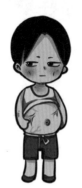

鼓胀：

其肿多先起于腹部，

继而延及全身，

或不见全身症状，

单见腹大如鼓。

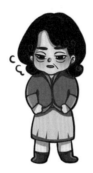

水肿：

其浮肿多从眼睑开始，

继则延及头面、四肢，

或下肢先肿，后及全身，

严重者可伴见腹水。

辨证论治

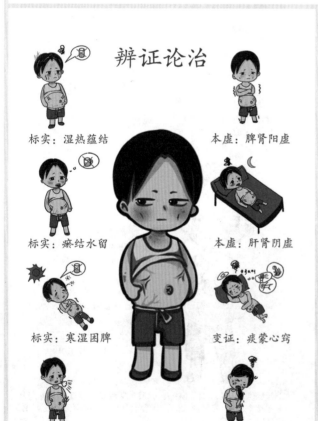

标实：湿热蕴结

本虚：脾肾阳虚

标实：瘀结水留

本虚：肝肾阴虚

标实：寒湿困脾

变证：痰蒙心窍

标实：气滞湿阻

变证：瘀热伤络

分证论治

标实
气滞湿阻

舌苔白腻

脉弦

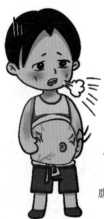

食后胀甚
得嗳气、矢气稍减

胁下胀满或疼痛

腹胀按之不坚

治法：疏肝理气，除湿散满。

代表方：柴胡疏肝散合胃苓汤加减。

标实
寒湿困脾

 舌苔白腻

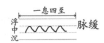
一息四至
脉缓

甚则颜面微浮
下肢浮肿
脘腹痞胀
得热则舒

腹部按之如囊裹水

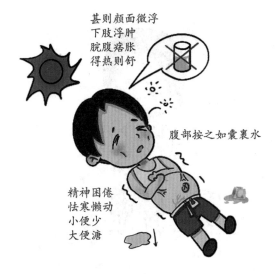

精神困倦
怯寒懒动
小便少
大便溏

治法：温中健脾，行气利水。

代表方：实脾饮加减。

标实
湿热蕴结

 舌边尖红
苔黄腻

一息六至
脉弦数

烦热口苦

渴不欲饮

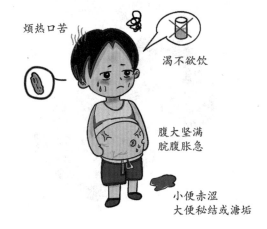

腹大坚满
脘腹胀急

小便赤涩
大便秘结或溏垢

治法：清热利湿，攻下逐水。

代表方：中满分消丸合茵陈蒿汤加减。

标实
瘀结水留

 舌质紫暗
或有瘀斑

浮中沉浮中沉
脉细涩

口干不欲饮水

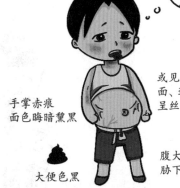

或见赤丝如缕
面、颈、胸、臂出现血痣
呈丝纹状

手掌赤痕
面色晦暗黧黑

腹大坚满
胁下癥结刺痛

大便色黑

治法：活血化瘀，行气利水。

代表方：调营饮加减。

本虚
肝肾阴虚

舌质红绛少津

脉弦细数

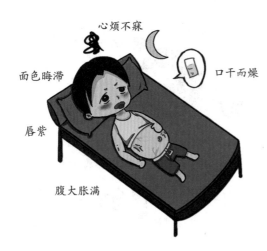

心烦不寐

面色晦滞

口干而燥

唇紫

腹大胀满

治法：滋肾柔肝，养阴利水。

代表方：六味地黄丸合一贯煎加减。

本虚
脾肾阳虚

舌体胖
舌淡紫
苔淡白

脉沉细无力

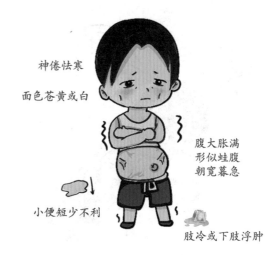

神倦怯寒

面色苍黄或白

腹大胀满
形似蛙腹
朝宽暮急

小便短少不利

肢冷或下肢浮肿

治法：温补脾肾，化气利水。

代表方：附子理苓汤或济生肾气丸加减。

变证
痰蒙心窍

舌质红，苔黄腻
或舌质淡红，苔白腻

一息六至

脉弦滑数
或弦滑

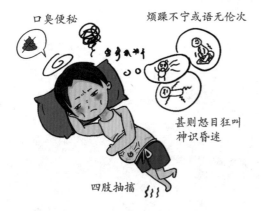

口臭便秘

烦躁不宁或语无伦次

甚则怒目狂叫
神识昏迷

四肢抽搐

治法：豁痰醒神开窍。

代表方：安宫牛黄丸或苏合香丸。

变证
瘀热伤络

舌质红绛

脉弦细数

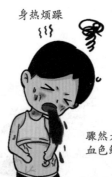

身热烦躁

大便下血
暗红或油黑

骤然大量呕血
血色鲜红

腹大胀满

治法：清热凉血，化瘀止血。

代表方：犀角地黄汤合十灰散加减。

★ 临证经验 ★

一、辨病思路

鼓胀大致相当于西医学中的腹水，包括病毒性肝炎、血吸虫病等多种原因导致的肝硬化腹水，以及腹腔内恶性肿瘤、结核性腹膜炎等形成的腹水。

1.肝硬化腹水是由于肝细胞变性、坏死、再生，促使纤维组织增生和瘢痕收缩，致使肝脏质地变硬形成肝硬化，引起门静脉高压、肝功能损害，导致腹水生成。腹水是肝硬化最常见的并发症之一。肝硬化腹水一般清亮，为浅黄色。如腹水呈浑浊或血性时，可考虑合并原发性腹膜炎或癌性腹水，可伴有脾肿大、腹壁静脉曲张、肝掌、蜘蛛痣等体征，有病毒性肝炎、血吸虫病等多种病因存在，钡餐透视检查可见食管静脉曲张。

2.恶性肿瘤性腹水的腹水增长迅速，呈血性，部分患者腹部可触及肿块（放腹水后更容易触及），临床表现多有原发癌症状和恶病质，腹水细胞学检查可查到肿瘤细胞。

3.结核性腹膜炎引起的腹水常为草黄色渗出液。此类患者常伴有肺结核、肠结核或胸膜结核等腹膜外结核病灶，临床表现有低热、盗汗、乏力等结核中毒症状，抗结核治疗有效。

二、辨证思路

辨明虚实，分清标本缓急。鼓胀病机复杂，病变易于反复，难以根除。鼓胀为本虚标实之证，初期以实为主，其标实又有气滞、血瘀、水停的侧重，同时又有肝、脾、肾脏腑之不同；晚期以虚为主，同时可兼见出血、昏迷等危重证候。所以，治疗本病要根据病变发展的不同阶段，权衡标本，把握虚实，掌握好急则治标，缓则治本的原则，正确处理攻补的关系。实者先攻后补，使患者腹水消退后疗效能够巩固；虚者先补后攻，待患者胜攻时再攻；实中兼虚或虚中夹实者，宜攻补兼施。

三、临床备要

1."阳虚易治，阴虚难调。"水为阴邪，得阳则化，故阳虚患者使用温阳利水药物，腹水较易消退。若是阴虚型鼓胀，温阳易伤阴，滋阴又助湿，治疗颇为棘手。肝以阴血为养，肝肾同源，且久病之体，肝肾已虚，更宜注重其养护，有一分阴存，便有一分生机。临证之时，应时时以养护肝肾之阴为先，缓缓图治，切不可急于求功，否则真阴耗尽，极易变生他证。养护肝肾之阴，以龟甲、鳖甲、石斛、白芍之类为佳，不宜过于滋腻；或可选用甘寒淡渗之品，如沙参、麦冬、生地黄、楮实子、白茅根、茯苓、猪苓、泽泻、车前草等；或在滋阴药中少佐桂枝等温化之品，既有助于通阳化气，又可防止太过滋腻。

2.逐水剂因其功效峻猛，不良反应大，因此对适应证和剂量必须严格掌握和控制，临床使用应注意以下几个方面：①中病即止，遵循"衰其大半而止"的原则；②密切观察，注意服药后

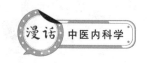

反应及病情变化；③明确禁忌，正虚体弱，或出现发热、黄疸及出血倾向者，均不宜使用。

3.喻嘉言认为，鼓胀病机为脾虚不运，致气、血、水三者运化失常，从而开创了"培养""招纳""解散"的治法。杨震教授在肝病的临床辨治中，创新性应用"相火学说"的观点，把肝病所产生的局部内生火热按"病理相火"这一理论进行研究，补充了对肝病的病机认识思路。肝硬化失代偿期可出现水瘀互结证，属中医"鼓胀"范畴。其病因多为情志所伤、酒食不节或感受疫毒，或由其他病证转化引起肝、脾、肾三脏功能失调，导致气滞、血瘀、水饮停留腹中。肝体阴而用阳，阳常有余而阴常不足，故肝肾阴虚往往为本病晚期的发展趋势，瘀毒互结，相火灼伤阴精，导致阴虚内热、水瘀互结为主要病机所在，也是变生他证的中心环节。

瘿 病

瘿 病

别名：
"瘿" "瘿气" "瘿囊"
"瘿瘤" "影袋"。

瘿之病名首见于
《庄子·德充符》。

临床主要特征：颈前喉结两旁结块肿大。

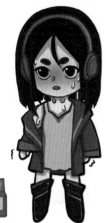

病因：
情志内伤
饮食失调
水土失宣
体质因素

病位：
肝、脾
涉及心

病机：
气滞、痰凝、血瘀
壅结颈前

治疗原则：
理气化痰
消瘿散结

病理变化：若肿块坚硬→可能恶变。
辨证要点：在气在血/火旺与阴伤。

诊 断

颈前喉结两旁结块肿大（√）

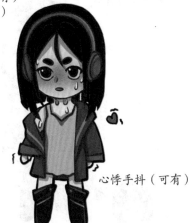

眼突面赤（可有）
脉数（可有）

低热多汗（可有）

心悸手抖（可有）

小贴士：
①甲状腺B超及核素扫描检查，有助于确定甲状腺的
位置、外形、大小及结节性质。
②抗甲状腺球蛋白抗体、抗甲状腺微粒体抗体等检测，
有助于甲状腺疾病的鉴别诊断。

鉴别诊断

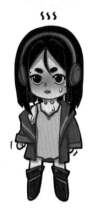

瘿病：
肿块在颈前喉结两旁，
根据大小可分为三度，
一般对称。

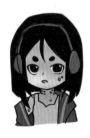

瘰疬：
肿块在颈项的两侧，
一般较小，约黄豆大，
个数多少不等。

辨证论治

痰结血瘀　　　　　气郁痰阻

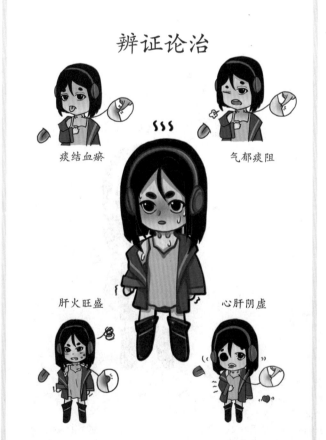

肝火旺盛　　　　　心肝阴虚

分证论治

气郁痰阻　苔薄白　浮中沉〜〜〜脉弦

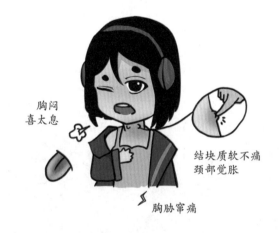

胸闷
喜太息

结块质软不痛
颈部觉胀

胸胁窜痛

治法：理气舒郁，化痰消瘿。

代表方：四海舒郁丸加减。

痰结血瘀

舌质暗或紫
苔薄白
或白腻

脉弦
或涩

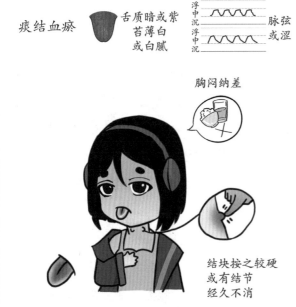

胸闷纳差

结块按之较硬
或有结节
经久不消

治法：理气活血，化痰消瘿。

代表方：海藻玉壶汤加减。

肝火旺盛

舌质红
苔薄黄

一息六至

脉弦数

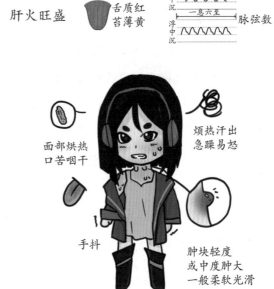

面部烘热
口苦咽干

烦热汗出
急躁易怒

手抖

肿块轻度
或中度肿大
一般柔软光滑

治法：清肝泻火，消瘿散结。

代表方：栀子清肝汤合消瘰丸加减。

心肝阴虚

舌质红
苔少或无苔
舌体颤动

脉滑实

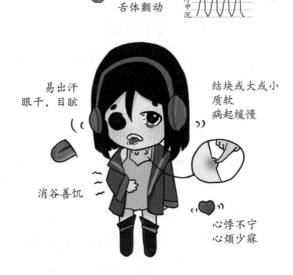

易出汗
眼干，目眩

结块或大或小
质软
病起缓慢

消谷善饥

心悸不宁
心烦少寐

治法：滋阴降火，宁心柔肝。

代表方：天王补心丹或一贯煎加减。

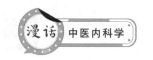

★ 临证经验 ★

一、辨病思路

瘿病相当于西医学中以甲状腺肿大为主要临床特征的疾病，如单纯性甲状腺肿、甲状腺炎、甲状腺功能亢进症、甲状腺腺瘤及甲状腺癌等。

1.单纯性甲状腺肿是甲状腺功能正常的甲状腺肿，是以缺碘、致甲状腺肿物质或相关酶缺陷等原因所致的代偿性甲状腺肿大，不伴有明显的甲状腺功能亢进或减退，故又称非毒性甲状腺肿。其特点是散发于非地方性甲状腺肿流行区，且不伴有肿瘤和炎症，病程初期甲状腺多为弥漫性肿大，以后可发展为多结节性肿大。

2.甲状腺炎是由各种原因导致的一类累及甲状腺的异质性疾病。其病因不同，临床表现及预后差异较大，甲状腺功能可正常、可亢进、可减退，有时在病程中3种功能异常均可发生，部分患者最终发展为永久性甲减。甲状腺炎的临床分类多样，以亚急性甲状腺炎多见，临床表现为甲状腺肿大、结节、明显压痛，起病急，起病前常有上呼吸道感染，伴有全身症状。

3.甲状腺功能亢进症是由于甲状腺合成、释放过多的甲状腺激素，造成机体代谢亢进和交感神经兴奋，引起心悸、出汗、进食和便次增多，以及体重减少的疾病。多数患者还常常同时有突眼、眼睑水肿、视力减退等症状。该病多见于中青年女性。

4.甲状腺腺瘤是起源于甲状腺滤泡细胞的良性肿瘤，是甲状腺最常见的良性肿瘤，好发于甲状腺功能的活动期。该病临床分滤泡状和乳头状实性腺瘤两种，前者多见。其常为甲状腺囊内单个边界清楚的结节，有完整的包膜，大小为1～10cm。此病在全国散发性存在，于地方性甲状腺肿流行区稍多见。

5.甲状腺癌是最常见的甲状腺恶性肿瘤，约占全身恶性肿瘤的1%，包括乳头状癌、滤泡状癌、未分化癌和髓样癌4种病理类型，其中以恶性度较低、预后较好的乳头状癌最常见。女性发病较多，男女发病比例为1：（2～4）；任何年龄均可发病，但以青壮年多见。绝大多数甲状腺癌发生于一侧甲状腺腺叶，常为单个肿瘤。

二、辨证思路

1.辨瘿囊、瘿瘤、瘿气。瘿肿是本病最主要的临床特征，皆由气、血、痰壅结而成。临证首先要根据瘿肿的性状，区别瘿囊、瘿瘤和瘿气。瘿囊为颈前肿块较大，光滑，柔软，两侧比较对称，主要病机为气郁痰阻，若日久痰结血瘀者，局部可出现结节。瘿瘤为颈前肿块偏于一侧，或一侧较大，或两侧均大，瘿肿大小如核桃，质地较硬，而病情严重者，肿块可迅速增大，质地坚硬，表面高低不平，主要病机为气滞痰结血瘀。瘿气为颈前轻度或中度肿大，两侧对称，肿块光滑、柔软，一般有较明显的阴虚火旺症状，主要病机为痰气壅结，气郁化火，火热伤阴。

2.辨火旺与阴伤。本病常表现为肝火旺盛及阴虚火旺之证。如兼见烦热易怒，手指颤抖，面部烘热，口苦，舌红苔黄，脉数者，为火旺；如兼见少寐易汗，手指颤动，两目干涩，头晕目眩，耳鸣，腰膝酸软，倦怠乏力，舌红，苔少或无苔，脉弦细数者，为阴虚。

三、临床备要

1.吕雄教授基于气血、肝脾相互之间的关系，结合多年临床经验，形成了自成体系的"气血肝脾"理论。其认为气血相依，从气滞发展到血瘀的过程应重视"血郁"这一中间病理状态，气血病变的治疗当以调气为先，通过肝脾同治以达到利气行血之目的。基于"气血肝脾"理论，吕雄教授在甲状腺结节的诊疗过程中，认为本病的发生与气血肝脾的功能失调密切相关，良性病变多属"气滞血郁"。早期以气滞为主，称"气结"；病情迁延则发展为"血郁"，称"血结"。治疗时均以理气为先，调血次之，临床上常用玄麦甘桔汤合四逆散加减，通过调和肝脾气血，改善甲状腺局部的"气滞血郁"状态，从而使甲状腺结节缩小甚至消失。

2.桥本甲状腺炎是一种慢性自身免疫性甲状腺疾病。西医学对于该病的治疗以激素、免疫疗法、手术治疗等为主。中医药防治该病有助于缓解临床症状和缩短病程。在古代，没有明确的桥本甲状腺炎的病名记载，但根据其发于颈部的特点及临床证候表现，将其归属于瘿病范畴。唐汉钧教授认为，本病与肝、脾关系最为密切，多见于中青年女性，常有慢性咽炎、反复感冒等病史。正气虚弱易感受风温外邪，情志不畅而肝郁，工作劳累而伤脾，致痰凝、瘀血互结客于颈前结喉。在本病治疗上，其提出"扶正清瘿"法，多选用疏肝、理气、健脾、化痰、散结的药物，强调根据患者甲状腺激素水平及免疫功能的变化分期辨证论治。

疟 疾

疟 疾

疟疾病名首见于《内经》。

晋·葛洪《肘后备急方》提出青蒿截疟。

临床主要特征：寒战、壮热、汗出、休作有时。

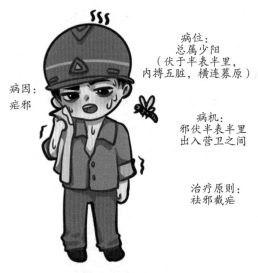

病因：
疟邪

病位：
总属少阳
（伏于半表半里，
内搏五脏，横连募原）

病机：
邪伏半表半里
出入营卫之间

治疗原则：
祛邪截疟

病理变化：胁下结块→形成疟母。
病理性质：邪实为主。
辨证要点：病情轻重/寒热偏盛/正气盛衰/病程久暂。

诊 断

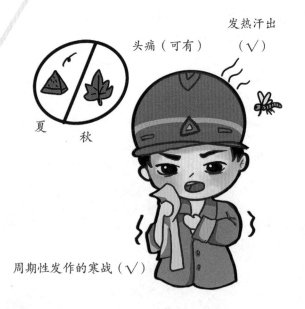

头痛（可有）

发热汗出
（√）

夏　秋

周期性发作的寒战（√）

小贴士：

①多发于夏秋季节。

②血涂片检查显示疟原虫阳性。

鉴别诊断

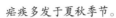

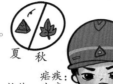

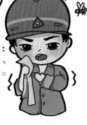

疟疾多发于夏秋季节。

夏 秋

疟疾：
是由疟邪所致的以寒战、壮热、头痛、汗出、休作有时为临床特征的疾病。

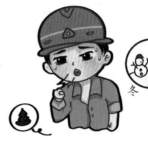

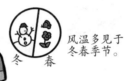

风温多见于冬春季节。

冬 春

风温发热：
风温初起，邪在卫分时可见寒战发热、无汗或微汗、咳嗽气急等肺经症状。
若邪热壅盛，转入气分，则卫分症状消失，可见壮热、有汗不解，兼见咳嗽、口渴、烦躁、便秘等肺胃两经症状。

辨证论治

瘅疟（热瘅） 瘅疟（冷瘅） 温疟

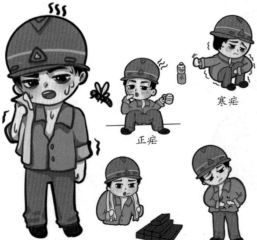

寒疟

正疟

劳疟 疟母

分证论治

正疟

舌红
苔薄白
或黄腻

浮
中
沉 ——脉弦

发作症状比较典型，寒战壮热，休作有时

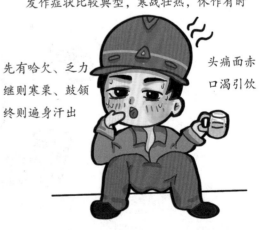

先有哈欠、乏力
继则寒栗、鼓颔
终则遍身汗出

头痛面赤
口渴引饮

治法：祛邪截疟，和解表里。

代表方：柴胡截疟饮加减。

温疟 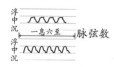 舌红苔黄 脉弦数 一息六至

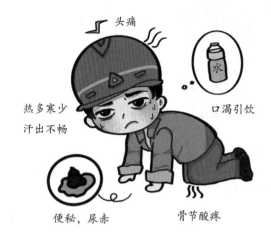

头痛

水

热多寒少
汗出不畅

口渴引饮

便秘，尿赤

骨节酸疼

治法：清热解表，和解祛邪。

代表方：白虎加桂枝汤加减。

寒疟 苔白腻 脉弦

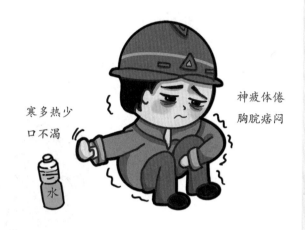

寒多热少
口不渴

神疲体倦
胸脘痞闷

水

治法：和解表里，温阳达邪。

代表方：柴胡桂枝干姜汤合截疟七宝饮加减。

瘅疟（热瘅） 舌质红绛
苔黄腻
或垢黑 脉洪数
或弦数 一息六至

热甚寒微，或壮热不寒

大便秘结
小便热赤

头痛
肢体烦疼

烦渴饮冷

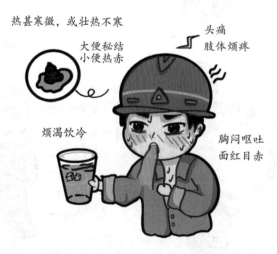

胸闷呕吐
面红目赤

治法：解毒除瘅，清热保津。

代表方：清瘅汤加减。

瘴疟（冷瘴） 苔白厚腻 脉弦

寒甚热微，或但寒不热

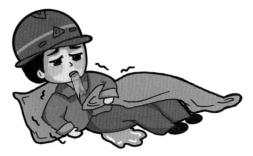

或见呕吐、腹泻，甚则嗜睡不语

治法：解毒除瘴，芳化湿浊。

代表方：加味不换金正气散。

劳疟 舌质淡 脉细无力

遇劳则复发

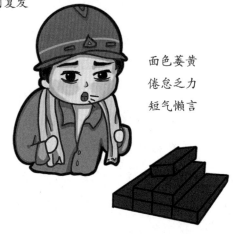

面色萎黄
倦怠乏力
短气懒言

治法：益气养血，扶正祛邪。

代表方：何人饮加减。

疟母 舌质紫暗
或有瘀斑 脉弦细涩

久疟不愈
痰浊瘀血互结于胁下
形成癥积痞块

治法：软坚散结，祛瘀化痰。

代表方：鳖甲煎丸。

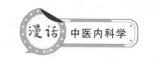

一、辨病思路

疟疾是经按蚊叮咬或输入带疟原虫者的血液而感染疟原虫所引起的虫媒传染病。寄生于人体的疟原虫共有4种，即间日疟原虫、三日疟原虫、恶性疟原虫和卵形疟原虫。本节讨论内容主要是西医学中的疟疾。疟疾患者常有在疟疾流行区生活或旅游史，近年有疟疾发作史或近期接受过输血。临床表现为典型的周期性寒热发作，伴有脾肿大和贫血。血涂片染色查疟原虫是最可靠的确诊方法。另外，可做骨髓穿刺涂片染色查疟原虫。

二、辨证思路

疟疾以寒战、壮热，休作有时为特征。临证时应根据寒热的多少、病情的轻重、阴阳的盛衰、正邪的消长，以及风、寒、暑、湿、痰诸邪的偏盛等来辨证施治。寒热休作有时，以周期性的"寒战-高热-汗出-热退"为发作特征。寒热均等为正疟；虽呈周期性发作，但热多寒少，或但热不寒为温疟；而寒多热少，或但寒不热为寒疟。若发病急骤，病势凶险，伴神昏谵语或昏蒙嗜睡等神志异常者为瘴疟。其中，热重于湿，或湿从热化者为热瘴；而湿重于热，或湿从寒化，瘴毒湿浊壅闭于内者为冷瘴。疟疾迁延日久，耗伤气血，遇劳则发为劳疟。久治不愈，痰浊瘀血互结于胁下，形成痞块则为疟母。

三、临床备要

1.祛邪截疟是疟疾的基本治疗原则，治疗时可在基础方上加用具有祛邪截疟作用的药物，如常山、青蒿、槟榔、马鞭草、豨莶草、乌梅等。此外，服药时间一般以疟发前2小时为宜。若在疟发之际服药，容易发生呕吐不适，且难以控制发作。

2.疟疾为人体被疟原虫感染而引起的疾病，乃我国重要地方病之一，流行于长江流域。它直接对于人民健康，间接对于国家经济，都足以造成严重的损害。汪慎之经过研究后，认为本病在我国发现甚早，可能在有史以前便已流行。对文献进行深入发掘，发现《周礼》记载"秋时有疟寒疾"、《礼记》记载"孟秋行夏令，民多疟疾"（《吕氏春秋》同）、《左传》记载"子驷使贼夜弒僖公，而以疟疾赴于诸侯"。《素问·至真要大论》言"少阳司天，火淫所胜……民病头痛，发热恶寒而疟"，又说"阳明司天，燥淫所胜……民病左胠胁痛，寒清于中，感而疟"。根据以上所述，足证本病在2000年以前于我国已是很流行的了。除内治之外，王远华等采用墨旱莲、樟脑、麝香等药研末，于穴位敷药；顾绍名采取外用截疟膏等方法治疗疟疾，亦是十分有效。

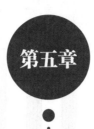

第五章

肾系疾病

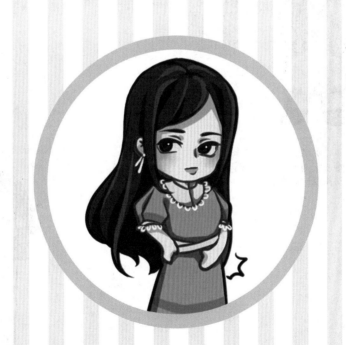

水 肿

水 肿

本病于《内经》中被称为"水"。

临床主要特征：
头面、眼睑、四肢、腹背，甚至全身浮肿。

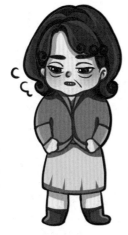

外因：
风邪袭表
疮毒内犯
外感水湿

内因：
饮食不节
禀赋不足
劳倦体虚

病位：
涉及肺、脾、肾
关键在肾

病机：
肺失通调
脾失转输
肾失开阖
三焦气化不利
水湿潴留
泛溢肌肤

治疗原则：
发汗
利小便
泻下逐水

病理因素：风邪、水湿、疮毒、瘀血。
病理变化：癃闭、关格、头痛、眩晕、心悸、虚劳。
辨证要点：阴阳/脏腑/本虚标实。

诊 断

水肿先从眼睑或下肢开始，继及四肢全身（√）

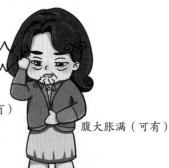

头痛（可有）

恶心呕吐（可有）
口有秽味（可有）

气喘不能平卧（可有）
尿闭或尿少（可有）
鼻衄、牙宣（可有）
抽搐（可有）
神昏谵语（可有）

腹大胀满（可有）

小贴士：
①水肿患者一般可先做血常规、尿常规、肾功能、肝功能（包括血浆蛋白）、心电图、肝肾B超等检查。
②怀疑心源性水肿可再做心脏超声、胸片等检查，明确心功能级别。
③肾源性水肿可再检查24小时尿蛋白总量、血脂、补体C_3、补体C_4及免疫球蛋白等。肾穿刺活检有助于明确病理类型，鉴别原发性或继发性肾脏疾病。
④黏液性水肿还可查T_3、T_4及FT_3、FT_4。
⑤女性患者注意排除狼疮性肾炎所致水肿，须查抗核抗体、双链DNA抗体，必要时进行肾穿刺活检。

鉴别诊断

水肿与鼓胀：
两者均见肢体水肿，腹部膨隆，小便不利，小便量少。

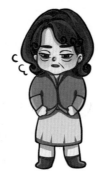

水肿：
病机为肺失通调，
脾失转输，肾失开阖，
三焦气化不利，水湿潴留，
泛溢肌肤。

症状又见头面或下肢先肿，
后遍及全身，面色白，
腹壁无青筋暴露。

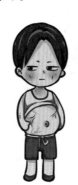

鼓胀：
病机为肝、脾、肾功能失调，
导致气滞、瘀血、水湿聚于腹中。

症状又见单腹胀大如鼓，
面色苍黄，腹壁青筋暴露，
四肢多不肿，反见瘦削，
后期或可伴见轻度肢体浮肿。

辨证论治

阳水：风水相搏

阳水：水湿浸渍

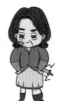
阴水：瘀水互结

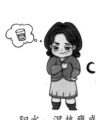
阳水：湿热壅盛

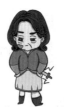
阴水：脾阳虚衰

阳水：湿毒浸淫

阴水：肾阳衰微

分证论治

阳水
风水相搏

偏于风寒者
舌苔薄白

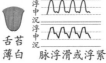
脉浮滑或浮紧

偏于风热者
舌质红

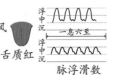
一息六至
脉浮滑数

眼睑浮肿，继则四肢及全身皆肿，来势迅速

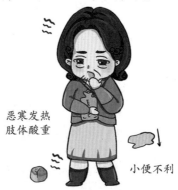
恶寒发热
肢体酸重

小便不利

治法：散风清热，宣肺行水。

代表方：越婢加术汤加减。

阳水
水湿浸渍

苔白腻

脉沉缓

起病缓慢，病程较长

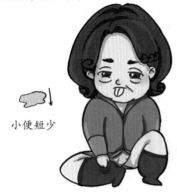

小便短少

全身水肿
下肢明显
按之没指

治法：健脾化湿，通阳利水。

代表方：五皮散合胃苓汤加减。

阳水
湿热壅盛

舌红
苔黄腻

脉沉数
或濡数
一息六至

烦热口渴

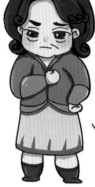

遍体浮肿
皮肤绷紧光亮

胸脘痞闷

小便短赤
或大便干结

治法：分利湿热。

代表方：疏凿饮子加减。

阳水
湿毒浸淫

舌质红
苔薄黄

脉浮数
或滑数
一息六至

发热

眼睑浮肿
延及周身
皮肤光亮

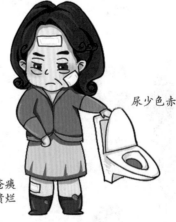

尿少色赤

身发疮痍
甚则溃烂

治法：宣肺解毒，利湿消肿。

代表方：麻黄连翘赤小豆汤合五味消毒饮加减。

阴水
脾阳虚衰

舌质淡
苔白腻
或白滑

脉沉缓
或沉弱

身肿日久，腰以下为甚，按之凹陷不易恢复

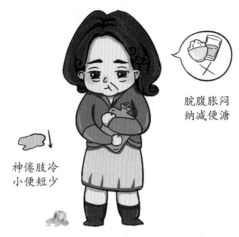

脘腹胀闷
纳减便溏

神倦肢冷
小便短少

治法：温运脾阳，以利水湿。

代表方：实脾饮加减。

阴水
肾阳衰微

舌质淡胖
苔白

一息三至

脉沉细
或沉迟无力

水肿反复消长不已，面浮身肿
腰以下尤甚，按之凹陷不起

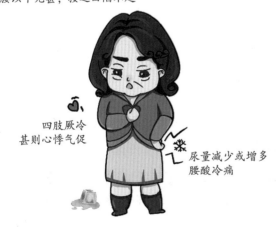

四肢厥冷
甚则心悸气促

尿量减少或增多
腰酸冷痛

治法：温肾助阳，化气行水。

代表方：济生肾气丸合真武汤加减。

阴水
瘀水互结

舌紫暗
苔白

脉沉细

水肿久治不愈，四肢或全身浮肿，肿势轻重不一

皮肤瘀斑

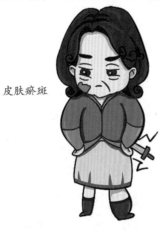

腰部刺痛
或见血尿

治法：活血祛瘀，化气行水。

代表方：桃红四物汤合五苓散加减。

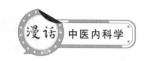

★ 临证经验 ★

一、辨病思路

水肿常见于西医学中的肾脏疾病、心脏疾病、肝脏疾病、营养不良、功能性疾病、内分泌失调等疾病。

1.由于肾脏功能障碍造成的机体水肿称为肾性水肿,包括急慢性肾小球肾炎、肾病综合征等。肾性水肿的原因一般分为两类:一种原因是肾小球滤过下降,而肾小管对水钠的重吸收尚好,从而导致水钠滞留。另一种原因是大量蛋白尿导致血浆蛋白过低。水肿先发生在组织疏松的部位,如眼睑或颜面部、足踝部,以晨起为明显,严重时可以涉及下肢及全身,为凹陷性水肿。

2.心源性水肿包括两种:一种是左心衰竭引起的肺水肿;另一种是右心衰竭引起的全身性水肿。其根本原因是右心室排血量减少,舒张末期压力增高,中心静脉压增高,引起体循环静脉系统瘀血,毛细血管脉压增高,进而造成组织液生成增多。由于重力作用,水肿先发生于下肢。该病常以心悸、胸痛、气急为主症,水肿形成的速度较慢,患者有心脏病病史和体征。

3.肝源性水肿是指由于各种原因引起的肝硬化、重症肝炎及肝脏肿瘤等严重肝脏病变造成低蛋白血症和门静脉高压,导致胶体渗透压降低及循环障碍,以腹水为特征的可凹性体液潴留和水肿状态。此类患者也可首先出现踝部水肿,逐渐向上蔓延,而头面部、上肢常无水肿。患者常伴有黄疸、肝大、脾大、蜘蛛痣、腹壁静脉曲张等肝功能减退和门静脉高压表现。

4.营养不良性水肿是一种营养缺乏的特殊表现,由于长时间的负氮平衡,以致血浆蛋白减少,胶体渗透压降低,出现全身性水肿。慢性消耗性疾病、长期营养缺乏、蛋白丢失性胃肠病、重度烧伤等情况所致的低蛋白血症等均可导致水肿。水肿常从足部逐渐蔓延至全身。

5.功能性水肿常见于女性,往往局限于双下肢、眼睑,程度往往不重,可间歇发作或持续数年,但有别于病理性水肿,始终不出现器质性病损征象。

二、辨证思路

1.辨病因与病位。水肿以头面为主,恶风、头痛者,多属风;水肿以下肢为主,纳呆、身重者,多属湿;水肿而伴有咽痛、溲赤者,多属热;因疮痍、猩红赤斑而致水肿者,多属疮毒。若水肿较甚,咳喘较急,不能平卧者,病变部位多在肺;水肿日久,纳食不佳,四肢无力,身重苔腻者,病变部位多在脾;水肿反复,消长不已,腰以下为甚,按之凹陷不起,腰膝酸软者,病变部位多在肾;水肿下肢明显,心悸怔忡,胸闷烦躁,甚则不能平卧者,病变部位多在心。

2.辨阴阳。水肿有阴水、阳水之分,并可相互转化或兼夹。阳水属实,多由外感风邪、疮毒、水湿而成,病位在肺、脾。阴水属虚或虚实夹杂,多由饮食劳倦、禀赋不足、久病体虚所致，病位在脾、肾。阳水迁延不愈，反复发作，正气渐衰，或因失治、误治，损伤脾肾，阳水可转为阴水。反之，阴水复感外邪，或饮食不节，使肿势加剧，可呈现阳水的证候，而成本虚标实之证。

3.注意转归。一般而言，阳水易消，阴水难治。阳水患者如属初发年少，体质尚好，脏气未损，治疗及时，则病可向愈。若先天禀赋不足，或他病久病，或得病之后拖延失治，导致正气大亏，肺、脾、肾三脏功能严重受损，后期还可影响到心、肝，则难向愈。水毒内阻，胃失和降，可用黄连温胆汤加大黄、石菖蒲；水凌心肺，阳气衰微，可用真武汤合黑锡丹；虚风扰动，神明不守，可用大补元煎合羚角钩藤汤；邪毒内闭，元神涣散，可用安宫牛黄丸或紫雪丹口服，大黄煎液保留灌肠。

三、临床备要

1.发汗、利尿、泻下逐水为治疗水肿的3条基本原则。阳水以祛邪为主，应予发汗、利水或攻逐，临床应用时配合清热解毒、理气化湿等法；阴水当以扶正为主，健脾温肾，同时配以利水、养阴、活血、祛瘀等法；对于虚实夹杂者，则当兼顾，或先攻后补，或攻补兼施。

2.慢性肾脏病病机错综复杂，往往本虚与标实并见。孙伟教授将慢性肾脏病的病机概括为"肾虚湿热（瘀）"，主张"金水相生，肺肾同治"，提出以补益肺肾，活血清利之法治疗慢性肾脏病，对临床实践具有指导意义。万晓刚教授根据三焦与水液代谢的关系，立足三焦气机升降理论，以畅利三焦、升清降浊为原则，以"汗、运、疏、利"作为祛邪之法，根据病性以"温、清、和、补"作为求本之策，以达到气行水化、利湿消肿之目的。

3.临床注意药物使用宜忌：①慎用肾毒性中药。研究发现，植物类中药（马兜铃、关木通、木防己、益母草、雷公藤、厚朴、苦丁茶、苍耳子、苦楝皮、天花粉、柴胡、山豆根、泽泻、侧柏叶等）、动物类中药（蜈蚣、斑蝥、蛇毒、海马等），以及矿物类中药（砒霜、雄黄、朱砂、轻粉等）有一定肾毒性。因此，水肿患者应避免大剂量、长时间使用上述药物。但是，也应该注意到中药复方有通过多途径减轻上述单味药肾毒性的可能。②肾脏保护作用中药的应用。近年来研究显示，相当多的中药有肾保护作用，如大黄、冬虫夏草、川芎、黄芪、丹参、地榆、牡丹皮、鱼腥草等，临床用药时可根据辨证适当加减。

淋 证

★ 疾病概述 ★

淋 证

别名："淋""淋闷"。 淋之病名首见于《内经》。

临床主要特征：
小便频数短涩，滴沥刺痛，欲出未尽，
小腹拘急，或痛引腰腹。

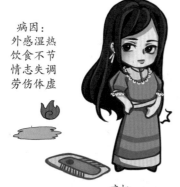

病因：
外感湿热
饮食不节
情志失调
劳伤体虚

病位：
膀胱、肾
涉及肝、脾

治疗原则：
实则清利
虚则补益

病机：
实证多为湿热蕴结下焦，肾与膀胱气化不利
虚证多为脾肾两虚，膀胱气化无权

病理性质+病理因素：湿热。
病理变化：水肿、癃闭、关格、头痛、眩晕、虚劳。
辨证要点：六淋/虚实。

诊 断

病久或反复发作后，
常伴有低热、腰痛、小腹坚胀、疲劳等。

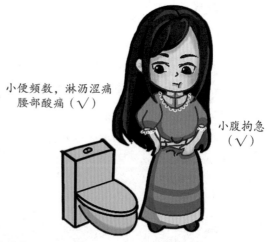

小便频数，淋沥涩痛
腰部酸痛（√）

小腹拘急
（√）

小贴士：
①多见于已婚女性。
②尿常规、中段尿培养、B超、腹部平片、
静脉肾盂造影、膀胱镜、尿流动力学等检查
有助于明确诊断。

鉴别诊断

两者均有小便浑浊，白如米泔水等症。
鉴别关键在于排尿是否疼痛。

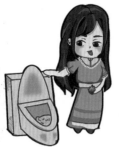

膏淋：

以小便频数、涩滞疼痛为主。

病机为湿热下注，
阻滞络脉，脂汁外溢。

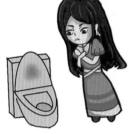

尿浊：

排尿时多无疼痛及滞涩感，
尿出自如。

病机为湿热下注，脾肾亏虚。

辨证论治

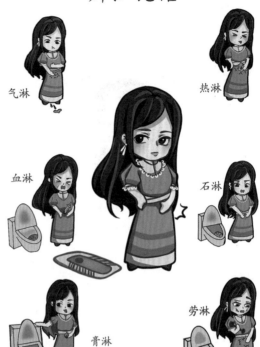

气淋

热淋

血淋

石淋

膏淋

劳淋

分证论治

热淋 舌红 苔黄腻

脉滑数 或濡数

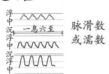

或有寒热 口苦呕恶

或有腰痛拒按

小便频数短涩 灼热刺痛 溺色黄赤

或有大便秘结

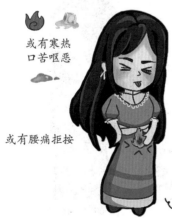

治法：清热利湿通淋。

代表方：八正散加减。

石淋 舌红 苔薄黄

脉弦 或弦数

往往突发

尿中时夹砂石 排尿涩痛带血 或排尿时突然中断 尿道窘迫疼痛

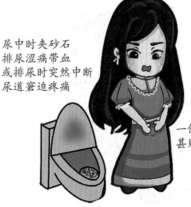

一侧腰腹绞痛难忍 甚则牵及外阴

治法：清热利湿，排石通淋。

代表方：实证用石韦散加减；
虚证用石韦散合六味地黄丸加减。

气淋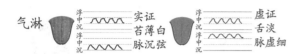

实证 苔薄白 脉沉弦

虚证 舌淡 脉虚细

多与情志因素有关

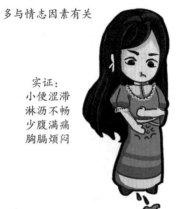

实证：
小便涩滞
淋沥不畅
少腹满痛
胸膈烦闷

虚证：
尿后余沥
少腹坠胀
面白

治法：实证则疏肝理气通淋；虚证则补中益气通淋。

代表方：实证用沉香散加减；虚证用补中益气汤加减。

血淋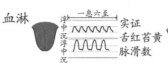

实证 舌红苔黄 脉滑数

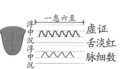 虚证 舌淡红 脉细数

实证：
小便热涩刺痛
尿色深红
或夹有血块
小腹疼痛满急

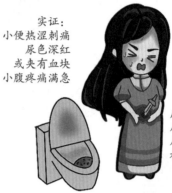

虚证：
尿痛涩滞不显著
尿色淡红
神疲腰酸

治法：实证则清热通淋，凉血止血；
虚证则滋阴清热，补虚止血。

代表方：实证用小蓟饮子合导赤散加减；
虚证用知柏地黄丸加减。

膏淋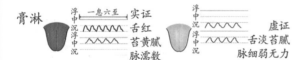

实证 舌红 苔黄腻 脉濡数

虚证 舌淡苔腻 脉细弱无力

实证：
小便浑浊如米泔水
或置之沉淀有如絮状
或尿血甚至尿中夹有血块
尿道热涩疼痛

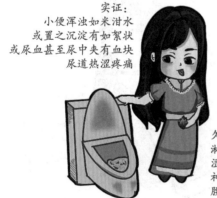

虚证：
久病反复
淋出如脂
涩痛较轻
神疲乏力
腰膝酸软

治法：实证则清利湿热，分清泌浊；
虚证则补虚固涩。

代表方：实证用程氏萆薢分清饮加减；
虚证用膏淋汤加减。

劳淋 舌淡

脉细弱

时轻时重，时作时止，遇劳即发，病程缠绵

小便赤涩
疼痛不甚

神疲乏力

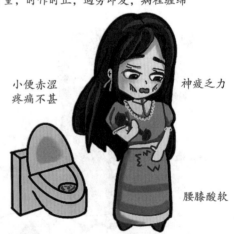

腰膝酸软

治法：健脾益肾。

代表方：无比山药丸加减。

一、辨病思路

淋证大致相当于西医学中的泌尿系急、慢性感染，泌尿系结核，泌尿系结石，前列腺炎，前列腺肥大，以及尿道综合征等病。

1.泌尿系急、慢性感染，又称尿路感染，其是尿路上皮对细菌侵入产生的炎症反应，通常伴随有菌尿和脓尿。根据感染部位分为上尿路感染和下尿路感染；根据两次感染之间的关系可分为孤立或散发性感染和复发性感染，后者又可分为再感染和细菌持续存在，细菌持续存在也称复发；根据感染发作时的尿路状态又可分为单纯性尿路感染、复杂性尿路感染及尿脓毒血症。尿路感染常多发于女性，尤其多发于性生活活跃期及绝经后女性。

2.泌尿系结核大多继发于肺结核。结核病变主要侵犯肾脏引起肾结核，但往往蔓延至膀胱时才出现典型的临床症状，如尿频、尿急、血尿或脓尿，全身症状可有体重减轻、低热、乏力或贫血，也可无任何症状，而在尿常规检查时才被发现。

3.泌尿结石是泌尿系的常见病。结石可存在于肾、膀胱、输尿管和尿道的任何部位，但以肾与输尿管结石为常见。临床表现因结石所在部位不同而有异。肾与输尿管结石的典型表现为肾绞痛与血尿，在结石引起绞痛发作以前，患者没有任何感觉，由于某种诱因，如剧烈运动、劳动、长途乘车等，突然出现一侧腰部剧烈的绞痛，并向下腹及会阴部放射，伴有腹胀、恶心、呕吐、程度不同的血尿。膀胱结石的主要表现是排尿困难和排尿疼痛。

4.前列腺炎是指由多种复杂原因引起的，以尿道刺激症状和慢性盆腔疼痛为主要临床表现的前列腺疾病。患者可见寒战、发热、疲乏无力等全身症状，伴有会阴部和耻骨上疼痛，可有尿频、尿急和直肠刺激症状，甚至出现急性尿潴留等症状。

5.前列腺肥大早期由于代偿，症状不典型。随着下尿路梗阻加重，症状逐渐明显，临床症状包括储尿期症状、排尿期症状及排尿后症状。①储尿期症状包括尿频、尿急、尿失禁，以及夜尿增多等。②排尿期症状包括排尿踌躇、排尿困难，以及间断排尿等。③排尿后症状包括排尿不尽、尿后滴沥等。

6.尿道综合征是指有尿频、尿急、尿痛等症状，但膀胱和尿道检查无明显器质性病变的一组非特异性症候群，多见于已婚的中青年女性。该病常由于尿道外口解剖异常（如小阴唇融合、尿道处女膜融合、处女膜伞等）、尿道远端梗阻、泌尿系感染，以及局部化学性、机械性刺激等因素引起。

二、辨证思路

1.辨明淋证类别。辨别不同的淋证，应抓住辨证要领。①热淋：小便灼热刺痛；②石淋：小便排出砂石；③血淋：溺血而涩痛；④气淋：少腹胀满，小便艰涩疼痛，尿有余沥；⑤膏淋：淋证而见小便浑浊如米泔水或滑腻如脂膏；⑥劳淋：小便淋沥不已，遇劳即发。

2.注意证候转归。淋证虽有六淋之分，但各种淋证间存在着一定的联系。表现在转归上，首先是虚实之间的转化。如实证的热淋、血淋、气淋，可转化为虚证的劳淋。反之，虚证的劳淋，亦可能兼夹实证的热淋、血淋、气淋。而当湿热未尽，正气已伤，处于实证向虚证的移行阶段，则表现为虚实夹杂的证候。一般说来，初起或在急性发作阶段属实，以膀胱湿热、砂石结聚、气滞不利为主。久病多虚，病在脾肾，以脾虚、肾虚、气阴两虚为主。同一种淋证，由于受多种因素影响，病机常常并非单一。如气淋，既有实证，又有虚证，实证因于气滞不利，虚证源于气虚下陷，虚实两者，明显有别。同为血淋，因于湿热下注，热盛伤络者，属实；源于阴虚火旺，扰动阴血者，属虚。热淋治疗后，湿热未尽，又可并见肾阴不足或气阴两伤等虚实兼夹的证候。石淋日久可伤及正气，耗损阴血，出现气血俱虚的证候。

三、临床备要

1.正确认识淋证"忌汗""忌补"之说。淋证当补即补、当汗则汗。淋证的治法，古有"忌汗""忌补"之说，如《金匮要略·消渴小便利淋病脉证并治第十三》说："淋家不可发汗。"《丹溪心法·淋》说："最不可用补气之药，气得补而愈胀，血得补而愈涩，热得补而愈盛。"但临床实际未必皆如此。如淋证患者畏寒发热，一般并非外邪袭表，而是湿热熏蒸，邪正相搏，或因湿热郁于少阳所致，发汗解表，自非所宜。因淋证多属膀胱有热，阴液常感不足，若辛散发表之剂用之不当，不仅不能退热，反有劫伤营阴之弊。至于淋家忌补之说，是对实热之证而言。诸如劳淋，或为脾虚中气下陷，肾虚下元不固之证者，自当运用健脾益气、补肾固涩等法治之，不必过于拘泥于"忌补"之说。

2.赵玉庸老先生认为，慢性肾盂肾炎多属中医"淋证（劳淋）""虚劳""腰痛"等范畴，病机要点为脾肾亏虚、湿热屡犯，属于本虚标实之证。湿热留恋，由脏及腑，由肾及脾，脾肾亏虚，正虚邪恋。治疗宜谨守病机，补泻并用，清利膀胱湿热的同时，注重健脾益肾，培元固肾，标本兼治。

3.李延教授治疗老年女性淋证时认为，肝、脾、肾三脏尤为重要，切不可妄用清热利湿之药，伤人之本，主张以调治肝、脾、肾三脏功能为要，以根据临床情况多变选药为次，获得较好的临床疗效。

癃 闭

癃 闭

癃闭之名首见于《内经》,该书又称其为"闭癃"。

临床主要特征:
小便量少,排尿困难,甚则小便闭塞不通。
小便不畅,点滴而短少,病势较缓者称为癃;
小便闭塞,点滴不通,病势较急者称为闭。

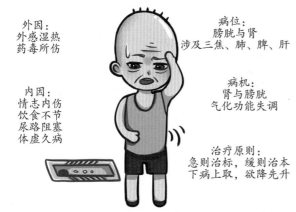

外因:
外感湿热
药毒所伤

内因:
情志内伤
饮食不节
尿路阻塞
体虚久病

病位:
膀胱与肾
涉及三焦、肺、脾、肝

病机:
肾与膀胱
气化功能失调

治疗原则:
急则治标,缓则治本
下病上取,欲降先升

病理变化:喘证/心悸之重证→癃闭;
癃闭可转归为水肿、呕吐、关格之危证。
病理因素:湿热、热毒、气滞、瘀血。
辨证要点:虚实/轻重缓急。

诊 断

起病急骤或逐渐加重,尿量明显减少,排尿困难
小便点滴不畅,甚或小便闭塞不通,点滴全无(√)

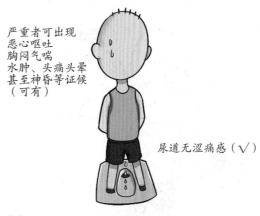

严重者可出现
恶心呕吐
胸闷气喘
水肿、头痛头晕
甚至神昏等证候
(可有)

尿道无涩痛感(√)

小贴士:
①小便欲解不出,小腹胀满,膀胱区明显膨隆,有振水音者,为尿潴留;小便量少或不通,无排尿感,小腹胀满,触叩小腹部膀胱区无明显充盈征象,亦无振水音者,多属肾衰竭引起的少尿或无尿。
②多见于老年男性或产后妇女及腹部手术后患者,或患有水肿、淋证、消渴等病迁延日久不愈之患者。
③泌尿系B超、前列腺B超、尿道及膀胱造影、尿流动力学检查、肾功能、血常规、血清电解质检测等检查有助于诊断癃闭的病因。

鉴别诊断

鉴别要点：有无尿道疼痛、有无尿量变化。

相同点：
两者均为膀胱气化不利所致，均有排尿困难，
点滴不畅之症。

瘾闭：
尿量明显减少，甚至无尿，
无排尿涩滞及疼痛感，
病重而预后较差。

淋证：
每日排尿总量多为正常，
小便频数短涩，
滴沥刺痛，欲出未尽，
病轻而预后较好。

转化：
《医学心悟·小便不通》言，"瘾闭与淋证不同，
淋则便数而茎痛，瘾闭则小便点滴而难通"。
淋证日久不愈，可发展成瘾闭，
而瘾闭感受外邪，常可并发淋证。

辨证论治

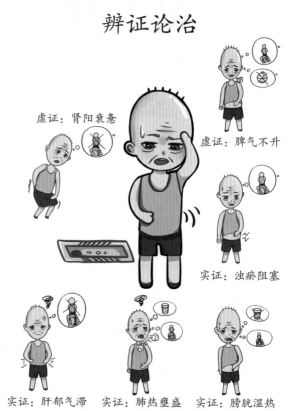

虚证：肾阳衰惫

虚证：脾气不升

实证：浊瘀阻塞

实证：肝郁气滞　实证：肺热壅盛　实证：膀胱湿热

分证论治

实证
膀胱湿热

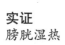舌红
苔黄腻

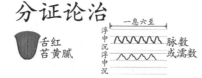脉数
或濡数

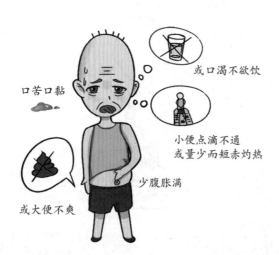

口苦口黏

或口渴不欲饮

小便点滴不通
或量少而短赤灼热

少腹胀满

或大便不爽

治法：清利湿热，通利小便。

代表方：八正散加减。

实证
肺热壅盛

舌红
苔薄黄

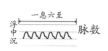脉数

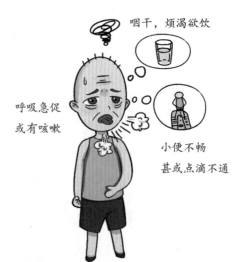

咽干，烦渴欲饮

呼吸急促
或有咳嗽

小便不畅

甚或点滴不通

治法：清泄肺热，通利水道。

代表方：清肺饮加减。

实证
肝郁气滞

舌红
苔薄黄

浮
中
沉　脉弦

情志抑郁
或多烦善怒

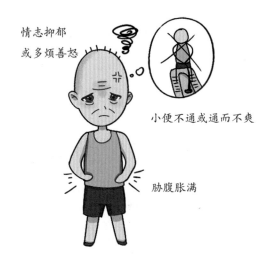

小便不通或通而不爽

胁腹胀满

治法：理气解郁，通利小便。

代表方：沉香散加减。

实证
浊瘀阻塞

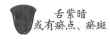舌紫暗
或有瘀点、瘀斑

浮
中
沉

脉涩

有尿路结石、肿瘤或手术史

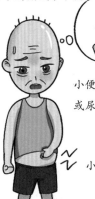

小便点滴而下，时有排尿中断
或尿如细线，甚则阻塞不通

小腹胀满疼痛

治法：行瘀散结，通利水道。

代表方：代抵当丸加减。

虚证
脾气不升

舌淡
苔薄

浮
中
沉　脉细弱

时欲小便而不得出，或量少而不畅

神疲乏力
气短声低

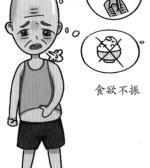

食欲不振

小腹坠胀

治法：升清降浊，化气行水。

代表方：补中益气汤合春泽汤加减。

虚证
肾阳衰惫

舌淡胖
苔薄白

浮
中
沉　脉沉细
或弱

小便不通或点滴不爽，排尿无力

面白神萎

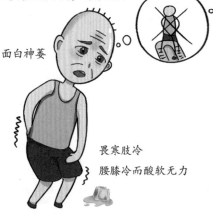

畏寒肢冷
腰膝冷而酸软无力

治法：温补肾阳，化气利水。

代表方：济生肾气丸加减。

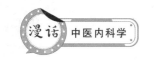

★ 临证经验 ★

一、辨病思路

癃闭类似于西医学中由各种原因引起的尿潴留、少尿及无尿。

1.尿潴留是指膀胱内充满尿液而不能正常排出。按其病史、特点分为急性尿潴留和慢性尿潴留两类。急性尿潴留起病急骤，膀胱内突然充满尿液不能排出，患者十分痛苦，常需急诊处理；慢性尿潴留起病缓慢，病程较长，下腹部可触及充满尿液的膀胱，但患者不能排空膀胱，由于疾病的长期存在和患者对疾病症状的适应，痛苦反而不重。

2.无尿潴留的癃闭患者应考虑肾衰竭，可进一步查血肌酐、尿素氮、血钙、血磷等指标水平，并做血常规、B超、X线等检查，帮助鉴别急性或慢性肾衰竭。如属前者，还需查尿比重、尿渗透压、尿钠浓度、尿钠排泄分数等，以鉴别肾前性、肾性或肾后性急性肾衰。慢性肾衰者还应进一步检查，以明确其病因。

二、辨证思路

1.辨别证之虚实。实证每多起病较急，病程较短，患者体质较好，尿意急迫，小便短少色黄、涩滞不畅，苔黄腻，脉弦数，病机每属膀胱湿热、肺热壅盛、肝郁气滞、尿路阻塞等。虚证一般起病较缓，病程较长，患者体质较弱，排尿无力，神疲乏力，舌质淡，脉沉细，病机每属中气虚陷、肾阳虚衰、膀胱气化无权等。

2.各种原因引起的癃闭，常互相关联，或彼此兼夹。如肝郁气滞，化火伤阴；湿热久恋，灼伤肾阴；肺热壅盛，损津耗液，均可致水液无以下注膀胱。脾肾虚损日久，气虚无力运化而兼夹气滞血瘀等，均可表现为虚实夹杂之证。

三、临床备要

1.急则治标，速予通利。癃闭应以"通利"为治疗原则。若小腹胀急，小便点滴不下，内服药物缓不济急，应配合导尿或针灸等，以急通小便。癃闭为临床急重病证之一，水蓄膀胱，或小便不通，水毒内蓄，可致肿胀、喘促、心悸、关格等危重变证。因此，必须急则治标。对膀胱无尿之危证，可用中药灌肠方高位保留灌肠，一旦尿出，或水毒病情有所缓解后，应立即针对不同病因进行治疗，防止其旧病复发，死灰复燃。

2.良性前列腺增生是中老年男性的常见疾病，根据其症状表现可归为中医的"癃闭""癥瘕""精癃"等范畴。崔云教授认为，本病与肺、肾、脾三脏关系密切，发病的内在基础为年老肾虚，脾失健运，形成的关键为湿热蕴结，瘀浊阻滞，强调以健脾补肾、清化实邪、宣肺降浊为原则治疗良性前列腺增生。

3.王耀光教授认为，癃闭主要为三焦气化不利，肾与膀胱气化失司引起水液代谢障碍所致。

临床从三焦辨证角度论治癃闭，将癃闭分为上癃、中癃、下癃。上癃包括肺热壅盛证、脑性癃闭；中癃包括脾气虚弱证、肝郁气滞证，以及脊髓损伤引起的癃闭；下癃包括膀胱湿热证、肾虚血瘀证。他还提出癃闭的根本治法为疏利三焦，以中药与疏利三焦针法联合治疗排尿障碍疾病，临床疗效显著。

阳 痿

★ 疾病概述 ★

阳 痿

阳痿病证首载于《内经》，其中将其称为"阴痿"。

临床主要特征：
男子性交时，阴茎萎软不举，或临房举而不坚。

病机：
肝、肾、心、脾受损，气血阴阳亏虚，阴络失养
或肝郁湿阻，经络失畅导致宗筋不用而成

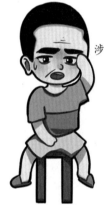

病位：
宗筋
涉及肝、肾、心、脾

病因：
禀赋不足
房劳过度
情志饮食
外邪侵袭

治疗原则：
补肾疏肝
健脾益气
行气活血

病理因素：湿热、气滞。
辨证要点：脏腑/虚实/寒热/有火无火。

诊 断

成年男性性交时，阴茎不能勃起
或举而不坚，或坚而不久（√）

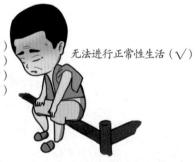

神疲乏力（可有）
畏寒肢冷（可有）
小便不畅（可有）
淋沥不尽（可有）

无法进行正常性生活（√）

小贴士：
①常有房事太过、久病体虚、频繁手淫史，
诊断时需排除性器官发育不良或药物因素。
②可行尿常规检查，同时检测前列腺液、血脂等，还
可行夜间阴茎勃起试验，以鉴别精神与器质疾病。
如是前者，可行心理干预，以解除心理负担；
如是后者，应检查有无内分泌疾病。
还需做多普勒超声、阴茎动脉测压等检查，
确定有无阴茎血流障碍。

鉴别诊断

早泄日久不愈，则可发展成阳痿。

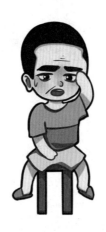

阳痿：
主症是性交时阴茎不能正常勃起，
或举而不坚，坚而不久，无法完成性交。

早泄：
主症是性交不能持久，甚则一触即泄，则阴茎萎软。

辨证论治

实证：肝郁不舒

实证：湿热下注

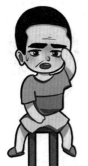

虚证：恐惧伤肾

虚证：命门火衰

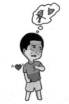
虚证：心脾受损

分证论治

实证
肝郁不舒

苔薄白

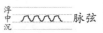脉弦

精神抑郁
情绪不宁

食少便溏

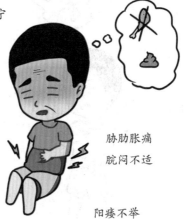

胁肋胀痛
脘闷不适

阳痿不举

治法：疏肝解郁。

代表方：逍遥散加减。

实证
湿热下注

 舌红
苔黄腻

 一息六至
脉滑数

阴囊潮湿臊臭
睾丸坠胀作痛

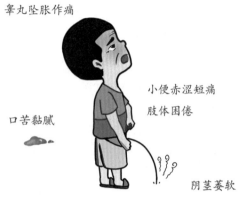

口苦黏腻

小便赤涩短痛
肢体困倦

阴茎萎软

治法：清热利湿。

代表方：龙胆泻肝汤加减。

虚证
命门火衰

舌淡
苔白

脉沉细

阳事不举，或举而不坚，精薄清冷

头晕耳鸣

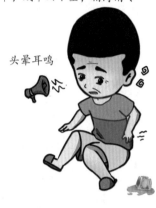

畏寒肢冷
腰膝酸软
夜尿清长

治法：温肾壮阳。

代表方：右归丸或赞育丹加减。

虚证
心脾受损

 舌淡
苔薄腻

脉细

纳呆食少
腹胀便溏

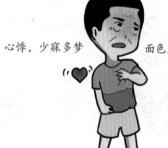

心悸，少寐多梦   面色无华

阳事不举

治法：补益心脾。

代表方：归脾汤加减。

虚证
恐惧伤肾

苔薄白

脉
弦
细

阳事不兴或乍举乍泄

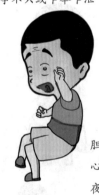

常有受惊吓史

胆怯多疑
心悸易惊
夜寐不宁

治法：益肾宁神。

代表方：启阳娱心丹加减。

★ 临证经验 ★

一、辨病思路

阳痿的发生常有功能性与器质性之别。

1.功能性阳痿是身体器官并没有发生器质性改变。该类型的阳痿发病原因很复杂，比如体质虚弱、自我抑制、性活动过于频繁，或是生活、工作、精神压力太大等。此类患者在行心理干预，解除精神因素后，往往阳痿症状可有所好转，甚或痊愈，且预后较好。此外，由于发热、过度疲劳等原因引起的一时性勃起障碍，大多是一种正常抑制，不属于病态。

2.器质性阳痿是临床上常见的性功能障碍疾病之一。凡发生严重全身性疾病、慢性病，生殖系先天性畸形，慢性酒精中毒和内分泌系统疾病等都可以引起器质性阳痿。在临床上，多数器质性阳痿往往与心理因素无关。器质性阳痿表现为阴茎在任何时候都不能勃起，既不能在性兴奋时勃起，在睡梦中和膀胱充盈时，亦无自发性勃起。积极治疗原发病后，患者阳痿症状亦能向愈，但病程较长。若属先天性生殖器官发育异常致痿者，则多预后不良。

二、辨证思路

情志所伤，郁怒所致，或肝经湿热，病在肝；大惊猝恐，房室劳伤，命门火衰，病在肾；思虑太过，心脾受损，病在心脾。湿热内蕴者，往往先犯脾，后侮肝，继则及肾；久病可见痰湿或瘀滞，则病在血脉与宗筋。临床常见累及多个脏腑经络。阳痿病证，既可由单一脏腑病变导致，临床上又可出现多个脏腑同病的情况，如心脾两虚、心肾不交等，治疗时可根据辨证，尽量考虑到各个病变脏腑。

三、临床备要

1.徐福松教授辨治阳痿提出"禾苗学说"，认为本病治疗如培育禾苗，当"添水"（滋阴）以固其根、培其本，不宜"曝晒"（壮阳）而折其标、损其寿。他提出阳痿患者以阴虚为本的观点，病机与心、肝、肾三脏阴液不足密切相关，兼有气滞血瘀、虚阳浮越、阳损及阴等变证。治疗上灵活采用以酸甘养阴法为基础，滋养心、肝、肾三脏之阴，兼以理气活血、交通心肾、阴中求阳等多种治法，临证化裁，创制出治疗阳痿的起痿系列方，应用于临床，取效颇佳。

2.刘殿池老先生认为，心主神明，为君主之官，统领一身气血，而阳痿多为心神不宁、心血失养所致，治疗应以补心养神为主，心血得养，一身气血运行得利，精神得养，则病自愈。此理论与西医学中的心因性阳痿不谋而合。中医学认为，人的精神由心所主，故可通过调神养心，取得很好的治疗效果。

3.动物类药物在男科疾病中应用广泛。李曰庆教授从医40余年，总结前人经验，在临床上活用动物类药物治疗阳痿，积累了丰富的临证经验。李曰庆教授治疗阳痿时，善用的动物药可分为活血化瘀类（蜈蚣、水蛭）、补肾固本类（蛤蚧、黑蚂蚁）、疏肝解郁类（蜈蚣、蝉蜕）3类。

遗 精

遗 精

有梦而遗精称为梦遗；
无梦而遗精，甚至清醒时精液流出，
称为滑精。

本病首载于
《内经》。

临床主要特征：不因性生活而精液频繁遗泄。

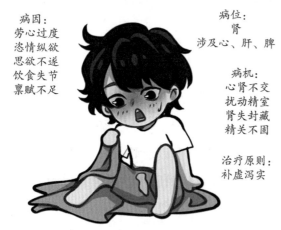

病因：
劳心过度
恣情纵欲
思欲不遂
饮食失节
禀赋不足

病位：
肾
涉及心、肝、脾

病机：
心肾不交
扰动精室
肾失封藏
精关不固

治疗原则：
补虚泻实

病理性质：初起以实证为多，日久则以虚证为多。
病理因素：湿、火。
病理变化：实证日久不愈→虚证/虚实夹杂证；
遗精日久→早泄、阳痿、不育。

诊 断

不因性生活而排泄精液（√）

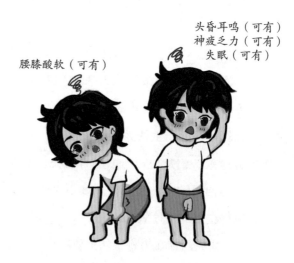

腰膝酸软（可有）

头昏耳鸣（可有）
神疲乏力（可有）
失眠（可有）

小贴士：
直肠指诊、前列腺B超、精液抗原及前列腺液常规检查
可协助病因诊断。

鉴别诊断

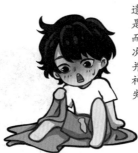

遗精：
是指不因性生活
而出现精液频繁遗泄的病证，
次数较溢精更为频繁，
并伴随头昏耳鸣、
神疲乏力、腰膝酸软、
失眠等症状。

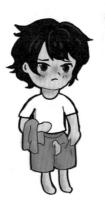

溢精：
成年未婚男子，
或婚后久未有夫妻生活者，
1个月遗精1~2次，
次日并无不适感觉或其他症状，
属于正常生理现象。

辨证论治

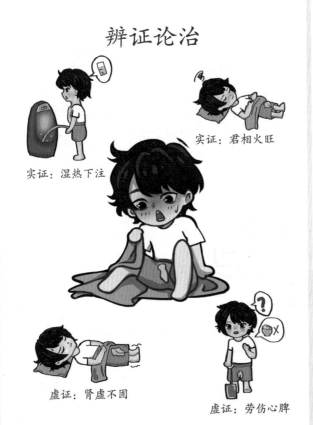

实证：湿热下注

实证：君相火旺

虚证：肾虚不固

虚证：劳伤心脾

分证论治

实证
君相火旺

舌红
苔薄黄

浮中沉 〰〰〰
一息六至
浮中沉 〰〰〰
脉细数

少寐多梦，每多梦中遗精，阳事易举

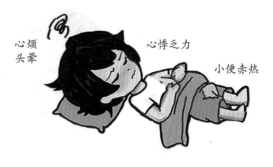

心烦
头晕

心悸乏力

小便赤热

治法：清心泻肝。

代表方：黄连清心饮合三才封髓丹加减。

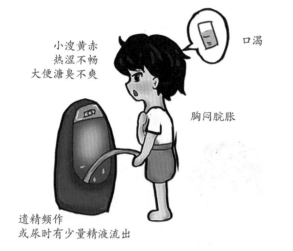

实证
湿热下注

舌红
苔黄腻

一息六至
脉濡数

口渴

小溲黄赤
热涩不畅
大便溏臭不爽

胸闷脘胀

遗精频作
或尿时有少量精液流出

治法：清热利湿，化痰清火。

代表方：程氏萆薢分清饮加减。

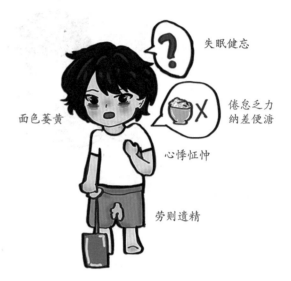

虚证
劳伤心脾

舌淡
苔薄白

脉弱

失眠健忘

面色萎黄

倦怠乏力
纳差便溏

心悸怔忡

劳则遗精

治法：调补心脾，益气摄精。

代表方：妙香散加减。

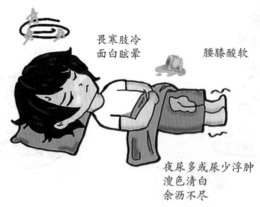

虚证
肾虚不固

舌淡嫩
苔白滑

脉沉细

多为无梦而遗，甚则滑泄不禁，精液清稀而冷

畏寒肢冷
面白眩晕

腰膝酸软

夜尿多或尿少浮肿
溲色清白
余沥不尽

治法：补肾固精。

代表方：金锁固精丸加减。

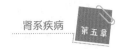

★ 临证经验 ★

一、辨病思路

遗精常见于西医学中的前列腺炎、精囊炎、包皮过长或包茎等疾病。凡成年未婚男子，或婚后夫妻分居等长期无性生活者，1个月发生遗精1~2次属生理现象。如遗精次数过多，每周2次以上或清醒时流精，并伴有头昏，精神萎靡，腰腿酸软，失眠等症状，则属病态。

1.前列腺炎是指由多种复杂原因引起的，以尿道刺激症状和慢性盆腔疼痛为主要临床表现的前列腺疾病。患者可见寒战、发热、疲乏无力等全身症状，伴有会阴部和耻骨上疼痛，可有尿频、尿急和直肠刺激症状，甚至出现急性尿潴留等表现。

2.精囊炎常与前列腺炎同时发生，多由于逆行感染所致，致病菌多为金黄色葡萄球菌、溶血性链球菌及大肠杆菌，发病年龄多为20~40岁，以血精为主要临床表现，分为急性精囊炎和慢性精囊炎两类。急性者可见下腹疼痛，并牵涉到会阴和两侧腹股沟，尿急、尿痛症状明显，并可见排尿困难，血精现象更明显，全身症状可有发热、恶寒、寒战。慢性者则可出现耻骨上区隐痛，并伴会阴部不适，尿频、尿急，伴排尿不适、有灼热感，射精疼痛，性欲低下，遗精早泄。

3.包皮过长指包皮覆盖尿道口，但能上翻，露出尿道口和阴茎头。包茎指包皮口狭小，不能上翻露出阴茎头。包茎分为先天性包茎和后天性包茎。若粘连未被吸收，就形成了先天性包茎。后天性包茎多继发于阴茎头包皮炎症，使包皮口形成瘢痕性挛缩。若包茎严重，可引起排尿困难甚至尿潴留。包皮垢积累时，可有阴茎头刺痒感。长期慢性刺激，可诱发感染与癌变、白斑病及结石。

二、辨证思路

1.辨遗精病理性质的特点。遗精病性有虚实之分，且多虚实夹杂。初起以实证为多，日久则以虚证为多。新病遗精有虚有实，常多虚实并见；久病精滑则虚多实少。由君相火旺所致者，为本虚标实；以心脾两虚、肾虚不藏为主者，多以虚证为主；以湿热下注为主者，多以实证为主。

2.注意精神调养，不接触不健康影像信息，不贪恋女色。避免过度脑力劳动，做到劳逸结合，饮食有节，起居有常，少食醇酒厚味及辛辣刺激性食物。切勿恣情纵欲，手淫过度，保持外生殖器清洁。注意消除恐惧心理，节制性欲，戒除手淫。被褥不宜过厚、过暖，衬裤不宜过紧，养成侧卧习惯。发生遗精时，不可强忍或挤压阴茎；遗精后不可立即冷水洗浴，以免寒邪内侵。包茎、包皮过长或外生殖器有炎症时，应及早就医。

三、临床备要

1.治疗分虚实两端。邪气盛者治以清泄为主，如清利湿热、清心安神、清泻相火等法；正气

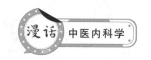

虚者以补益为主，分补肾固精、益气摄精等法；虚实夹杂者，治疗当清补兼施。

2.薛建国教授从事中医男科临床工作数十年，对遗精的中医诊疗有着独到的见解。他认为"心肾不交"为该病发病的基本病机，而其他脏器都是先影响心神，进而导致心肾不交而引发遗精，故治疗宜在交通心肾的基础上或滋阴养心，或化痰宁心，或泻火安神。

3.李海松教授重视男科疾病伴随焦虑、抑郁症状的治疗，在辨证论治的基础上配合使用贯叶金丝桃"辨药"治疗男科疾病。现代研究表明，贯叶金丝桃具有很好的抗抑郁、焦虑及延缓射精作用，临床疗效显著。对于慢性前列腺炎气滞血瘀证患者，该药可疏肝气而行血滞；对于早泄与遗精心肾不交证患者，该药可解郁安神而沟通心肾。

耳鸣、耳聋

★ 疾病概述 ★

耳聋、耳鸣

病名首见于《内经》。

临床主要特征：
自觉耳内鸣响，如闻潮声，或细或暴，妨碍听觉（耳鸣）。
听力减弱，妨碍交谈，甚至听觉丧失，不闻外声，影响
日常生活（耳聋）。

病位：
肝、胆、脾、肾
与肾关系密切

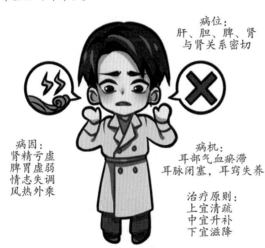

病因：
肾精亏虚
脾胃虚弱
情志失调
风热外乘

病机：
耳部气血瘀滞
耳脉闭塞，耳窍失养

治疗原则：
上宜清疏
中宜升补
下宜滋降

辨证要点：新旧/虚实。

诊　断

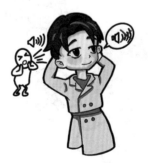

耳聋：
听力减退，
甚至完全消失，
不闻声音。

耳鸣：
经常或间歇性地自觉耳内鸣响，
或如蝉声，或如潮声，
或如雷鸣，难以忍受。

小贴士：
可伴随出现耳道阻塞感、耳道疼痛、耳道奇痒、耳郭疼
痛、耳道流脓等症状。
检查耳部，可有局部压痛、红肿，外耳道有脓血等症状。
但亦有耳部无任何改变，一如常人者。

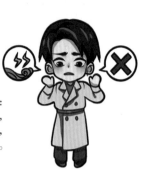

鉴别诊断

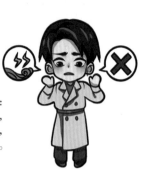

耳鸣、耳聋：
多见于成年人，
听力虽然下降或失聪，
但无口哑。

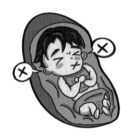

聋哑：
多见于幼儿，
有先天所致者，
亦有后天热病所致者，
一般先耳聋后口哑。

辨证论治

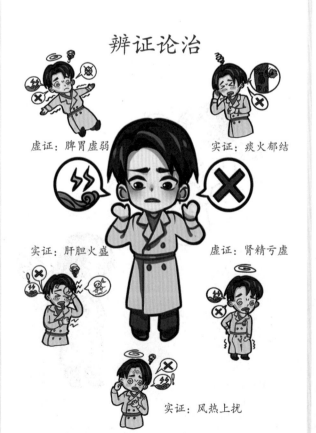

虚证：脾胃虚弱   实证：痰火郁结

实证：肝胆火盛   虚证：肾精亏虚

实证：风热上扰

分证论治

虚证
脾胃虚弱

 舌淡胖
有齿痕
苔薄

浮
中
沉
脉细弱

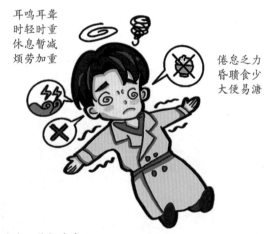

耳鸣耳聋
时轻时重
休息暂减
烦劳加重

倦怠乏力
昏聩食少
大便易溏

治法：益气升清。

代表方：益气聪明汤加减。

虚证
肾精亏虚

舌红

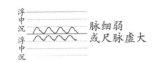
脉细弱
或尺脉虚大

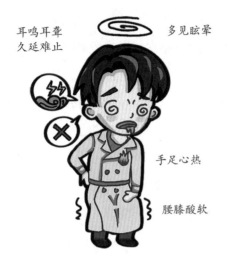

耳鸣耳聋
久延难止

多见眩晕

手足心热

腰膝酸软

治法：滋肾降火，收涩精气。

代表方：耳聋左慈丸加减。

实证
风热上扰

舌苔薄白或薄黄

一息六至

脉浮或浮数

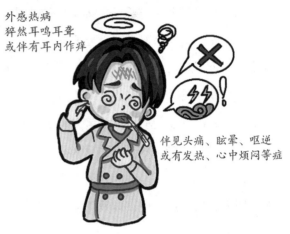

外感热病
猝然耳鸣耳聋
或伴有耳内作痒

伴见头痛、眩晕、呕逆
或有发热、心中烦闷等症

治法：散风清热。

代表方：银翘散加减。

实证
痰火郁结

舌红
苔薄黄而腻

一息六至

脉弦滑
或滑数

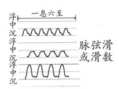

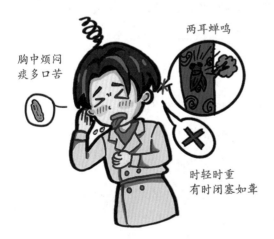

两耳蝉鸣

胸中烦闷
痰多口苦

时轻时重
有时闭塞如聋

治法：化痰清火，和胃降浊。

代表方：温胆汤加减。

实证
肝胆火盛

舌红苔黄

浮中沉
一息六至
浮中沉

脉弦数

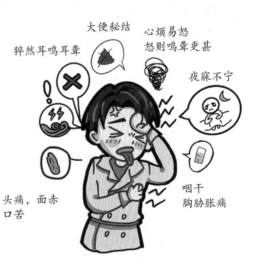

大便秘结

心烦易怒
怒则鸣声更甚

猝然耳鸣耳聋

夜寐不宁

头痛，面赤
口苦

咽干
胸胁胀痛

治法：清肝泻火。

代表方：龙胆泻肝汤加减。

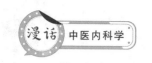

一、辨病思路

耳鸣、耳聋都是患者听觉功能异常的表现。耳鸣是患者在缺乏外部声源的情况下，耳内或颅内产生"嗡嗡""嘶鸣"等不成形的异常声幻觉。这种声音感觉可以是1种或1种以上，并且持续一定的时间。耳聋是听觉系统中传音、感音及听觉传导通路中的听神经和各级中枢发生病变，引起的听功能障碍，产生不同程度的听力减退，甚则听力丧失。耳鸣、耳聋可见于西医学中的药物中毒，以及贫血、高血压、脑动脉硬化、梅尼埃病、神经症等内科方面疾病，或外耳病变、鼓膜病变、中耳病变等外科方面疾病。耳鸣、耳聋多与感受风寒或风热，思虑忧郁，暴怒恐惧，嗜食膏粱厚味，体虚久病，脾胃虚弱，劳累过度或恣情纵欲等因素有关，也有因雷炮震伤、跌倒损伤等外在因素所致者。临床应了解患者有无奎宁、水杨酸钠、链霉素、卡那霉素、庆大霉素等用药史，以及烟酒史。所以，明确耳鸣、耳聋的病因、病史对于疾病的诊治具有非常重要的意义。

二、辨证思路

耳鸣、耳聋的证型有虚有实，以虚证尤为多见。一般暴起者多实，渐起者多虚。实证多因风热、痰、火所致，多责在肝胆、阳明；虚证多由肾精不足、脾胃气血虚弱所致。实证表现头痛恶风或有发热，骨节酸痛，耳内作痒，脉浮或浮数者，为风热；头痛面赤，口苦咽干，心烦易怒，怒则鸣聋更甚，脉弦数者，为火；形体肥胖，两耳蝉鸣，时轻时重，有时闭塞如聋，痰多，舌红，苔黄腻，脉弦滑者，属痰。虚证表现头晕目眩，腰酸遗精，肢体酸软，腰冷畏寒，阳痿早泄者，属肾精不足；耳鸣、耳聋烦劳加重，倦怠乏力，神疲食少，面色萎黄，大便溏泄，舌淡胖有齿痕，苔薄，脉细弱者，为脾胃气血虚弱。耳鸣、耳聋暴起，以标实为主；延久不愈，以本虚为主；久鸣、久聋而又突然加重，则多属本虚标实。

三、临床备要

1.对于突发性耳聋，韩碧英教授认为治疗上要分清虚实，把握病机，其中热、瘀、痰等是突发性耳聋的病理因素。其提倡采用"泻火补水以清热，根结相通治其瘀，俞募相配治其痰"的针刺手段治经络实证，巧用方药治脏腑虚证。韩碧英教授在治聋之时，不忘治心，灵活应用镇心五穴，疗效斐然。庄礼兴教授认为，突发性耳聋与少阳经密切相关，强调耳病取少阳经，辅以皮肤针叩刺耳郭，激发少阳经经气，开闭复听，保护听力。

2.黄挺教授认为，放疗后耳鸣的基本病机为水衰火实，热郁于上，气机升降出入失常。耳为清窍，以通为用，故治疗上可取甘温除热之法，一则开通郁结，二则温通气血，三则补益脾肾，并创耳鸣方以随证加减治疗。

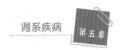

3.蒋开平教授认为，补中益气汤在治疗耳鸣方面有显著的效果。蒋开平教授抓住患者劳累后耳鸣加重、疲倦乏力、头晕的辨证要点，将其辨为脾胃气虚，清阳不升证。补中益气汤正好与病机相合，因而能够取得较好的效果。

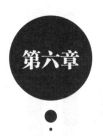

第六章

气血津液疾病

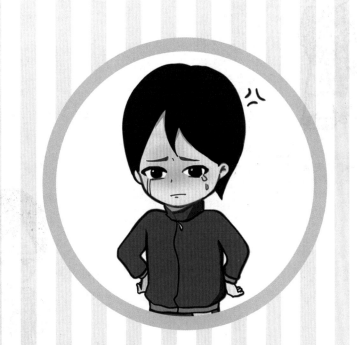

郁 证

★ 疾病概述 ★

郁 证

《丹溪心法》将郁证列为专篇，
提出了气、血、火、食、湿、痰六郁之说。

临床主要特征：
心情抑郁，情绪不宁，胸部满闷，胁肋胀痛，
或易怒欲哭，或咽中有异物感。

病位：
肝
涉及心、脾、胃、肾

病因：
情志所伤
体质因素

病机：
肝失疏泄
脾失健运
心失所养
脏腑阴阳气血失调

治疗原则：
理气开郁
调畅气机
怡情易性

病理变化：情志致病因素不除→症状增多、加重；
症状愈加严重复杂→多年不愈。
病理性质：多属实证，病久则由实转虚。
辨证要点：虚实/六郁/脏腑。

诊 断

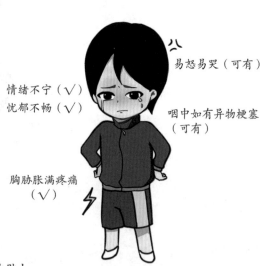

易怒易哭（可有）

情绪不宁（√）
忧郁不畅（√）

咽中如有异物梗塞
（可有）

胸胁胀满疼痛
（√）

小贴士：
①多发于青中年女性。
②各系统检查及实验室检查正常，除外器质性疾病。
如以咽部症状为主要表现时，需做咽部的相关检查。
有吞之不下，咯之不出的症状时，可做食管X线及
内镜检查。

鉴别诊断

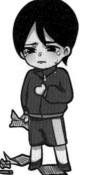

郁证：
梗塞的感觉主要在咽喉，
各系统及实验室检查除外器质性疾病。
如有咽喉部症状，
可做食管X线及内镜检查。

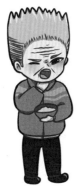

噎膈：
梗塞的感觉主要在胸骨后，
吞咽困难的程度日渐加重，
做食管检查常有异常发现。

辨证论治

实证：肝郁化火　　　　　实证：痰气郁结

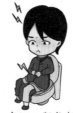

实证：肝气郁结　　　　　虚证：心神失养

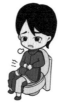

虚证：心脾两虚

虚证：心肾阴虚

分证论治

实证
肝气郁结　　　苔薄腻　　　浮中沉　脉弦

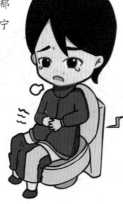

精神抑郁
情绪不宁

脘闷嗳气
大便不调

胁肋胀痛
痛无定处

治法：疏肝解郁，理气畅中。

代表方：柴胡疏肝散加减。

实证
肝郁化火　　　舌质红苔黄　　　浮中沉　一息六至　脉弦数　浮中沉

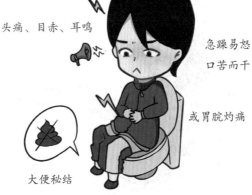

头痛、目赤、耳鸣

急躁易怒
口苦而干

或胃脘灼痛

大便秘结

治法：疏肝解郁，清肝泻火。

代表方：丹栀逍遥散加减。

实证
痰气郁结

苔白腻

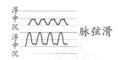脉弦滑

精神抑郁

咽中如有物梗塞
吞之不下
咯之不出

胁肋胀满

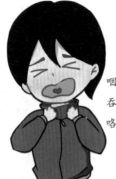

治法：行气开郁，化痰散结。

代表方：半夏厚朴汤加减。

虚证
心神失养

舌质淡
苔薄白

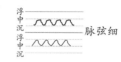脉弦细

喜怒无常
时时欠伸
或手舞足蹈
骂詈喊叫等

精神恍惚
多疑易惊
悲忧善哭

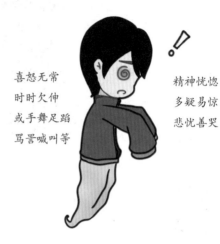

治法：甘润缓急，养心安神。

代表方：甘麦大枣汤加减。

虚证
心脾两虚

舌质淡

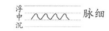脉细

多思善疑
头晕神疲
心悸胆怯

失眠健忘
面色不华

纳差便溏

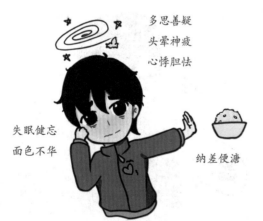

治法：健脾养心，益气补血。

代表方：归脾汤加减。

虚证
心肾阴虚

舌红
少津

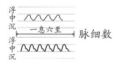一息六至 脉细数

情绪不宁
心悸健忘
失眠多梦

五心烦热
盗汗

口咽干燥

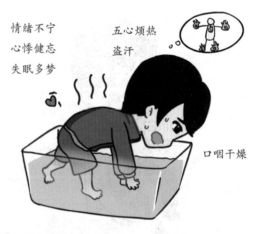

治法：滋阴清热，补血安神。

代表方：天王补心丹加减。

★ 临证经验 ★

一、辨病思路

郁证大致相当于西医学中的神经衰弱、癔症、焦虑症、更年期综合征等疾病。

1.神经衰弱是由于长期处于紧张和压力下，出现精神易兴奋和脑力易疲乏现象，常伴有情绪烦恼、易激惹、睡眠障碍、肌肉紧张性疼痛等症状。这些症状不能归于脑、躯体疾病及其他精神疾病。症状时轻时重，波动与心理、社会因素有关，病程多迁延。

2.癔症是由精神因素，如生活事件、内心冲突、暗示或自我暗示，作用于易病个体引起的精神障碍。患者多为16～40岁的青年女性，主要表现有分离症状和转换症状两种，有高度情感性、暗示性，以及丰富的幻想和以自我为中心等特有性格。癔症的症状是功能性的，因此心理治疗占有重要的地位。该病预后一般较好，60%～80%的患者可在1年内自行缓解。该病起病急，常有强烈的精神因素或痛苦情感体验等诱因，可有精神症状、运动障碍、感觉障碍及自主神经功能障碍等临床症状，体格检查和化验检查常无异常表现。

3.焦虑症是神经症这一大类疾病中最常见的一种，以焦虑情绪体验为主要特征，可分为慢性焦虑（广泛性焦虑）和急性焦虑（惊恐发作）两种形式。患者主要表现为无明确客观对象的紧张担心、坐立不安，还有自主神经功能失调症状，如心悸、手抖、出汗、尿频等，及运动性不安。注意区分正常的焦虑情绪，如焦虑严重程度与客观事实或处境明显不符，或持续时间过长，则可能为病理性的焦虑。

4.更年期综合征又称围绝经期综合征。围绝经期是妇女绝经前后的一段时期（从40岁左右开始至停经后12个月内）。此时期的妇女常表现为情绪不稳定、激动易怒、抑郁多烦、记忆力减退、工作能力下降，严重者可出现潮红、阵阵发热、出汗不止，同时伴月经紊乱或停经，皮肤皱纹逐渐增多，有的出现瘙痒，毛发开始变白、脱落，骨质疏松，还常出现高血压、心前区闷痛不适、心悸、气短的症状。

二、辨证思路

辨虚实。气、血、痰、火、湿、食六郁属实。郁证初起多以气滞为主，进而引起化火、血瘀、痰结、食滞、湿停等病机变化，此时多为实证；日久伤及心、脾、肾等脏腑，致使脏腑功能失调，出现心脾两虚、心神失养、心肾阴虚诸证，此时则由实证转化为虚证。实证中的气郁化火一证，由于火热伤阴，阴不涵阳，而易转化为心肾阴虚。郁证中的虚证，可以由实证病久转化而来，也可由忧思郁怒、情志过极等精神因素直接耗伤脏腑的气血阴精，而在发病初期即出现。

三、临床备要

1.本病主要由情志内伤引起，故应重视精神治疗、心理治疗。这对于本病的治疗及预后转归具有重要作用。患者应树立正确的人生观，积极对待各种事物，避免忧思郁怒。防止情志内伤是预防郁证的重要措施。医务人员应深入了解患者病史、发病诱因，针对诱因进行有效的预防，做到"未病先防"。既病者要及早治疗，防止病情的进一步蔓延，做到"既病防变"。

2.何若苹教授认为情志病起于"郁"，由邪郁致脏郁。邪郁因于气，久而血瘀-痰生-火郁-阴伤。脏郁主在肝，久则累及心脾。邪郁应疏，其创三期解郁法：初期重顺气，中期平阴阳，末期豁痰瘀。脏郁宜柔，重在调肝，兼顾养心健脾，并用安神助寐及心因疏导之法促进病愈。

3.张怀亮教授治疗郁证以调肝为基础，常选柴胡疏肝理气，汗出多者以川楝子易柴胡，并用当归、白芍、炒酸枣仁养血柔肝，以小柴胡汤疏利三焦、宣通内外、调达枢机。郁证者多气机郁滞，但理气时仍需补气，常用党参、黄芪类补气药（元气虚者用人参）；重视调理脾胃，肝郁者常兼脾虚，以炒白术、茯苓健脾益气；善用白芷、升麻、羌活等风药，加强调肝、散火、理脾之功，取效明显。

4.郁证基本病机为气机郁滞，脏腑功能失调。初起多以肝郁气滞为主，因七情内伤，致使肝失条达，气机不畅。若进一步加重，则致使多脏腑功能失调，但核心均不离肝气郁结。仝小林院士临床常以制香附、佛手、香橼3味药物组方开郁。制香附作用偏于肝，善疏肝解郁，理气宽中，调经止痛，用量多为9~15g；佛手相较制香附药力缓和，作用偏脾胃，可疏肝理气，和胃止痛，燥湿化痰，用量多为9~15g；香橼作用与佛手相似，能调和肝脾，而其化痰止咳之力略胜，用量多为9~15g。3药各有侧重，又相互兼顾，相互配伍，协同发挥开郁理气之功效。

血 证

★ 疾病概述 ★

血 证

别名：
"血病""失血"。

最早记载一系列治疗吐血、便血方剂的医著是《金匮要略·惊悸吐衄下血胸满瘀血病脉证治第十六》。

临床主要特征：
血不循常道运行，或上溢于口鼻诸窍，或下泄于前后二阴，或渗出于肌肤。

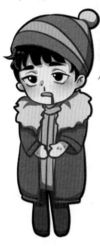

病因：
感受外邪
情志过极
饮食不节
劳倦体虚
久病或大病后

病位：
鼻衄在肺、胃、肝
齿衄在胃、肾
咳血在肺、肝
吐血在脾、胃、肝
尿血在膀胱、脾、肾

病机：
火热熏灼
迫血妄行
或气虚不摄
血溢脉外
或久病入络
血脉瘀阻
血不循经

治疗原则：
治火、治气、治血

病理变化：关键在于病因、出血量多少、兼见症状、病程。
辨证要点：病证不同/脏腑病变之异/证候之虚实。

诊 断

鼻衄：
不因外伤或倒经所致的血自鼻道外溢。

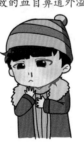

齿衄：
排除外伤所致的血自齿龈或齿缝外溢。

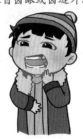

吐血：
发病急骤，吐血前多有恶心、胃脘不适、头晕等症状。

小贴士：
①血随呕吐而出，常伴有食物残渣等胃内容物，血色多为咖啡色或暗紫色，也可为鲜红色。大便色黑如漆，或呈暗红色。
②有胃痛、胁痛、黄疸、癥积等病史。
③纤维胃镜、上消化道钡餐造影、B超、胃液分析等检查可进一步明确吐血的病因。

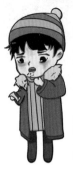

咳血：
血由肺、气道而来，经咳嗽而出，
或觉喉痒胸闷，一咯即出，血色鲜红，
或夹泡沫，或痰血相兼，痰中带血。

多有慢性咳嗽、痰喘、肺痨等病史。

必要时可行胸部X线、CT检查，支气管
镜或造影检查，血细胞计数及分类和
血沉检测，痰培养、痰抗酸杆菌检查
和脱落细胞病理检查，以明确咳血原因。

紫斑：
肌肤出现青紫斑点，小如针尖，
大者融合成片，压之不褪色。
重者可伴有鼻衄、齿衄、尿血、
便血及崩漏。

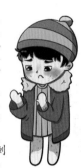

小儿及成人皆可患此病，
但以女性多见。紫斑好发于四肢，
尤以下肢为甚，常反复发作。

可行血常规、凝血功能检查、
束臂试验等检查，必要时做骨髓穿刺
以进一步明确诊断。

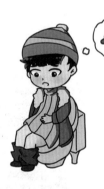

便血：
大便色鲜红、暗红或紫暗，
甚至黑如柏油样，次数增多。
多有胃肠疾病或肝病病史。
呕吐物及大便潜血试验、
大便常规检查、直肠指检、
直肠乙状结肠镜检查等
有助于进一步明确便血的病因。

尿血：
小便中混有血液或夹有血丝，
排尿时无疼痛。
可行尿常规、尿沉渣、尿液
细菌学、尿红细胞位相、
泌尿系X线及超声、膀胱镜和
肾穿刺等检查，有助于诊断。

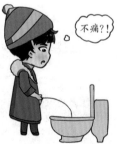

不痛？！

鉴别诊断

咳血与吐血：血液均经口出。

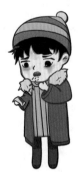

咳血：
血由肺来，
经气道随咳嗽而出；

血色多为鲜红，常混有痰液，
咳血之前多有咳嗽、胸闷、
喉痒等症状；

大量咳血后，可见痰中带血数天，
大便一般不呈黑色。

吐血：
血自胃而来，
经呕吐而出；

血色紫暗，常夹有食物残渣，
吐血之前多有胃脘不适或胃痛、
恶心等症状；

吐血之后无痰中带血，
但大便多呈黑色。

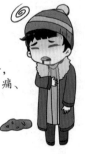

辨证论治

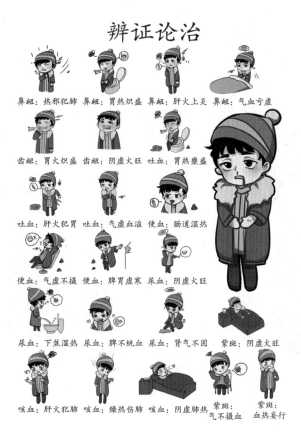

鼻衄：热邪犯肺　鼻衄：胃热炽盛　鼻衄：肝火上炎　鼻衄：气血亏虚

齿衄：胃火炽盛　齿衄：阴虚火旺　吐血：胃热壅盛

吐血：肝火犯胃　吐血：气虚血溢　便血：肠道湿热

便血：气虚不摄　便血：脾胃虚寒　尿血：阴虚火旺

尿血：下焦湿热　尿血：脾不统血　尿血：肾气不固　紫斑：阴虚火旺

咳血：肝火犯肺　咳血：燥热伤肺　咳血：阴虚肺热　紫斑：　　　紫斑：
　　　　　　　　　　　　　　　　　　　　　　　　　　气不摄血　血热妄行

分证论治

鼻衄
热邪犯肺

 舌质红　苔薄

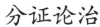 一息六至
  脉数

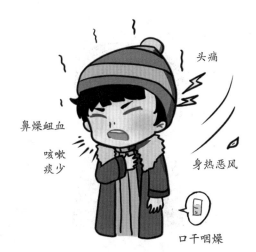

头痛

鼻燥衄血

咳嗽痰少

身热恶风

口干咽燥

治法：清泄肺热，凉血止血。

代表方：桑菊饮加减。

鼻衄
胃热炽盛

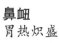 舌红　苔黄

 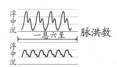 一息六至　脉洪数

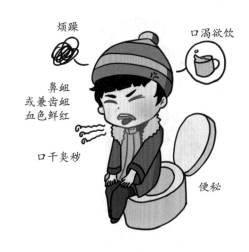

烦躁

口渴欲饮

鼻衄
或兼齿衄
血色鲜红

口干臭秽

便秘

治法：清胃泻火，凉血止血。

代表方：玉女煎加减。

鼻衄
肝火上炎

 舌红

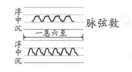 脉弦数

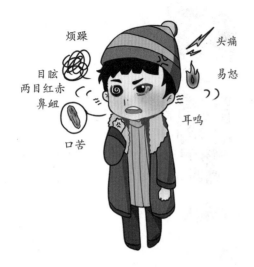

烦躁
目眩
两目红赤
鼻衄
口苦
头痛
易怒
耳鸣

治法：清肝泻火，凉血止血。

代表方：龙胆泻肝汤加减。

鼻衄
气血亏虚

 舌质淡

脉细
无力

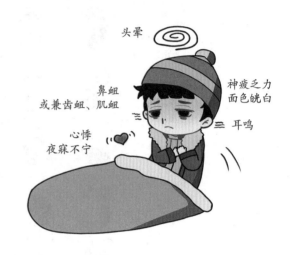

头晕
鼻衄
或兼齿衄、肌衄
心悸
夜寐不宁
神疲乏力
面色㿠白
耳鸣

治法：补气摄血。

代表方：归脾汤加减。

齿衄
胃火炽盛

 舌红
苔黄

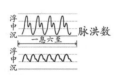 脉洪数

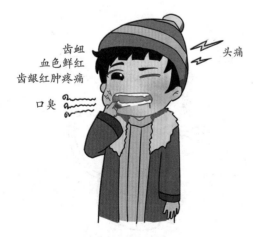

齿衄
血色鲜红
齿龈红肿疼痛
口臭
头痛

治法：清胃泻火，凉血止血。

代表方：加味清胃散合泻心汤加减。

齿衄
阴虚火旺

 舌质红
苔少

脉细数

起病较缓
常因受热及烦劳而诱发

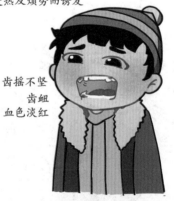

齿摇不坚
齿衄
血色淡红

治法：滋阴降火，凉血止血。

代表方：六味地黄丸合茜根散加减。

吐血
胃热壅盛

 舌质红 苔黄腻

脉滑数

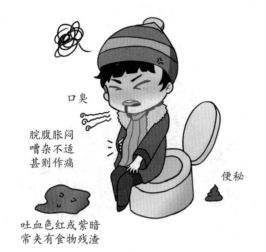

口臭

脘腹胀闷
嘈杂不适
甚则作痛

便秘

吐血色红或紫暗
常夹有食物残渣

治法：清胃泻火，化瘀止血。

代表方：泻心汤合十灰散加减。

吐血
肝火犯胃

 舌质红绛

脉弦数

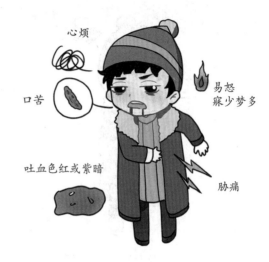

心烦

口苦

易怒
寐少梦多

吐血色红或紫暗

胁痛

治法：泻肝清胃，凉血止血。

代表方：龙胆泻肝汤加减。

吐血
气虚血溢

 舌质淡

脉细弱

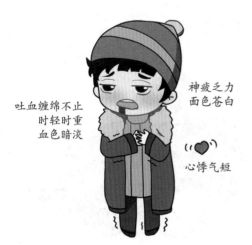

吐血缠绵不止
时轻时重
血色暗淡

神疲乏力
面色苍白

心悸气短

治法：健脾益气摄血。

代表方：归脾汤加减。

咳血
燥热伤肺

 舌质红少津
苔薄黄

一息六至

脉数

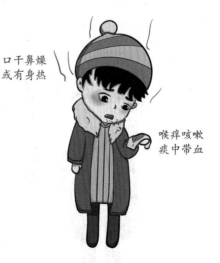

口干鼻燥
或有身热

喉痒咳嗽
痰中带血

治法：清热润肺，宁络止血。

代表方：桑杏汤加减。

咳血
肝火犯肺
 舌质红 苔薄黄
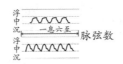 脉弦数

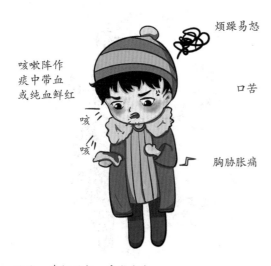

烦躁易怒

咳嗽阵作
痰中带血
或纯血鲜红

口苦

咳
咳

胸胁胀痛

治法：清肝泻火，凉血止血。

代表方：泻白散合黛蛤散加减。

咳血
阴虚肺热
 舌质红
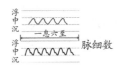 脉细数

口干咽燥
颧红盗汗

咳嗽痰少
痰中带血
或反复咳血
血色鲜红

咳

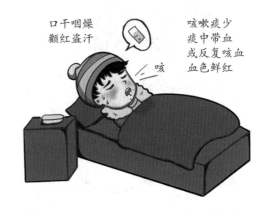

治法：滋阴润肺，宁络止血。

代表方：百合固金汤加减。

紫斑
血热妄行
 舌质红 苔黄
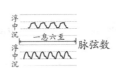 脉弦数

皮肤出现青紫斑点或斑块

或有发热
口渴、便秘

或伴有鼻衄
齿衄、便血、尿血

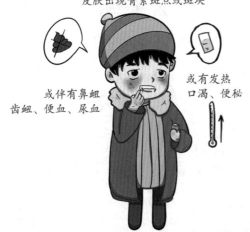

治法：清热解毒，凉血止血。

代表方：十灰散加减。

紫斑
阴虚火旺
 舌质红 苔少
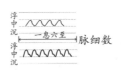 脉细数

常伴鼻衄、齿衄或月经过多

皮肤出现青紫斑点或斑块，时发时止

颧红盗汗
心烦口渴

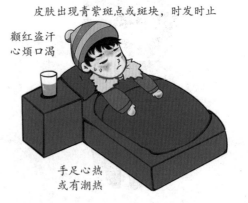

手足心热
或有潮热

治法：滋阴降火，宁络止血。

代表方：茜根散加减。

紫斑
气不摄血

 舌质淡

脉细弱

反复发生肌衄，久病不愈

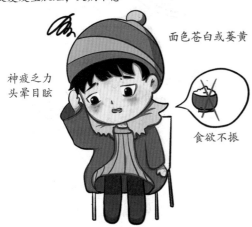

神疲乏力
头晕目眩

面色苍白或萎黄

食欲不振

治法：补气摄血。

代表方：归脾汤加减。

便血
肠道湿热

 舌质红
苔黄腻

一息六至

脉濡数

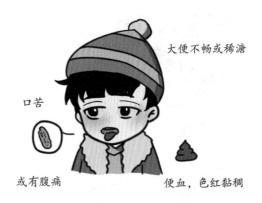

口苦

大便不畅或稀溏

或有腹痛

便血，色红黏稠

治法：清化湿热，凉血止血。

代表方：地榆散合槐角丸加减。

便血
气虚不摄

 舌质淡

脉细

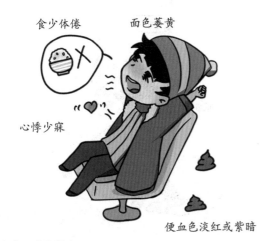

食少体倦

面色萎黄

心悸少寐

便血色淡红或紫暗

治法：益气摄血。

代表方：归脾汤加减。

便血
脾胃虚寒

 舌质淡

脉细

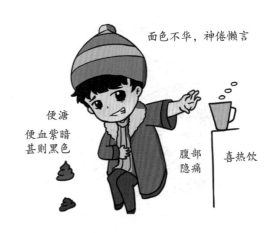

面色不华，神倦懒言

便溏
便血紫暗
甚则黑色

腹部
隐痛

喜热饮

治法：健脾温中，养血止血。

代表方：黄土汤加减。

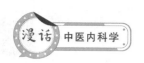
尿血
下焦湿热

舌质红

一息六至
浮中沉 脉数

夜寐不安　面赤口疮

心烦口渴

小便黄赤灼热，尿血鲜红

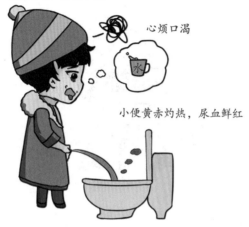

治法：清热利湿，凉血止血。

代表方：小蓟饮子加减。

尿血
阴虚火旺

舌质红

一息六至
浮中沉 浮中沉 脉细数

头晕耳鸣

小便短赤带血

神疲颧红

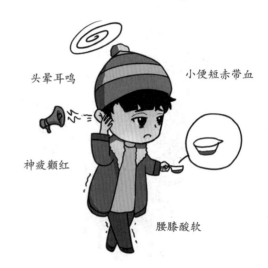

腰膝酸软

治法：滋阴降火，凉血止血。

代表方：知柏地黄丸加减。

尿血
脾不统血

舌质淡

浮中沉 脉细弱

久病尿血，甚或兼见齿衄、肌衄

面色不华

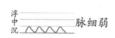

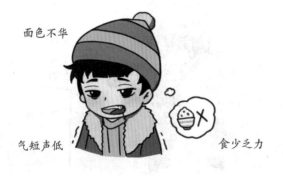

气短声低

食少乏力

治法：补中健脾，益气摄血。

代表方：归脾汤加减。

尿血
肾气不固

舌质淡

浮中沉 浮中沉 脉沉弱

头晕耳鸣

精神困惫

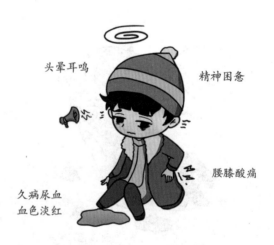

腰膝酸痛

久病尿血
血色淡红

治法：补益肾气，固摄止血。

代表方：无比山药丸加减。

★ 临证经验 ★

一、辨病思路

西医学中的许多急慢性疾病所引起的出血都可归属于中医血证，如呼吸系统疾病中的支气管扩张症、肺结核等引起的咳血，循环系统疾病中的二尖瓣狭窄所引起的咳血，消化系统疾病中的胃及十二指肠溃疡、肝硬化、溃疡性结肠炎等所引起的呕血、便血，泌尿系统疾病中的急性肾小球肾炎、急性肾盂肾炎、肾结核等所引起的尿血，血液系统疾病中的特发性血小板减少性紫癜、过敏性紫癜及其他出血性疾病所引起的皮肤、黏膜和内脏的出血等均可按血证进行辨证论治。

1.支气管扩张症是由于支气管及其周围肺组织慢性化脓性炎症和纤维化，使支气管壁的肌肉和弹性组织破坏，导致支气管变形及持久扩张。本病多发生在幼年，典型的症状有慢性咳嗽、咳大量脓痰和反复咳血。主要致病因素为支气管感染、阻塞和牵拉，部分有先天遗传因素。患者多有麻疹、百日咳或支气管肺炎等病史。两下肺可闻及固定性湿啰音；支气管碘油造影检查可确诊。

2.肺结核患者常有咳嗽，多干咳或少痰，伴不同程度的咳血，有低热、乏力、盗汗等全身中毒症状。湿啰音多位于肺上部。X线检查有肺结核特征。痰结核菌培养阳性是诊断肺结核的主要依据。

3.风湿热是临床上二尖瓣狭窄最常见病因。急性风湿热引起心脏炎症后所遗留的以瓣膜病为主的心脏病，为慢性风湿性心脏病。该病症状常有呼吸困难，可有咳血甚或咳粉红色泡沫样痰，声嘶，心尖区有隆隆样舒张期杂音，第一心音亢进和开瓣音等表现，可有肺动脉高压和右心室增大的心脏体征，X线及心电图检查显示左心房增大，超声心动图可确诊。

4.胃酸分泌过多、幽门螺杆菌感染和胃黏膜保护作用减弱等因素是引起消化性溃疡的主要环节。胃排空延缓和胆汁反流、胃肠激素的作用、遗传因素、药物因素、环境因素和精神因素等，都和消化性溃疡的发生有关。该病发作有季节性，多发生于秋冬及冬春之交。患者有慢性周期性节律性上腹痛史。X线钡餐检查出现龛影是诊断的可靠依据。胃镜检查优于X线钡餐检查。

5.肝硬化是临床常见的慢性进行性肝病，乃由一种或多种病因长期或反复作用形成的弥漫性肝损害。在我国，大多数肝硬化患者为肝炎后肝硬化，少部分为酒精性肝硬化和血吸虫性肝硬化。病理组织学上有广泛的肝细胞坏死、残存肝细胞结节性再生、结缔组织增生与纤维隔形成，导致肝小叶结构破坏和假小叶形成，肝脏逐渐变形、变硬而发展为肝硬化。早期由于肝脏代偿功能较强，可无明显症状；后期则以肝功能损害和门静脉高压为主要表现，并有多系统受累；晚期常出现上消化道出血、肝性脑病、继发感染、脾功能亢进、腹水、癌变等并发症。

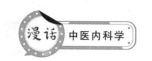

6.溃疡性结肠炎是一种病因尚不十分清楚的结肠和直肠慢性非特异性炎症性疾病，病变局限于大肠黏膜及黏膜下层；病变多位于乙状结肠和直肠，也可延伸至降结肠，甚至整个结肠；病程漫长，常反复发作。本病见于任何年龄，但20～30岁最多见。

7.急性肾小球肾炎是以急性肾炎综合征为主要临床表现的一组原发性肾小球肾炎。其特点为急性起病，表现为血尿、蛋白尿、水肿和高血压，可伴一过性氮质血症，具有自愈倾向。其常见于链球菌感染后2～3周发病，而其他细菌、病毒及寄生虫感染亦可引起本病。本病为自限性疾病，不宜应用糖皮质激素及细胞毒性药物。

8.肾结核多在成年人中发生，男性的发病率略高于女性。肾结核的临床表现与病变侵犯的部位及组织损害的程度不同而有所不同，主要症状有尿频、尿急、尿痛，一般抗生素治疗无效。尿培养结核菌阳性，尿沉渣中可找到结核抗酸杆菌。血清结核菌抗体测定阳性。静脉肾盂造影检查可发现结核病灶X线征象。部分患者可有肺、睾丸等肾外结核。

9.泌尿系结石是常见病。结石可位于肾、膀胱、输尿管和尿道的任何部位，但以肾与输尿管结石为常见。临床表现因结石所在部位不同而有异。肾与输尿管结石的典型表现为肾绞痛与血尿，在结石引起绞痛发作以前，患者没有任何感觉，由于某种诱因，如剧烈运动、劳动、长途乘车等，突然出现一侧腰部剧烈的绞痛，并向下腹及会阴部放射，伴有腹胀、恶心、呕吐及程度不同的血尿。膀胱结石的主要表现是排尿困难和排尿疼痛。

10.特发性血小板减少性紫癜是一种获得性自身免疫性疾病，是临床所见血小板计数减少引起的最常见的出血性疾病。通过对患者血小板相关抗体的研究，目前公认绝大多数特发性血小板减少性紫癜是由于免疫介导的自身抗体致敏的血小板被单核巨噬细胞系统过度破坏所致。该病临床表现为血小板计数不同程度的减少、伴或不伴皮肤黏膜出血症状。特发性血小板减少性紫癜在各个年龄阶段均可发病，一般儿童多为急性型，成人多为慢性型。

11.过敏性紫癜是一种侵犯皮肤和其他器官细小动脉和毛细血管的过敏性血管炎。本病是儿童时期最常见的一种血管炎，多发于学龄期儿童，常见发病年龄为7～14岁，1周岁以内婴儿少见。该病患者开始可有发热、头痛、关节痛、全身不适等症状，大多数以皮肤紫癜为首发症状。皮损表现为针头至黄豆大小瘀点、瘀斑，或荨麻疹样皮疹，或粉红色斑丘疹，压之不褪色。

二、辨证思路

唐容川在《血证论》中提出"止血、消瘀、宁血、补虚"的治血四法。唐氏认为吐血之时"惟以止血为第一要法。血止之后，其离经而未吐出者，是为瘀血，既与好血不相合，反与好血不相能……必亟为消除，以免后来诸患，故以消瘀为第二治法。止吐消瘀之后，又恐血再潮动，则须用药安之，故以宁血为第三法。邪之所凑，其正必虚，去血既多，阴无有不虚者矣，阴者阳之守，阴虚则阳无所附，久且阳随而亡，故又以补虚为收功之法"。丘和明教授认为，特发性血小板减少性紫癜的主要病机为本虚标实，以五脏亏虚为本，火热妄行为标。其临证借鉴清代唐容川《血证论》的学术思想，将其中的治血四法"止血、消瘀、宁血、补虚"用于特发性血小板减少性紫癜的治疗。他提出止血为先，以收敛止血、凉血止血治之；辨因消瘀，忌用破血之品；宁血即祛因，重在宁心、肝、肺；补虚即补五脏，重在补肝、脾、肾。丘和明教授治疗特发性血小板减少性紫癜时，以止血、消瘀、宁血、补虚为法，以自创滋阴止血方（主要由熟地黄或生地黄、山药、山茱萸、仙鹤草、地稔、小蓟、连翘、荆芥穗、甘草等组成）为基本方，随证灵活加减，可有效改善患者临床症状及血小板计数水平。

三、临床备要

1.妇科血证是临床常见多发疾病，中医药治疗本病有很大的优势。石志超教授认为，妇科血证的病因病机主要有肾虚、脾虚、血瘀、血热等几个方面。治疗上，其主张多以和法为治疗大法，急性期以"塞流堵漏"为主，血止后求因以治本，平时未病先防，"截留"养血，取得较好的临床效果。

2.在急性上消化道出血（可表现为吐血及便血）的现代治疗中，大黄、白及、三七、地榆等药常被选用。赵文霞教授认为，上消化道出血属于中医"血证"（呕血、便血）范畴，应辨别阴阳虚实，辨证分为火热内盛、气虚血溢、脾胃虚寒3型。火热内盛属实属阳，气虚血溢、脾胃虚寒属虚属阴。治疗当以清热泻火、益气摄血、健脾温阳止血为治则。消化道出血是出血性疾病，但常合并瘀血，患者有呕血或便血紫暗，面色黧黑，胸前及面部可见赤丝血缕的表现，治疗当活血化瘀。如何平衡活血与止血的关系是临床中的难题，赵教授认为应善用活血止血药物，如三七粉、茜草炭，既能活血化瘀，又可止血。

3.蔡炳勤教授在多年外科临床经验中自拟"五草汤"（组成：仙鹤草、紫草、豨莶草、墨旱莲、茜草）。其认为五草搭配具有凉血解毒祛湿、化瘀止血之功，既能凉血而不滞血，又能补肾健脾养阴，可有效调整机体免疫系统功能，将其用于治疗免疫性血管性疾病、肠道疾病及外科之血热出血病，如变应性血管炎、雷诺综合征、克罗恩病、尿血、肠道出血等，常取得良效。

消 渴

消 渴

消渴病名首见于《素问·奇病论》。

临床主要特征：
多饮、多食、多尿，日久乏力、消瘦，或尿有甜味。

病位：
在肾
涉及肺、胃（脾）、肾

病因：
禀赋不足
饮食不节
情志失调
劳欲过度

病机：
阴津亏损
燥热偏盛

治疗原则：
清热润燥
养阴生津

病理性质：阴虚为本，燥热为标。
病理因素：气滞、瘀血、痰湿、瘀毒。
病理变化：常见合并症为肺痨、白内障、雀目、耳聋、
中风、水肿、疮疖痈痛、厥证、内伤发热。
严重者可因阴液极度损耗，
出现昏迷、肢厥、脉细欲绝等阴竭阳亡危象。
辨证要点：病位/标本虚实/本症与并发症。

诊 断

多饮、多食、多尿，消瘦无力，或尿有甜味（√）

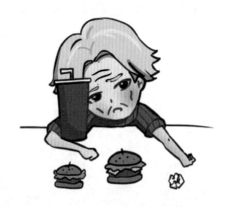

小贴士：
①有的患者初起时"三多"症状不显著，常因眩晕、
肺痨、胸痹、中风、雀目、疮痈等并发症求诊。
②隐袭起病，进展缓慢，以中老年人居多，或有家族史。
③查空腹、餐后2小时血糖和尿糖，尿比重，葡萄糖耐量
试验等有助于明确诊断。病情较重时，尚需查血尿素氮、
血肌酐，以了解肾功能情况；查血酮，以了解有无酮症酸
中毒；查二氧化碳结合力及血钾、血钠、血钙、氯化物等
水平，以了解酸碱平衡及电解质情况。

鉴别诊断

消渴与非消渴性糖尿：
查空腹、餐后2小时血糖和尿糖，尿比重，
葡萄糖耐量试验等有助于明确诊断。

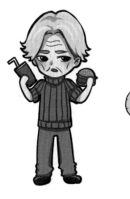
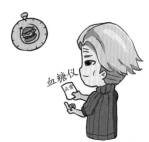

血糖仪

非消渴性糖尿：
对于饥饿性糖尿、食后糖尿、肾性糖尿等，
可通过空腹血糖、糖耐量试验等检查与消渴病进行鉴别。

另外，脑出血、脑瘤、颅骨骨折、窒息等原因引起的
糖尿，一般有明确原因，或呈暂时性糖尿，
且常随原发病的好转而改善或痊愈。
妊娠期或哺乳期妇女，临床无典型症状，
尿检为乳糖尿者，妊娠期或哺乳期过后一般可恢复正常。

辨证论治

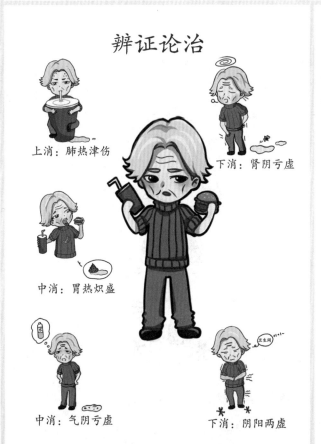

上消：肺热津伤

下消：肾阴亏虚

中消：胃热炽盛

中消：气阴亏虚

下消：阴阳两虚

分证论治

上消
肺热津伤

舌边尖红
苔薄黄

浮中沉
一息六至 脉洪数
浮中沉

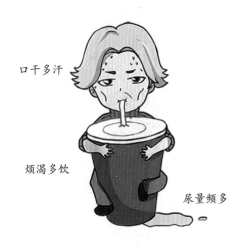

口干多汗

烦渴多饮

尿量频多

治法：清热润肺，生津止渴。

代表方：消渴方加减。

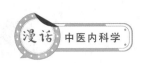
中消
胃热炽盛

苔黄

浮中沉 脉滑实有力
浮中沉

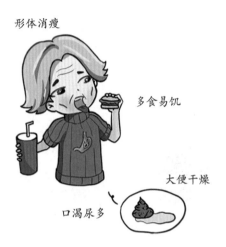

形体消瘦

多食易饥

大便干燥

口渴尿多

治法：清胃泻火，养阴增液。

代表方：玉女煎加减。

中消
气阴亏虚

舌质淡
苔白而干

浮中沉 脉弱

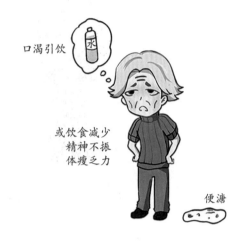

口渴引饮 水

或饮食减少
精神不振
体瘦乏力

便溏

治法：益气健脾，生津止渴。

代表方：七味白术散加减。

下消
肾阴亏虚

舌红
少苔

浮中沉 一息六至 脉细数
浮中沉

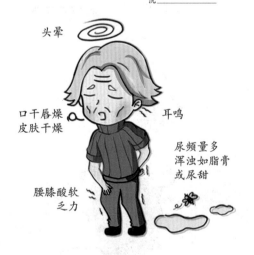

头晕

口干唇燥
皮肤干燥

耳鸣

尿频量多
浑浊如脂膏
或尿甜

腰膝酸软
乏力

治法：滋阴固肾。

代表方：六味地黄丸加减。

下消
阴阳两虚

舌苔淡白而干

浮中沉 脉沉细无力

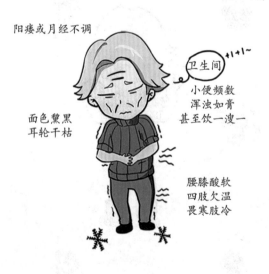

阳痿或月经不调

卫生间

小便频数
浑浊如膏
甚至饮一溲一

面色黧黑
耳轮干枯

腰膝酸软
四肢欠温
畏寒肢冷

治法：滋阴温阳，补肾固涩。

代表方：金匮肾气丸加减。

★ 临证经验 ★

一、辨病思路

消渴大致相当于西医学中的糖尿病、尿崩症。

1.糖尿病是一组以高血糖为特征的代谢性疾病，是现代社会中发病率甚高的一种疾病，尤以中老年发病较多。高血糖则是由于胰岛素分泌缺陷或其生物作用受损，或两者兼有引起。长期存在的高血糖，可导致各种组织，特别是眼、肾脏、心脏、血管、神经的慢性损害、功能障碍。严重高血糖时会出现典型的"三多一少"症状，多见于1型糖尿病。发生酮症或酮症酸中毒时，"三多一少"症状更为明显。"三多"和消瘦的程度，是判断病情轻重的重要标志。疲乏无力、肥胖多见于2型糖尿病。2型糖尿病患者发病前常有肥胖，若得不到及时诊断与治疗，体重会逐渐下降。

2.尿崩症是由于下丘脑-神经垂体病变引起抗利尿激素不同程度的缺乏，或由于多种病变引起肾脏对抗利尿激素敏感性缺陷，导致肾小管重吸收水的功能障碍的一组临床综合征。前者为中枢性尿崩症，后者为肾性尿崩症。其临床特点为多尿、烦渴、低比重尿或低渗尿，有时烦渴出现在多尿之前，尿液甚清，不含糖及蛋白质，比重低，通常为1.001～1.005，患者逐渐消瘦，尿量每日可达4～10L，可有遗尿，常伴烦渴多饮，或发热、脱水，甚或抽搐。尿崩症常见于青壮年，男女之比为2：1，遗传性肾性尿崩症多见于儿童。

二、辨证思路

1.本病以阴虚为本，燥热为标，在病程的不同阶段，阴虚、燥热各有偏重。一般初病以燥热为主，继则两者并见；晚期以气阴两虚或阴阳俱虚为主。本病之虚，以阴虚为主，可兼见气虚、阳虚；标实者，除燥热外，尚可见湿热、痰、瘀等。绝大多数晚期糖尿病患者基本都存在阴损及阳，肝肾精气亏耗，无力祛瘀生新，气化升降失调的病机特点，在辨证时一定要做到整体把握，明确虚实根本。

2.消渴病日久，一易阴损及阳，导致阴阳俱虚，其中以肾阳虚及脾阳虚较为多见。严重者可因阴液极度耗损，虚阳浮越，而见烦躁、头痛、呕恶、呼吸深快等症状，甚则出现昏迷、肢厥、脉细欲绝等阴竭阳亡危象。二易病久入络，血脉瘀滞。消渴病是一种病及多个脏腑的疾病，气血运行失常，阴虚内热，耗伤津液，又可导致血行不畅、血脉瘀滞。

三、临床备要

1.消渴容易发生多种并发症，应在治疗本病的同时，积极治疗并发症。并发白内障、雀盲、耳聋者，主要病机为肝肾精血不足，不能上承耳目，宜滋补肝肾、益精补血，可用杞菊地黄丸或明目地黄丸。对于并发疮毒痈疽者，则治宜清热解毒、消散痈肿，用五味消毒饮化裁。在痈

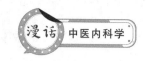

疽的恢复阶段，治疗上应重视托毒生肌。

2.糖尿病足部溃疡是糖尿病的典型并发症之一。足部缺血、神经性与神经缺血性病变，可致糖尿病患者足部溃疡、坏疽、感染。截肢是此类患者的终末结局，行走受限是此类患者的严重症状，终身残疾更会影响此类患者的生活质量。林兰教授结合八纲辨证、气血阴阳辨证之法，将糖尿病足部溃疡分为阴阳两虚型、湿热下注型、阴虚热盛型、寒凝血瘀型、气阴两虚型5型，辨证论治，中药医之，取得了显著成效，大幅度改善了糖尿病足部溃疡患者的预后结局，降低了因本病导致的致残率。

3.国医大师吕仁和擅长应用中医药防治糖尿病及其并发症。他认为，中焦脾胃受损及气滞、郁热、湿热和食积等是糖尿病重要的中医病机。其临证注重调理中焦，惯用药对，用药思路独到。以淡豆豉、生甘草宣上畅中，解郁清热；枳壳、枳实胸腹同调，行气导滞；砂仁、鸡内金醒脾助运，化积消食；木香、黄连辛开苦降，清热燥湿。从宣郁、调气、消积、燥湿4个方面着眼调畅脾胃，在临床上取得了较好疗效。

4.国医大师张大宁提出的"肾虚血瘀论"和"补肾活血法"为治疗诸多慢性肾病及疑难顽症开辟了新思路。张大宁教授治疗糖尿病肾病擅长用药对，在辨证论治的基础上，有独特的用药经验。其中有补肾气的菟丝子、覆盆子、沙苑子，滋阴的五味子、女贞子、墨旱莲，活血的桃仁、红花、当归、川芎，温脾肾的补骨脂、肉豆蔻，收敛固涩的金樱子、芡实、煅牡蛎等。

汗 证

汗 证

盗汗病名首载于
《金匮要略·水气病脉证并治第十四》。
临床主要特征：
自汗为不因外界环境因素的影响，而白昼时时汗出，
动则益甚；盗汗为寐中汗出，醒来自止，亦称为寝汗。

病因：
体虚受风
情志不舒
嗜食辛辣
亡血失精

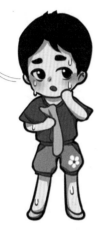

病位：肺卫
涉及肝、心、脾

病机：
阴阳失调
营卫失和
腠理不固
汗液外泄

治疗原则：
虚证为
益气固表
养血补心
滋阴降火
调和营卫
实证为
清肝泄热
化湿和营

自汗多因
肺卫不固
营卫不和
邪热郁蒸所致

盗汗多因
阴虚火旺所致

病理性质：
外感引起者，病性多实，以风、湿、热郁为主；
内伤致汗则以虚为主。
辨证要点：阴阳虚实，自汗多气虚，盗汗多阴虚。

诊 断

自汗：
不因外界环境因素的影响，
而白昼时时汗出，
动则益甚（√）

盗汗：
寐中汗出，
醒来自止（√）

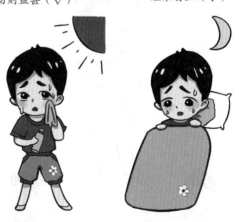

小贴士：
必要时做胸部X线检查、痰涂片抗酸染色，以及查抗链
球菌溶血素"O"、血沉、黏蛋白、T_3、T_4、TSH、
基础代谢率等以排除肺痨、风湿热、甲亢等病。

鉴别诊断

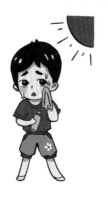

自汗：
不因外界环境因素的影响，
而白昼时时汗出，动则益甚。

汗出量较少，不及脱汗，
多见于一般疾病。

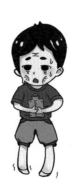

脱汗：
大汗淋漓，汗出如珠，
常同时出现声低息微，
精神疲惫，四肢厥冷，
脉微欲绝或散大无力。

多在疾病危重时出现。

辨证论治

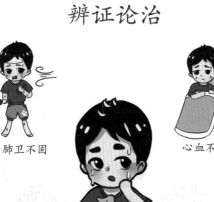

肺卫不固

心血不足

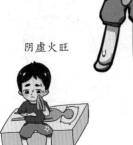

阴虚火旺

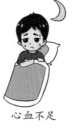

邪热郁蒸

分证论治

肺卫不固　舌质淡　　浮中沉　脉细弱

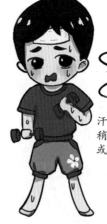

易于感冒
体倦乏力
面色少华

汗出恶风
稍劳汗出尤甚
或局部，或半身出汗

治法：益气固表。

代表方：玉屏风散加减。

心血不足 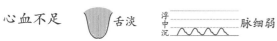 舌淡 脉细弱

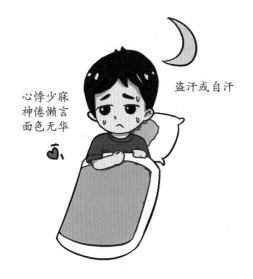

心悸少寐
神倦懒言
面色无华

盗汗或自汗

治法：补血养心。

代表方：归脾汤加减。

阴虚火旺 舌红少苔 一息六至 脉细数

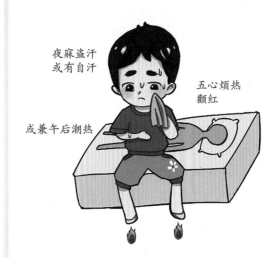

夜寐盗汗
或有自汗

或兼午后潮热

五心烦热
颧红

治法：滋阴降火。

代表方：当归六黄汤加减。

邪热郁蒸 舌苔黄
或黄腻 一息六至 脉弦滑而数

面赤烘热
烦躁，口苦，溲黄

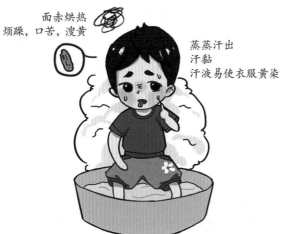

蒸蒸汗出
汗黏
汗液易使衣服黄染

治法：清肝泄热，化湿和营。

代表方：龙胆泻肝汤加减。

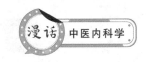
★ 临证经验 ★

一、辨病思路

本节所讨论的汗证是指不因其他疾病（如发热等）的影响，而以汗出过度为主要表现的自汗、盗汗，且无其他疾病的症状及体征。

1.自汗表现为白昼时时汗出，动则益甚，常伴有气虚不固的症状，主要因阴阳失调、腠理不固，而致汗液外泄失常。《明医指掌·自汗盗汗心汗证》言："夫自汗者，朝夕汗自出也。"朱丹溪对自汗病理属性做了概括，认为自汗属气虚、血虚、湿、阳虚、痰。张景岳认为，一般情况下自汗属阳虚。叶天士主张"阳虚自汗，治宜补气以卫外"。

2.盗汗表现为寐中汗出，醒后即止，常伴有阴虚内热的症状。《黄帝内经》将其称为"寝汗"。《医宗必读》云："肾阴衰不能内营而退藏，则内伤而盗汗。"盗汗可分为生理性盗汗和病理性盗汗。生理性盗汗可见于小儿、睡前进食过多或睡眠环境温度过高等情况。小儿皮肤幼嫩，所含水分较多，自主神经调节功能尚不健全，在睡眠时，皮肤血管扩张，汗腺分泌增多，大汗淋漓以利于散热。睡前进食可使胃肠蠕动增强，胃液分泌增多，汗腺的分泌也随之增加。此外，若室内温度过高，或被子盖得过厚，或使用电热毯，均可引起睡眠时出大汗。病理性盗汗多见于结核病患者。结核病之盗汗以整夜出汗为特点，除此还有面色潮红、低热消瘦、食欲不振、情绪发生改变等症状。通过检查血沉、抗结核抗体、胸片等，常可发现异常。

二、辨证思路

自汗、盗汗是临床杂病中较为常见的病证，多与心悸、失眠、眩晕、耳鸣等病证并见，其也是虚劳、痨瘵、失血、妇人产后血虚等病证中的一个常见症状。本病总的病机是阴阳失调，腠理不固，而致汗液外泄失常；病变脏腑涉及肝、心、脾、胃、肺、肾。一般情况下，自汗多属气虚，盗汗多属阴虚，但也有阳虚盗汗、阴虚自汗。病程日久，或病变重者，则会出现阴阳虚实错杂的情况。自汗久则可以伤阴，盗汗久则可以伤阳，出现气阴两虚或阴阳两虚之证。邪热郁蒸，病久伤阴，则见虚实兼夹之证等。因而必须四诊合参，才能辨证准确。

三、临床备要

1.汗由人体玄府排泄，有自汗、盗汗等之分。自汗常责于阳虚，盗汗多责于阴虚，然临床不可笼统视之，更有湿热、瘀血而致之者。国医大师路志正教授认为，汗证属纯虚者日益少见，"郁火"作为内生火邪，由脏腑阴阳偏颇而致，所导致的病证也多种多样，不仅可壅塞于内造成各种脏腑病证，也可外达四肢躯干、上至头面而发为汗证，其是导致顽固性汗证久治不愈的常见原因。临证之时当细辨郁火来源，方能方药对证，或清心泻火，或宣肺泻火，或运脾泻火，或凉肝泻火，或温胆泻火，或滋肾泻火，兼投"火郁发之"之品，使药到病除。

2.丁书文教授善于治疗心病，认为汗与心在生理上密切相关。"汗为心之液"，病理上异常汗出可诱发或加重心病，心病可以异常汗出为主症，两者相互影响。针对以汗出异常为主症的心病，多从汗证论治，选用当归六黄汤或合并桂枝汤、玉屏风散，辅以活血化瘀法，能够取得满意的疗效。

3.康进忠教授认为，盗汗病机主要包括湿热、血瘀、血虚、阴虚火旺、阳虚等。康教授谨守病机，充分发挥中医辨证论治的优势，注重化湿醒脾、滋阴降火、益气补血、活血化瘀与温补肾阳等治法，并参以子午流注法服药，治疗盗汗取得较好临床疗效。

4.仝小林院士认为治疗虚汗时，需厘清病机，审因审证。表虚自汗者可用桂枝汤加减，阴虚盗汗者常用当归六黄汤治疗。其还从腠理不固、汗液外泄的角度临证配伍黄芪、浮小麦、煅牡蛎3味药组成的小方，取得良效。临床常用剂量分别为黄芪10~20g、浮小麦15~30g、煅牡蛎30~120g。

痰 饮

★ 疾病概述 ★

痰 饮

广义痰饮有痰饮、悬饮、溢饮、支饮；
狭义痰饮仅为四饮中的痰饮。
别名："癖饮""流饮"。

痰饮病名
首创于《金匮要略》。

临床主要特征：
饮在肠间，肠鸣沥沥有声；饮在胸胁，胸胁胀满，咳唾引痛；
饮在胸膈，咳逆倚息，短气不得卧，其形如肿；
饮溢肌肤，肌肤水肿，无汗，身体疼重。

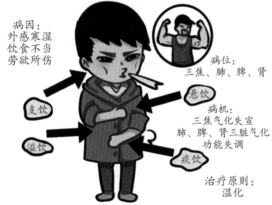

病因：
外感寒湿
饮食不当
劳欲所伤

病位：
三焦、肺、脾、肾

悬饮

支饮

溢饮

痰饮

病机：
三焦气化失宣
肺、脾、肾三脏气化
功能失调

治疗原则：
温化

病理性质：阳虚阴盛，因虚致实。
病理变化：脾病及肺，脾病及肾，肺病及肾；
痰饮凌心、射肺、犯脾。
发病因素：中阳素虚，脏气不足。
辨证要点：四饮。

诊 断

痰饮：
心下满闷，呕吐清水痰涎，
胃肠沥沥有声，形体昔肥今瘦，
属饮停胃肠。

悬饮：
胸胁饱满，咳唾引痛，喘促不能平卧，
或有肺痨病史，属饮流胁下。

溢饮：
身体疼痛而沉重，甚则肢体浮肿，
当汗出而不汗出，或伴咳喘，
属饮溢肢体。

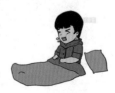

支饮：
咳逆倚息，短气不得平卧，
其形如肿，属饮邪阻于胸肺。

鉴别诊断

两者均有胸痛。

悬饮：
胸胁胀痛，持续不解，多伴咳唾，
转侧、呼吸时疼痛加重，肋间饱满，
并有咳嗽、咳痰等肺系证候。

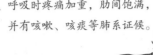

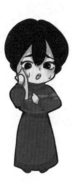

胸痹：
为胸部或心前区闷痛，
且可引及左侧肩背或左臂内侧，
常于劳累、饱餐、受寒、情绪激动后
突然发作。

辨证论治

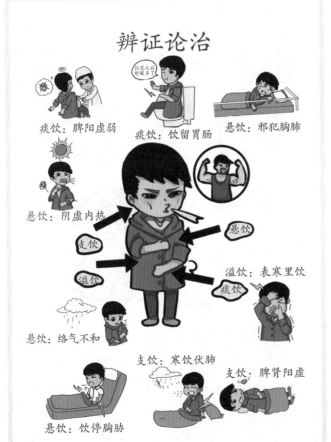

痰饮：脾阳虚弱　　痰饮：饮留胃肠　　悬饮：邪犯胸肺

悬饮：阴虚内热

支饮

溢饮

悬饮

痰饮

溢饮：表寒里饮

悬饮：络气不和

支饮：寒饮伏肺　　支饮：脾肾阳虚

悬饮：饮停胸胁

分证论治

痰饮
饮留胃肠

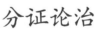
舌苔腻
色白或黄

浮中沉
浮中沉
脉沉弦或伏

自利
利后反快

拉完之后
舒服多了

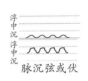
便秘或便溏
口舌干燥

心下坚满或痛
虽利，心下续坚满
或水走肠间
沥沥有声

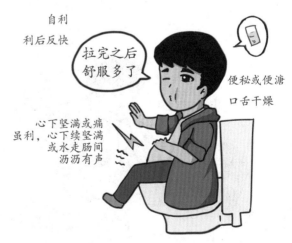

治法：攻下逐饮。

代表方：甘遂半夏汤或己椒苈黄丸加减。

痰饮
脾阳虚弱

舌质淡
苔白滑

浮中沉
浮中沉
浮中沉
脉弦细而滑

泛吐清水痰涎
口渴不欲饮水

头晕目眩
心悸乏力

纳差食少

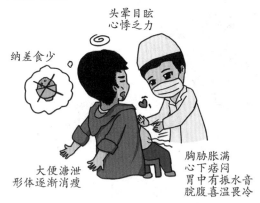

大便溏泄
形体逐渐消瘦

胸胁胀满
心下痞闷
胃中有振水音
脘腹喜温畏冷

治法：温脾化饮。

代表方：苓桂术甘汤合小半夏加茯苓汤加减。

悬饮
邪犯胸肺

苔薄白或黄

浮中沉
浮中沉
一息六至 脉弦数

寒热往来
身热起伏
或发热不恶寒
有汗而热不解

咳嗽咳痰
痰少气急

口苦干呕

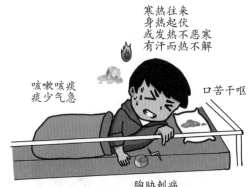

胸胁刺痛
呼吸、转侧疼痛加重
心下痞硬

治法：和解宣利。

代表方：柴枳半夏汤加减。

悬饮
饮停胸胁

舌苔白

浮中沉
浮中沉
浮中沉
脉沉弦
或弦滑

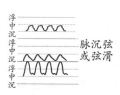

胸胁疼痛
咳唾引痛
痛势较前减轻
而呼吸困难加重

气喘气憋
息促不能平卧
或仅能偏卧于停饮的一侧

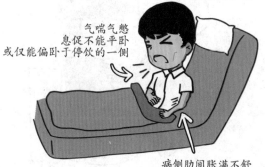

病侧肋间胀满不舒
严重者可见病侧胸廓隆起

治法：泻肺祛饮。

代表方：椒目瓜蒌汤合十枣汤或控涎丹加减。

悬饮
络气不和

舌质暗
苔薄白

浮中沉
脉弦

阴雨加重
严重者可见病侧胸廓变形

或有闷咳
甚则迁延
经久不已

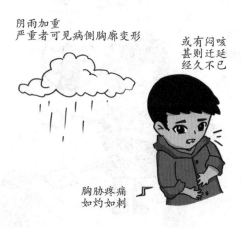

胸胁疼痛
如灼如刺

治法：理气和络。

代表方：香附旋覆花汤加减。

悬饮
阴虚内热

 舌质偏红
少苔少津

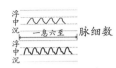 脉细数

病久不复，形体羸瘦

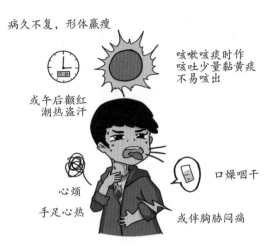

咳嗽咳痰时作
咳吐少量黏黄痰
不易咳出

或午后颧红
潮热盗汗

心烦
手足心热

口燥咽干

或伴胸胁闷痛

治法：滋阴清热。

代表方：沙参麦冬汤合泻白散加减。

支饮
寒饮伏肺

 舌苔白滑或白腻

脉弦紧

阴天加重，甚至引起面浮趾肿
或平素伏而不作，遇寒即发

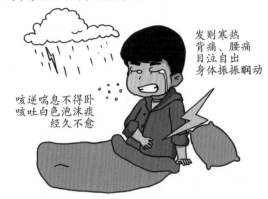

发则寒热
背痛、腰痛
目泣自出
身体振振瞤动

咳逆喘息不得卧
咳吐白色泡沫痰
经久不愈

治法：宣肺化饮。

代表方：小青龙汤加减。

支饮
脾肾阳虚

 舌体胖大
质淡
苔白润或腻

脉沉细而滑

痰多食少

脐下动悸
小便不利
足趺浮肿
或吐涎沫而头目昏眩

喘促
动则为甚

心悸气短
或咳而气怯

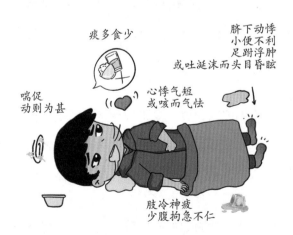

肢冷神疲
少腹拘急不仁

治法：温脾补肾，以化水饮。

代表方：金匮肾气丸合苓桂术甘汤加减。

溢饮
表寒里饮

 舌质暗
苔白

脉弦紧

头痛，恶寒，无汗

口不渴

身体沉重而疼痛
甚则肢体浮肿

或有咳喘
痰多白沫

胸闷，干呕

治法：解表散寒，温肺化饮。

代表方：小青龙汤加减。

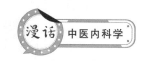

★ 临证经验 ★

一、辨病思路

西医学中的许多急慢性疾病引起的水液输布异常都可归属于中医痰饮，如呼吸系统疾病中的支气管哮喘、胸腔积液等，循环系统疾病中的慢性心力衰竭、渗出性心包炎等，泌尿系统疾病中的慢性肾衰竭等，风湿免疫性疾病中的类风湿关节炎、痛风等。

1.支气管哮喘是由多种细胞（如嗜酸性粒细胞、肥大细胞、T淋巴细胞、中性粒细胞、气道上皮细胞等）和细胞组分参与的以气道慢性炎症为特征的异质性疾病。这种慢性炎症与气道高反应性相关。该病患者通常出现广泛而多变的可逆性呼气气流受限，导致反复发作的喘息、气促、胸闷和（或）咳嗽等症状，强度随时间变化。支气管哮喘多在夜间和（或）清晨发作、加剧，多数患者可自行缓解或经治疗缓解。支气管哮喘如诊治不及时，随病程的延长可产生气道不可逆性缩窄和气道重塑。

2.胸腔积液是以胸膜腔内病理性液体积聚为特征的一种常见临床证候。正常人胸膜腔内有5～15mL液体，在呼吸运动时起润滑作用。任何原因导致胸膜腔内液体产生增多或吸收减少，即可产生胸腔积液。呼吸困难是该病最常见的症状。多半患者有胸痛或咳嗽，呼吸困难与胸廓顺应性下降的表现。X线检查及超声检查可初步定位及明确胸腔积液的积液量，诊断性胸腔穿刺有助于明确病因。

3.心力衰竭是由于心肌梗死、心肌病、血流动力学负荷过重、炎症等多种原因引起的心肌损伤，造成心肌结构和功能的变化，最后导致心室泵血或充盈功能低下。该病患者临床主要表现为呼吸困难、乏力和体液潴留。慢性心力衰竭是指持续存在的心力衰竭状态，可以稳定、恶化或失代偿。呼吸困难与体力活动有明显关系，咳嗽、咳白色浆液性泡沫痰为其特点，同时伴有乏力、心慌、右上腹胀痛、肝大、腹水、肝颈静脉回流征阳性、下肢水肿、发绀、肺部湿性啰音，以及原有心脏病体征。超声心动图检查可发现慢性心力衰竭的某些病因及病理变化。

4.渗出性心包炎多为全身多发性浆膜炎的一部分，心包腔内积聚多少不等的浆液纤维素性渗出液，心包膜表面可见散在的粟粒结核病灶或干酪样变，心包膜肿胀，覆以纤维素，失去光泽。渗出性结核性心包炎起病可急可缓。呼吸困难是心包积液最突出的症状，严重者常端坐呼吸、身体前倾、呼吸浅速、面色苍白，可有发绀，多数有发热、食欲不好、无力等全身中毒症状。在有大量积液时，可在左肩胛骨下出现浊音及左肺受压迫所引起的支气管呼吸音，这些被称为心包积液征。

5.慢性肾衰竭是指各种原因造成慢性进行性肾实质损害，致使肾脏明显萎缩，不能维持基本功能，临床出现以代谢产物潴留，水、电解质、酸碱平衡失调，全身各系统受累为主要表现的临床综合征。慢性肾衰竭的代偿期和失代偿早期，患者可以无任何症状，或仅有乏力、腰酸、夜尿增多等轻度不适；少数患者可有食欲减退、代谢性酸中毒及轻度贫血表现。尿毒症晚期，患者可出现急性心衰、严重高钾血症、消化道出血、中枢神经系统障碍等表现，甚至危及生命。

6.类风湿关节炎是一种病因未明的慢性、以炎性滑膜炎为主的系统性疾病。其特征是手、足小关节的多关节、对称性、侵袭性关节炎症，经常伴有关节外器官受累及血清类风湿因子阳性，可以导致关节畸形及功能丧失。该病的诊断标准包括：关节内或周围晨僵持续至少1小时；至少同时有3个关节软组织肿或积液；在腕、掌指、近端指间关节区中，至少有1个关节区肿胀；对称性关节炎；有类风湿结节；血清RF阳性；X线检查见关节间隙狭窄或骨质疏松。

7.痛风是一种常见且复杂的关节炎类型，各个年龄段均可能罹患本病，男性发病率高于女性。痛风患者多在午夜或清晨突然发病，多剧烈，数小时内出现受累关节的红、肿、热、痛和功能障碍，初次发作呈自限性，疼痛感慢慢减轻直至消失，持续几天或几周不等。痛风发作与体内尿酸浓度有关。痛风会在关节腔等处形成尿酸盐沉积，进而引发急性关节疼痛。关节腔滑囊液偏振光显微镜检查可见双折光的针形尿酸盐结晶，这是确诊本病的依据。

二、辨证思路

1.辨阴阳虚实。本病总属阳虚阴盛，输化失调，因虚致实，水饮停积为患。水饮属阴，非阳不运，若阳气虚衰，气不化津，则阴邪偏盛，寒饮内停。饮邪具有流动之性，饮留胃肠，则为痰饮；饮流胁下，则为悬饮；饮流肢体，则为溢饮；饮聚于胸肺，则为支饮。故中阳素虚、脏气不足是本病发病的内在病理基础。脾运失司，则上不能输精以养肺，反为痰饮而干肺；下不能助肾以制水，水寒之气反伤肾阳。由此必致水液内停中焦，流溢各处，波及五脏。

2.辨痰饮转归。痰饮病虽久，若正虚而脉弱者，是脉证相符，可治。正虚而脉实者，若见痰黄稠成块，咳之难出或吐臭痰、绿色痰，或喉中痰鸣，是痰火灼津，正衰邪盛，难治。痰饮为阴邪，其脉当沉。如见弦数实大之脉、痰喘声高、喉中辘辘有声、不能咳出、精神昏聩、面色晦暗、脉散、汗出如油、通身冰冷者，为邪盛，脉气欲竭，神气溃散之证，此时饮邪尚盛，正气已竭，当属死候。

三、临床备要

1.《金匮要略·痰饮咳嗽病脉证并治第十二》提出："病痰饮者，当以温药和之。"一般而言，痰饮为阴盛阳虚、本虚标实之候，温化是痰饮治则。健脾、温肾为其正治，发汗、利水、攻逐为治标的权宜之法，待水饮渐去，仍当温补脾肾，扶正固本，以杜水饮生成之源。若痰饮壅盛，其证属实，可采用攻下逐饮、理气分消等法以祛其邪，继则扶脾固肾，以治其本。至于脾肾阳虚之微饮，则以扶正为首务，略参化饮之品。

2.韩明向教授从温法论治支气管哮喘时，认为该病的发生责之寒、痰、瘀、虚，总结病机特

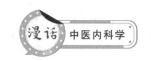

点为外感风寒，诱发病作，痰瘀互结，纠结难解，气阳亏虚，反复缠绵，治以温散、温化、温消、温补四法。

3.洪敏俐教授认为，慢性咳嗽的病机总归于痰饮内伏，脏腑虚衰，治宜温阳化饮，具体有温肺化饮、疏风散寒，温阳化饮、健脾利湿，温肾扶正、化气行水三法。此外，尚应从病理因素考虑，若见痰瘀互结之象，在化饮的同时须注重配伍化瘀之品；从六经辨证考虑，若久咳不已，勿忘痰饮伏于少阳之证，施治应使气机枢利、水道通调。

4.悬饮常见于慢性疾病的终末阶段或急性加重期。李国勤教授认为，悬饮的病机本在肺、脾、肾气虚，水液失于运化，聚而形成痰、饮、水、湿之邪。疾病日久成瘀，而痰、饮、水、湿、瘀之邪相互兼夹，停滞于肺、胸胁，从而形成悬饮之病。悬饮以正气亏虚为根本，痰、饮、水、湿、瘀为病理产物，治疗以益气温阳、泻饮逐水、活血化瘀、祛痰利湿为主，同时注意宽胸理气、顾护阴津。

内伤发热

★ 疾病概述 ★

内伤发热

内伤发热之病名最先由明代秦景明于《症因脉治·内伤发热》中提出。

临床主要特征：

以发热为主要临床表现，起病缓慢，病程长，一般表现为低热，有时也可以是高热，或自觉发热而体温并不升高。

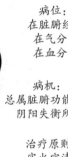

病因：
素体虚弱
久病正虚
饮食劳倦
情志内伤
外伤出血

病位：
在脏腑经络
在气分多
在血分少

病机：
总属脏腑功能失调
阴阳失衡所致

治疗原则：
实火宜清
解郁、活血、除湿
虚者宜补
益气养血
滋阴温阳

病理性质：虚（气血阴阳）、实（气滞、血瘀、痰湿）。
发病因素：气滞、瘀血、痰湿。
辨证要点：虚实阴阳/病情轻重。

诊 断

发热（持续发热，或时发时止，反复出现，或发有定时，或发无定时），多为低热，或自觉发热而体温不高，表现为高热者较少。大多数患者发热而不恶寒，或虽有怯冷，但得衣被则温。或发生于劳累之后，或发热随情绪波动而起伏。

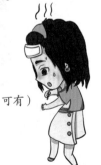

手足心热（可有）
五心烦热（可有）
骨蒸潮热（可有）
面部烘热（可有）
部分患者躯干、肢体局部发热（可有）

小贴士：

①一般起病缓慢，病程较长，常有气、血、痰、湿壅遏或气血阴阳亏虚的病史，伴见头晕神疲，自汗或盗汗，脉弱等证候。无感受外邪所致的头身疼痛，鼻塞，流涕，脉浮等证候。

②发热，尤其是较长时间的慢性发热可涉及多个病种，必要时可做有关的实验室检查，以进一步协助诊断。血、尿、便3项常规检查、血沉测定、心电图、X线胸部透视或摄片应作为慢性发热时必须进行的检查。怀疑结缔组织疾病时，做抗链球菌溶血素"O"检验、血中狼疮细胞检查，以及有关血清免疫学检查。怀疑肝脏疾病时，做常规肝功能检查。怀疑甲状腺疾病时，做基础代谢检查。有未能解释原因的严重贫血时，需做骨髓象检查。

鉴别诊断

内伤发热与外感发热相同点：两者均有发热。

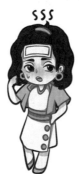

内伤发热：
多因内伤所致。
起病缓，病程长。

发热呈间歇性，
多伴乏力神疲，自汗或盗汗，
脉弱无力等证候。

治当以补虚为主。
经治疗后，病情多数可逐渐好转，
亦有迁延反复。
少数患者病重难愈，预后不良。

外感发热：
因外感所致。
起病急，病程短。

一般为持续发热，
常伴恶寒头痛，
鼻塞流涕，脉浮等证候。

治当以祛邪为主。
及时适当治疗则邪除热退，
预后多数较好。

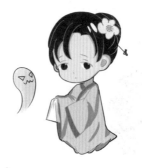

辨证论治

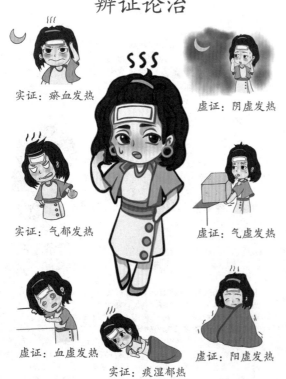

实证：瘀血发热

虚证：阴虚发热

实证：气郁发热

虚证：气虚发热

虚证：血虚发热

实证：痰湿郁热

虚证：阳虚发热

分证论治

实证
气郁发热

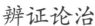舌红苔黄

脉弦数
浮中沉
一息六至
浮中沉

发热多为低热或潮热
热势常随情绪波动而起伏

口干而苦

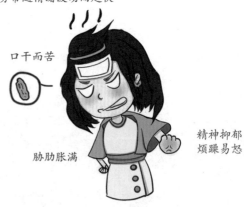

胁肋胀满

精神抑郁
烦躁易怒

治法：疏肝理气，解郁泄热。

代表方：丹栀逍遥散加减。

实证
痰湿郁热

舌苔白腻
或黄腻

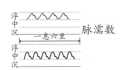
脉濡数

低热
午后热甚或身热不扬

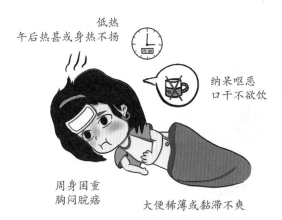

纳呆呕恶
口干不欲饮

周身困重
胸闷脘痞

大便稀薄或黏滞不爽

治法：清热利湿，理气化痰。

代表方：三仁汤加减。

实证
瘀血发热

舌质青紫
或有瘀点、瘀斑

脉涩

发热多在午后或夜晚
或热势昼轻夜重
或自觉身体局部发热

口干咽燥而不欲饮

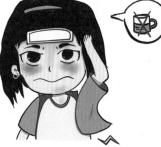

面色萎黄或晦暗
甚或肌肤甲错

躯体有固定痛处
或肿块

治法：活血化瘀，行气止痛。

代表方：血府逐瘀汤加减。

虚证
血虚发热

舌质淡

脉细弱

发热绵绵不断，多为低热

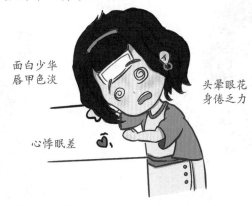

面白少华
唇甲色淡

头晕眼花
身倦乏力

心悸眠差

治法：益气健脾，养血宁心。

代表方：归脾汤加减。

虚证
阴虚发热

舌质红
少津或干
苔少或有剥脱苔

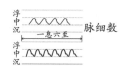
脉细数

午后潮热或夜间发热
手足心热或骨蒸潮热

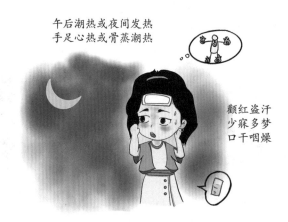

颧红盗汗
少寐多梦
口干咽燥

治法：养阴清火，除蒸退热。

代表方：清骨散加减。

虚证
气虚发热

舌质淡
苔薄白

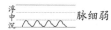
脉细弱

热势或低或高
常在劳累后发作或加剧

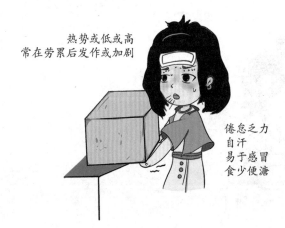

倦怠乏力
自汗
易于感冒
食少便溏

治法：益气健脾，甘温除热。

代表方：补中益气汤加减。

虚证
阳虚发热

舌质胖润
或有齿痕
苔白润

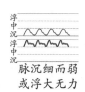
脉沉细而弱
或浮大无力

发热而欲近衣
形寒怯冷
四肢不温

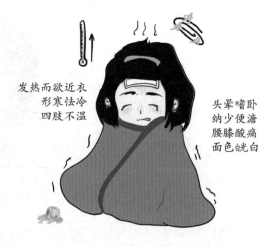

头晕嗜卧
纳少便溏
腰膝酸痛
面色㿠白

治法：温补阳气，引火归原。

代表方：金匮肾气丸加减。

★ 临证经验 ★

一、辨病思路

内伤发热常见于西医学中的功能性低热、结核、肿瘤、血液病、结缔组织病、内分泌疾病等疾病。

1.功能性低热是由非器质性疾病所致的低热。用手扪患者的皮肤，仅有轻微发热的感觉（体温升高，常在38℃以下）。中医学将其称为"微热"。其特点为早晨及午前的体温高于午后及晚上的体温，有时伴有多汗、乏力、食欲不振等症状。

2.肺结核患者常常有发热，一般为午后37.4～38℃的低热，可持续数周，热型不规则，部分患者伴有脸颊、手心、脚心潮热感。其主要症状表现为咳嗽、咳痰、痰中带血、胸痛、潮热盗汗、疲乏无力、胃纳减退、消瘦、失眠、月经失调甚至闭经等。痰结核菌检查可明确诊断。

3.血液病是原发于造血系统和主要累及造血系统的疾病。许多其他系统有血液方面改变者，只能称为系统疾病的血液学表现。引发血液病的原因有很多种，包括化学因素、物理因素、生物因素、遗传因素、免疫因素等。血液病的症状与体征多种多样，常见贫血，出血，发热，淋巴结、肝、脾大。

4.结缔组织病泛指结缔组织受累的疾病，包括红斑狼疮、类风湿关节炎、硬皮病、皮肌炎、结节性多动脉炎、韦格纳肉芽肿病、巨细胞动脉炎及干燥综合征等。结缔组织病具有某些临床、病理学及免疫学方面的共同特征，如多系统受累（即皮肤、关节、肌肉、心、肾、造血系统、中枢神经等可同时受累），病程长，病情复杂，可伴发热、关节痛、血管炎、血沉增快、γ球蛋白增高等表现。

5.内分泌疾病是内分泌腺或内分泌组织本身的分泌功能和（或）结构异常时所表现的症候群，包括垂体功能减退症、甲状腺疾病、肾上腺皮质疾病、嗜铬细胞瘤、糖尿病、痛风、发热等。

二、辨证思路

内伤发热是与外感发热相对应的一类发热，可见于多种慢性疾病中。因内伤发热主要由于气、血、水湿的郁滞壅遏或气、血、阴、阳的亏损失调所导致，故在发热的同时，分别伴有气郁、血瘀、湿郁或气虚、血虚、阴虚、阳虚的症状，这是掌握内伤发热辨证及治疗的关键。外感发热因感受外邪而起，起病较急，病程较短，属实证者居多，发热初期大多伴有恶寒，其恶寒得衣被而不减。发热的程度（体温）大多较高，发热的类型随病种的不同而有所差异。初起常兼有头身疼痛、鼻塞、流涕、咳嗽、脉浮等表证。

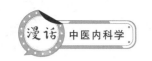

三、临床备要

1.甘温除热法源于《黄帝内经》，发展于《伤寒杂病论》，成熟于《脾胃论》，为中医治疗气虚发热的有效方法。甘温除热理论是李东垣学术思想的重要内容，脾胃虚弱和阴火上冲是气虚发热的病机关键，补中益气汤类方是甘温除热法遣方用药的代表方，能够全面调节机体免疫功能。李东垣依据《素问·调经论》中"阴虚则内热"之文，并将其引申，创立"阴火"论，通过补中焦、升清阳、复元气来泻阴火。阴火实乃内伤之火，其病因为饮食伤胃、劳倦伤脾、七情伤气，以致脾胃中元下陷，相火离位，上乘脾胃，干扰心包。人以胃气为本，受水谷之气以生，内伤脾胃，伤其内为不足，不足者补之。其创立的甘温除热大法，实为治疗真寒假热证的反治法，当属于中医"热因热用"的范畴，为后世医家治疗内伤发热另辟蹊径。

2.韩明向教授临证擅长运用升降散治疗内伤发热。升降散能升清降浊，宣畅三焦，畅达气血。其对于脾虚阴火所致的内伤发热，通过促进脾胃升降功能的运行，使气血生而消其热；对于肝郁化火所致的内伤发热，可升清降浊，给邪热上通下达之出路；对于湿热内蕴所致的内伤发热，则有祛其壅塞，展布气机之功。且升降散立法本有表里双解之意，故对于外感余邪未清所致的内伤发热亦适用。

3.王明杰教授受刘完素"玄府气液宣通学说"与"阳气怫郁学说"启发，认为玄府闭塞、阳热怫郁是内伤发热重要的病理环节。风药以其独特的开通玄府作用，在本病治疗中大有用武之地。其临证常选用以风药为主的名方（柴胡桂枝汤与麻黄升麻汤加减），或在其他类型方剂中灵活配伍风药，可收桴鼓之效。

虚 劳

虚 劳

有关虚劳之论述最早见于《内经》。
虚劳病名于汉·张仲景《金匮要略·血痹虚劳病脉证并治第六》中被首次提出。
临床主要特征：五脏虚证。

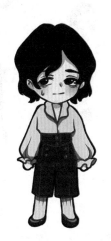

病因：
先天不足
因虚致病

饮食不节
起居失常

烦劳过度
损伤五脏

暴病久病
脏气亏虚

误治失治
损耗精气

病位：
五脏
以脾、肾为主

病机：
夙痰内伏
遇感引触
痰随气升
气因痰阻
相互搏结
壅阻气道

治疗原则：
虚者补之
损者益之

病理变化：影响预后的关键是体质强弱、脾肾盛衰、能否解除病因、是否得到及时正确的治疗与护理。
病理性质：气血阴阳亏虚。
辨证要点：五脏气血阴阳亏虚/兼夹证。

诊 断

阳气虚：多见形寒肢冷，短气自汗，心悸气喘，身疲乏力，溏泄，遗精，面色苍白，舌淡，脉沉细弱等证候。
阴血虚：多见头晕耳鸣，口眼干涩，心烦失眠，潮热盗汗，舌红少津，脉沉细弦数等证候。

肺虚：
在温差变化较大的季节易罹外邪，由损致劳。

肝肾两虚：
男子多见性情急躁、遗精、阳痿、滑泄，女子多见性情忧郁、月经不调或停闭。

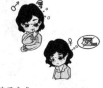

心虚：
多见稍劳心悸气短。

脾胃素虚：
多见食欲不佳，大便溏泄。

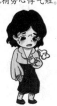

小贴士：
①望诊在虚劳重证的诊断中亦有重要意义。肺之损伤，多见面色㿠白；心之损伤，浮阳外越，多见面红如妆；脾之损伤，多见面色萎黄；肝之损伤，多见面色青紫；肾之损伤，多见面色黧黑。阴液之劳损，则见面色潮红，五心烦热；阳气之劳损，则见面色苍白，四肢厥冷。
②多有生活失节、调摄失当，或大病久病、误治失治等病史。

鉴别诊断

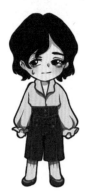

虚劳：
由内伤亏损所致。

主要病位在五脏。

一般不传染。

以五脏气血阴阳亏虚为病理特点。

可出现五脏气血阴阳亏虚所致的多种临床症状。

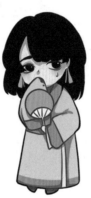

肺痨：
感染痨虫及正气虚弱所致。

主要病位在肺。

具有传染性。

以阴虚肺燥为病理特点。

以潮热盗汗、胸痛、咳嗽、咳血、消瘦为主要临床症状。

辨证论治

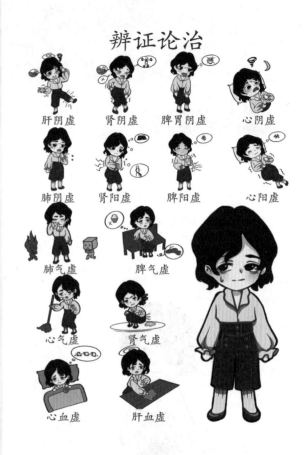

肝阴虚　肾阴虚　脾胃阴虚　心阴虚

肺阴虚　肾阳虚　脾阳虚　心阳虚

肺气虚　脾气虚

心气虚　肾气虚

心血虚　肝血虚

分证论治

肺气虚　 舌淡

脉虚弱无力

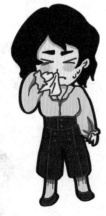

面色㿠白
易于感冒

短气自汗
声低息弱

时热　时寒

治法：补益肺气，固表敛汗。

代表方：补肺汤加减。

脾气虚　 舌淡
或边有齿痕
苔薄

脉软弱

饮食减少

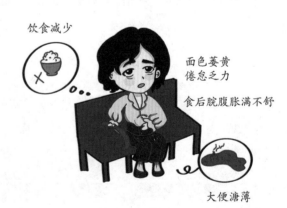

面色萎黄
倦怠乏力

食后脘腹胀满不舒

大便溏薄

治法：健脾益气。

代表方：加味四君子汤加减。

心气虚 舌淡苔白 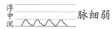脉细弱

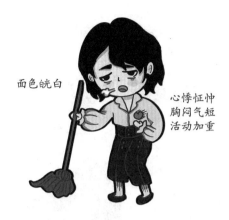

面色㿠白

心悸怔忡
胸闷气短
活动加重

治法：益气养心。

代表方：七福饮加减。

肾气虚 舌淡苔白 脉沉弱

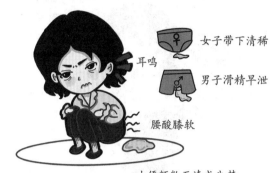

面白神疲

耳鸣

女子带下清稀

男子滑精早泄

腰酸膝软

小便频数而清或失禁

治法：益气补肾。

代表方：大补元煎加减。

心血虚 舌质淡 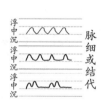脉细或结代

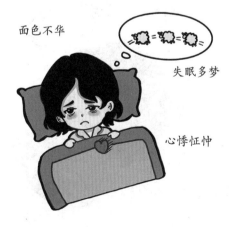

面色不华

失眠多梦

心悸怔忡

治法：养血宁心。

代表方：养心汤加减。

肝血虚 舌质淡 脉弦细 或 脉细涩

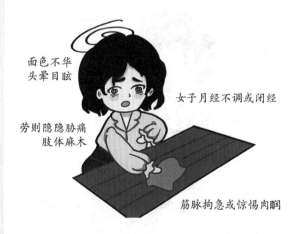

面色不华
头晕目眩

女子月经不调或闭经

劳则隐隐胁痛
肢体麻木

筋脉拘急或惊惕肉瞤

治法：补血养肝。

代表方：四物汤加减。

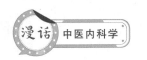

肾阴虚 舌红少苔 或无苔少津

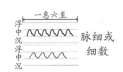 一息六至 脉细或细数

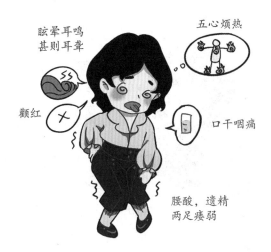

眩晕耳鸣 甚则耳聋

五心烦热

颧红

口干咽痛

腰酸，遗精 两足痿弱

治法：滋补肾阴，清热除蒸。

代表方：左归丸合清骨散加减。

肝阴虚 舌干红

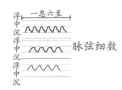 一息六至 脉弦细数

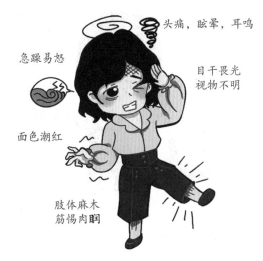

头痛，眩晕，耳鸣

急躁易怒

目干畏光 视物不明

面色潮红

肢体麻木 筋惕肉瞤

治法：滋养肝阴，柔肝潜阳。

代表方：一贯煎合补肝汤加减。

脾胃阴虚 舌干 苔少或无苔

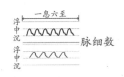 一息六至 脉细数

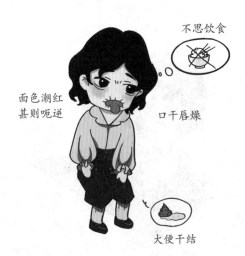

不思饮食

面色潮红 甚则呃逆

口干唇燥

大便干结

治法：养阴和胃。

代表方：益胃汤合橘皮竹茹汤加减。

心阴虚 舌红少津

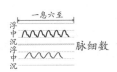 一息六至 脉细数

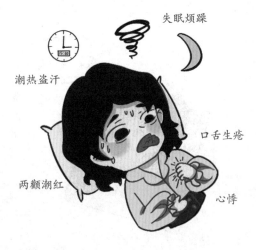

失眠烦躁

潮热盗汗

口舌生疮

两颧潮红

心悸

治法：滋阴养血，补心安神。

代表方：天王补心丹加减。

肺阴虚  舌红少津

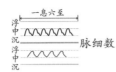

一息六至

脉细数

潮热盗汗

咽燥干咳

甚或失音咯血

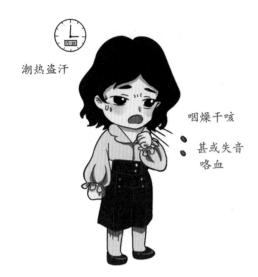

治法：养阴润肺。

代表方：沙参麦冬汤加减。

肾阳虚 舌质淡体胖有齿痕苔白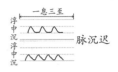

一息三至

脉沉迟

下利清谷或五更泄泻

遗精阳痿

面色苍白

腰背酸痛

畏寒肢冷

夜多小便多尿或小便不禁

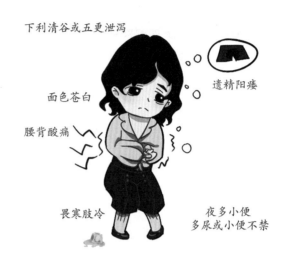

治法：温补肾阳，填精固摄。

代表方：右归丸加减。

脾阳虚 舌质淡苔白

浮中沉

脉沉弱

面色萎黄

食少形寒

神倦乏力大便溏泄

肠鸣腹痛

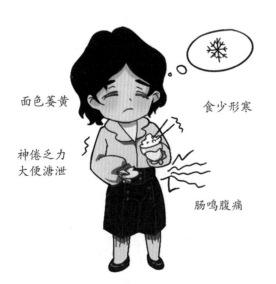

治法：温中健脾，补火生土。

代表方：附子理中汤加减。

心阳虚 舌淡或紫暗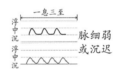

一息三至

脉细弱或沉迟

面色苍白

形寒肢冷

心胸憋闷疼痛

心悸，自汗

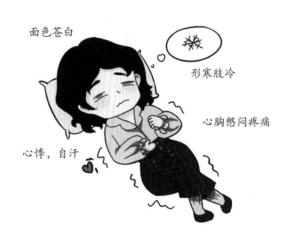

治法：温补心阳，活血理气。

代表方：保元汤加减。

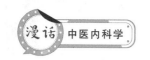

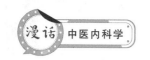 临证经验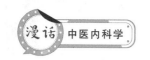

一、辨病思路

虚劳又称虚损，是以脏腑亏损，气血阴阳虚衰，久虚不复成劳为主要病机，以五脏虚证为主要临床表现的多种慢性虚弱证候的总称。患者临床可见消瘦憔悴，面色无华，身体羸弱，甚或形神衰败，大肉尽脱，食少便溏，心悸气促，呼多吸少，自汗盗汗，或五心烦热，或畏寒肢冷，脉虚无力等诸多证候。虚劳常见于西医学中的免疫自稳功能失调或自身免疫功能低下、内分泌腺体功能紊乱、造血功能障碍、代谢异常、营养缺乏等引起的疾病，以及其他系统器官功能衰退性疾病，如肝硬化腹水、消化性溃疡、心力衰竭、呼吸衰竭、再生障碍性贫血、白血病、系统性红斑狼疮等难治性疾病。在这些疾病发展过程中或发展至末期出现长期的脏腑气血阴阳亏虚证候时可辨为本病。本病病因复杂，涉及外感六淫、内伤七情、饮食劳倦、痰饮、瘀血等，患者常有慢性疾病史，诊断时应排除内科其他疾病中出现的虚证。

二、辨证要点

1.辨证候的标本主次。虚劳之病，阳损及阴者，阳虚为本，阴虚为标；气虚及血者，气病为本，血病为标；血虚及气者，血病为本，气病为标；虚损及于脾肾者，脾肾之损为本，他脏之损为标；虚劳复有新感外邪者，虚损为本，新感为标；虚损不甚而又兼有积聚、痰瘀等宿病者，宿病为本，虚损为标。

2.辨兼夹病证的有无。因病致虚、久虚不复者，应辨明原有疾病是否还继续存在；如因热病、寒病或瘀结致虚者，应辨明原发疾病是否已经治愈。注意有无因虚致实的表现，如因气虚运血无力，形成瘀血；脾气虚不能运化水湿，以致水湿内停等。还应辨别是否兼夹外邪，虚劳之人由于卫外不固，易感外邪为患，且感邪之后不易恢复，治疗用药也与常人感邪有所不同。若有以上兼夹病证，在治疗时应分别轻重缓急，予以兼顾。

三、临床备要

1.治疗的基本原则是补益。虚劳病治疗以"虚者补之"为基本原则，可根据病性之不同，分别采取益气、养血、滋阴、温阳等治法；并要结合五脏病位的不同而选方用药。此外，由于五脏相关，气血同源，阴阳互根，所以应注意气血阴阳相兼为病及五脏之间的转化。分清主次，兼顾治疗。

2.重视补益脾肾，维护先后天之本不败，以促进各脏虚损的修复。张忠德教授对虚劳病的中医认识，着重从五脏虚损入手，认为虚劳病核心病机为五脏虚损，尤其与肺、脾、肾三脏关系密切。在治疗上，以五脏辨证调治为总则，立平调五脏之法，有"健脾调营、醒脾疏肝、补脾宁心、补脾通络"的治脾法，以及调肾法、调肺法。

3.王平教授认为，癌因性疲乏属中医"虚劳"范畴，其病因主要为肿瘤内生损伤元气、手术及放化疗攻邪耗损元气、情志失调耗伤气血、睡眠障碍损伤气血4个方面。中医病机可概括为元气虚损、人体生理功能减退，元气运行失调、气血痰瘀内阻。虽然本病在不同阶段可出现虚实夹杂的复杂变化，但元气亏虚仍为其主要病机，故中医治疗总则为培调元气治本虚。

4.黄文政教授认为，"劳风"或"风劳"属于外感伤风与虚劳病之间的一个过渡阶段，既关乎外感风邪，又兼夹虚劳内伤。黄教授认为，本病病机为外受风邪，内有郁热，风热郁留不解，伤及阴分，损肺及肝，治以调和营卫，表里双解。常见证型有肝肺郁热型和郁热伤阴型，前者偏于郁热，后者偏于阴虚，方剂分别选用柴前连梅煎和秦艽鳖甲散。

肥 胖

肥 胖

肥胖之证首载于《内经》。

临床主要特征：
体重超过标准体重的20%以上，并多伴有头晕乏力、神疲懒言、少动气短等症状。

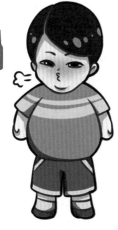

病因：
年老体弱
饮食失节
缺乏运动
先天禀赋

病位：
脾胃，肌肉

病机：
胃强脾弱
酿生痰湿
导致气郁血瘀
内热壅塞

治疗原则：
补虚泻实

病理变化：消渴、头痛、眩晕、胸痹、
中风、胆胀、痹证等。
辨证要点：标本虚实/脏腑。

诊 断

体重超过标准体重20%以上，
排除肌肉发达或水分潴留因素，即可诊断为本病。

初期轻度肥胖仅体重增加20%～30%，
常无自觉症状。

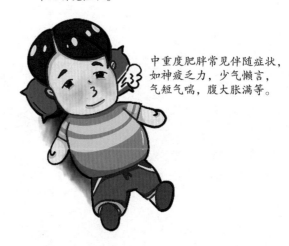

中重度肥胖常见伴随症状，
如神疲乏力，少气懒言，
气短气喘，腹大胀满等。

266

鉴别诊断

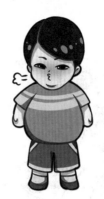

肥胖：
体重超过标准体重的20%以上，
并多伴有头晕乏力、
神疲懒言、少动气短等。

水肿：
以颜面及四肢浮肿为主，
严重者可见腹部胀满，全身皆肿。

辨证论治

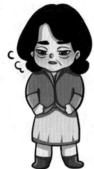

实证：胃热滞脾

实证：痰湿内盛

实证：气滞血瘀

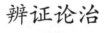

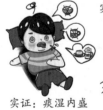

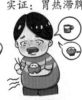

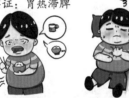

虚证：脾肾阳虚

虚证：脾虚不运

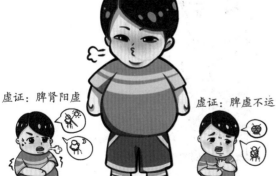

分证论治

实证
胃热滞脾

舌红
苔黄腻

浮中沉浮中沉 脉
弦滑

形体肥胖

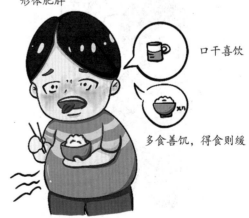

口干喜饮

多食善饥，得食则缓

治法：清胃泻火，佐以消导。

代表方：白虎汤合小承气汤加减。

实证
痰湿内盛

 舌苔白腻
或白滑

脉滑
浮中沉

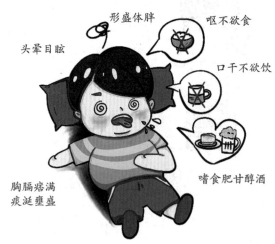

头晕目眩

形盛体胖

呕不欲食

口干不欲饮

嗜食肥甘醇酒

胸膈痞满
痰涎壅盛

身体重着，肢体困倦

治法：燥湿化痰，理气消痞。

代表方：导痰汤加减。

实证
气滞血瘀

 舌暗红
或有瘀点、瘀斑
或舌下静脉曲张（瘀筋）

脉沉涩
或涩
浮中沉

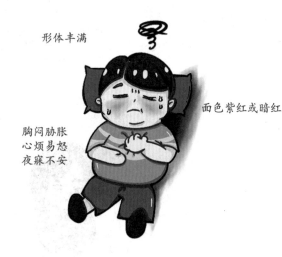

形体丰满

面色紫红或暗红

胸闷胁胀
心烦易怒
夜寐不安

治法：活血祛瘀，行气散结。

代表方：血府逐瘀汤合失笑散加减。

虚证
脾肾阳虚

 舌淡胖
苔薄白

脉沉细
浮中沉

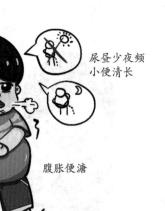

形体肥胖

尿昼少夜频
小便清长

自汗气喘
动则更甚

颜面虚浮
畏寒肢冷

腹胀便溏

下肢浮肿

治法：温补脾肾，利水化饮。

代表方：真武汤合苓桂术甘汤加减。

虚证
脾虚不运

 舌淡胖，边有齿痕
苔薄白或白腻

脉濡细

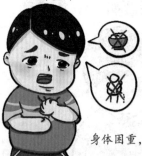

肥胖壅肿

饮食如常或偏少

既往多有暴饮暴食史
小便不利
便溏或便秘

身体困重，胸闷脘胀

四肢轻度浮肿
晨轻暮重
劳累后明显

治法：健脾益气，渗利水湿。

代表方：参苓白术散合防己黄芪汤加减。

★ 临证经验 ★

一、辨病思路

肥胖症是一种由多种因素引起的慢性代谢性疾病，以体内脂肪细胞的体积和细胞数增加致体脂占体重的百分比异常增高，并在某些局部过多沉积脂肪为特点。肥胖大致相当于西医学中的单纯性（体质性）肥胖病、继发性肥胖病（如继发于下丘脑垂体病、胰岛病及甲状腺功能低下等）。

1.单纯性肥胖是由于遗传和机体脂肪细胞数目增多而造成的，这类人的物质代谢过程比较慢，合成代谢超过分解代谢；或是由于有意识或无意识地过度饮食，使摄入的热量大大超过身体生长和活动的需要，多余的热量转化为脂肪，促进脂肪细胞肥大与细胞数目增加，脂肪大量堆积而导致肥胖。单纯性肥胖患者全身脂肪分布比较均匀，没有内分泌紊乱现象，也无代谢障碍性疾病，其家族往往有肥胖病史。

2.继发性肥胖是由内分泌紊乱或代谢障碍引起的一类疾病，占肥胖人群的2%～5%。肥胖只是这类患者的重要症状之一，其仍然以原发性疾病的临床症状为主要表现。继发性肥胖多见于库欣综合征、甲状腺功能减退、性腺功能减退等多种疾病。

二、辨证思路

1.辨标本虚实。本病之标主要是膏脂堆积，可同时兼有水湿、痰湿壅郁。而病之根本，多在于胃热消灼、脾虚失运、脾肾阳气不足等；痰湿、气郁、瘀血久留，也是导致膏脂堆积不化的原因。本病虽有虚实之不同，但由于实邪停滞是导致体重增加的根本，故总体上是实多而虚少，早期以虚为主，病久可由虚致实，证见虚实夹杂。实主要在于胃热、痰湿、气郁、血瘀；虚主要是脾气亏虚，进而出现脾肾阳气不足；虚实相兼者，当同时有虚实两类证候，又当细辨其虚与实孰多孰少之不同。

2.积极治疗肥胖的变证。本病临床转归常见3种情况。一是虚实之间的转化。长期饮食太过，加上痰湿郁遏，则可损伤脾胃，使脾阳不振、脾虚不运，也可导致胃失受纳，后天失养，正气渐耗，病情逐渐由实转虚，久则脾病及肾，终致脾肾两虚。二是病理产物之间的相互转化。痰湿内停日久，阻滞气血的运行，可导致气滞或血瘀，而气滞、痰湿、瘀血日久，常可化热，转化为郁热、痰热、湿热或瘀热互结。三是肥胖病变日久，常变生他病。极度肥胖者，常易合并消渴、头痛、眩晕、胸痹、中风、胆胀、痹证等。

三、临床备要

1.测量体重、身高、腰围、腹围、血压，进行血脂、血糖、血清胰岛素、黄体生成素、皮质醇、睾酮等方面的检查。计算体重指数可反映身体肥胖程度，腰围或腰臀比可反映脂肪分布。

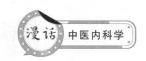

必要时行CT或MRI检查，计算皮下脂肪厚度及内脏脂肪量，也可通过身体密度测量法、生物电阻抗分析法、双能X线吸收法测定体脂总量。

2.肥胖与中医学"脾瘅"密切相关，为脾瘅的早期阶段和中心环节。仝小林院士认为，虚胖多因后天之本不足，少食但脾胃虚弱无以运化，饮食聚于中焦，酿生痰湿，治疗以健脾利湿为主。虚胖多为代谢能力低下，辨证要点以腹型肥胖为主，常见气喘吁吁、囊囊肚腩、手脚发胀或水肿，女性多见。生薏苡仁、茯苓、山药是仝小林院士治疗虚胖的基础药味。肥胖者可每日煮粥或煎药，长期服用半年以上。入煎剂时，常用剂量为生薏苡仁30～120g、茯苓9～30g、山药9～15g。

3.李朝敏教授认为，肥胖病性多属本虚标实，本虚以脾虚为主，标实以痰湿为主，病位主要在脾、肾，与脾的关系尤为密切。其立法关键是扶正祛邪。遣方用药上主要以黄芪、党参健脾益气治其本，半夏、茯苓、陈皮燥湿健脾、理气化痰治其标，再据虚实标本之偏重，酌情予苍术、厚朴、泽泻、决明子以增燥湿化痰、利水泄浊之力，或白术、山药等味以增健脾之效，更因兼夹邪气不同，加入活血祛瘀、芳香化浊、消食化积类药，随证治之。

癌病

★ 疾病概述 ★

癌病

在殷墟甲骨文中就有关于"瘤"的记载。

临床主要特征：
肿块逐渐增大，表面高低不平，质地坚硬，时有疼痛，发热，并常伴乏力、纳差、日渐消瘦。

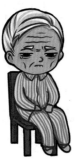

病因：
六淫邪毒
七情怫郁
饮食失调
素有旧疾
年老体衰

病机：
正气内虚
邪毒积聚

治疗原则：
扶正祛邪
攻补兼施

病位：不同的癌病病变部位不同。
但由于肝主疏泄，条达气机；脾为气血生化之源；
肾藏精，藏元阴、元阳，
故癌病的发生发展，与肝、脾、肾的关系较为密切。

病理性质：总属本虚标实。

病理变化：早期→手术或放疗加中医药治疗，有较好疗效；
中期→化疗加中医药治疗，减毒增效；晚期→中医治疗，
延长生存期。

辨证要点：脏腑病位/病邪性质/标本虚实/脏腑阴阳/病程
阶段。

诊 断

脑瘤

头痛（√）
呕吐（√）

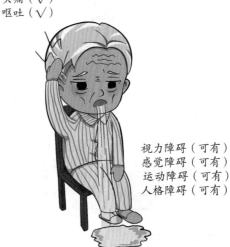

视力障碍（可有）
感觉障碍（可有）
运动障碍（可有）
人格障碍（可有）

小贴士：
根据脑组织受损部位的不同而有相应的局部症状，
有助于定位诊断。CT、MRI检查可探查肿瘤的部位、
大小及浸润情况，是目前诊断脑瘤的主要手段。

肺 癌

近期发生的呛咳（√）
顽固性干咳，持续数周不愈（√）

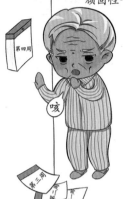

气急（可有）
发热（可有）
消瘦（可有）
疲乏（可有）

反复咳血痰（可有）
不明原因的顽固性胸痛（可有）

小贴士：
胸部X线检查、CT检查，支气管碘油造影，有助于肺癌的早期诊断。
痰脱落细胞学检查是早期诊断肺癌的简单而有效的方法，阳性率在80%左右，多次检查阳性率可提高。
纤维支气管镜检查可确定病变性质，是确诊肺癌的重要方法。

肝 癌

不明原因的肝区不适或疼痛（√）
原有肝病症状加重，伴全身不适（可有）

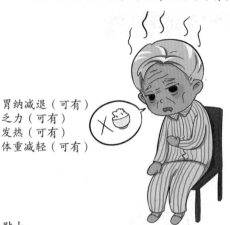

胃纳减退（可有）
乏力（可有）
发热（可有）
体重减轻（可有）

小贴士：
肝脏进行性肿大、压痛，质地坚硬而拒按，表面有结节隆起，为有诊断价值的体征，但已属中晚期表现。
腹部B超、CT扫描或MRI检查，肝脏穿刺活检，血液生化检查中的甲胎蛋白、血沉、血清碱性磷酸酶等指标，均有助于明确诊断。

大肠癌

近期出现定位不确切的持续性腹部不适、隐痛、胀气，经一般治疗症状不缓解（√）

无明显诱因的排便习惯及粪便性状改变，如腹泻或便秘等（可有）

有脓血便、黏液便，里急后重，粪便变细，而无痢疾、肠道慢性炎症等病史（可有）

腹部出现质地较硬肿块，以右侧多见，多呈结节状（可有）

原因不明的贫血、消瘦、乏力、低热或体重减轻（可有）

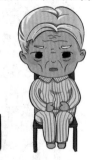

小贴士：
出现上述临床表现时，应详细询问病史，行全面体检，并及时进行直肠指诊、全结肠镜检、钡灌肠X线检查、血清癌胚及肠癌相关抗原测定、直肠内超声扫描、CT等检查以明确诊断。

肾癌、膀胱癌

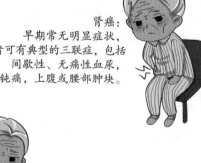

肾癌：
早期常无明显症状，
部分晚期患者可有典型的三联症，包括
间歇性、无痛性血尿，
腰部钝痛，上腹或腰部肿块。

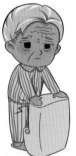

膀胱癌：
典型临床表现为
血尿、尿急、尿频、尿痛，
或持续性尿意。

小贴士：
尿液相关检查可见肉眼血尿及镜下血尿；尿脱落细胞学检查对诊断早期肾癌、膀胱癌有一定价值；B超、CT、MRI等检查可确定病变部位、大小及浸润情况等。
此外，膀胱镜检查也是确诊膀胱癌的重要方法。

鉴别诊断

部分肺痨患者的已愈合的结核病灶
所引起的肺部瘢痕可恶变为肺癌。

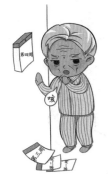

肺癌：

好发于40岁以上的中老年男性。

经抗痨治疗病情无好转。

肺痨：

多发生于青壮年。

经抗痨治疗有效。

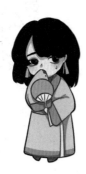

辨证论治

毒热壅盛

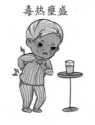

气郁痰瘀

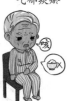

湿热郁毒

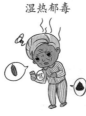

气血双亏

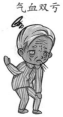

瘀毒内阻

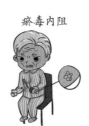

阴伤气耗

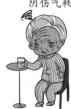

分证论治

气郁痰瘀　舌质紫暗　苔薄腻　脉弦或细涩

胸膈痞闷，善太息，神疲乏力，或呕血黑便

或咳嗽咳痰
痰质稠黏
痰白或黄白相兼

脘腹胀满
或胀痛不适
或隐痛
或刺痛

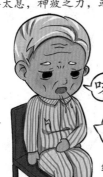

纳果，食少，便溏

治法：行气解郁，化痰祛瘀。

代表方：越鞠丸合化积丸加减。

毒热壅盛　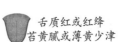舌质红或红绛　苔黄腻或薄黄少津　脉弦

局部肿块灼热疼痛

或热势壮盛
久稽不退

胸痛或腰酸背痛

咽干口燥

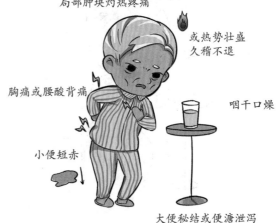

小便短赤

大便秘结或便溏泄泻

治法：清热解毒，抗癌散结。

代表方：犀角地黄汤合犀黄丸加减。

湿热郁毒

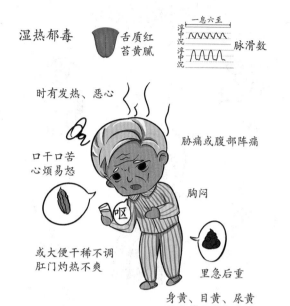

舌质红 苔黄腻

一息六至
浮中沉
浮中沉 脉滑数

时有发热、恶心

口干口苦 心烦易怒

胁痛或腹部阵痛

胸闷

呕

或大便干稀不调 肛门灼热不爽

里急后重

身黄、目黄、尿黄 便中带血或黏液脓血便

治法：清热利湿，化瘀解毒。

代表方：龙胆泻肝汤合五味消毒饮加减。

瘀毒内阻

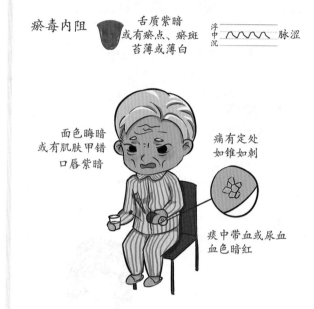

舌质紫暗 或有瘀点、瘀斑 苔薄或薄白

浮中沉 脉涩

面色晦暗 或有肌肤甲错 口唇紫暗

痛有定处 如锥如刺

痰中带血或尿血 血色暗红

治法：活血化瘀，理气散结。

代表方：血府逐瘀汤或膈下逐瘀汤加减。

阴虚气耗

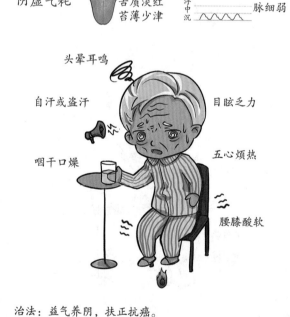

舌质淡红 苔薄少津

浮中沉 脉细弱

头晕耳鸣

自汗或盗汗

目眩乏力

咽干口燥

五心烦热

腰膝酸软

治法：益气养阴，扶正抗癌。

代表方：生脉地黄汤加减。

气血双亏

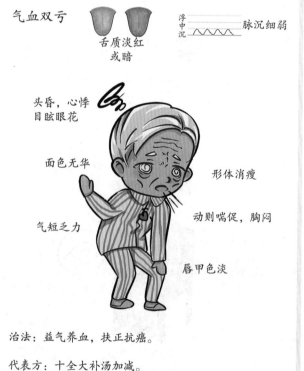

舌质淡红 或暗

浮中沉 脉沉细弱

头昏，心悸 目眩眼花

面色无华

形体消瘦

气短乏力

动则喘促，胸闷

唇甲色淡

治法：益气养血，扶正抗癌。

代表方：十全大补汤加减。

★ 临证经验 ★

一、辨病思路

癌病是由于脏腑组织发生异常增生，以肿块逐渐增大、表面高低不平、质地坚硬、时有疼痛，常伴发热、乏力、纳差、消瘦并进行性加重为主症的疾病。癌病的早期，大多数患者往往没有明显的不适症状，因此定期的健康体检尤为重要。一旦发现癌病，应先深入了解相应类型癌病的性质和发展规律，并根据肿瘤的部位、大小、病理分型、病期等确立合适的治疗方案。

二、辨证思路

癌病病程中始终存在正虚和邪实的矛盾。早期，肿瘤尚小，机体尚无虚象。但是肿瘤的发生、发展迅速，必然会逐步耗伤机体正气。到了中、晚期，机体已处于正虚邪实阶段。在癌病治疗中，可不拘泥于早期用攻，中期攻补兼施，晚期用补法，而应根据准确的辨证对不同疾病阶段的不同体质特点，选择相应的治疗方法，灵活用药。不同癌病的病理因素各有特性，如脑瘤常以风火痰瘀上蒙清阳为主，肺癌则多属痰瘀郁热，食管癌、胃癌多属痰气瘀阻，甲状腺癌多属火郁痰瘀，肝癌、胆囊癌多属湿热瘀毒，大肠癌多属湿浊瘀滞，肾癌、膀胱癌多为湿热浊瘀等。不同的癌病病变部位不同，如脑瘤病位在脑、肺癌病位在肺、大肠癌病位在肠、肾癌及膀胱癌病位在肾与膀胱等。由于肝藏血，主疏泄，条达气机；脾为气血生化之源；肾藏精，藏元阴、元阳，因此各种癌病都与肝、脾、肾三脏功能失调密切相关。

三、临床备要

1.针对癌病的病因，采取相应的预防措施：虚邪贼风，避之有时；起居有节；调畅情志；饮食适宜；不妄作劳等。戒烟、戒酒，保持心情愉快，对预防本病有重要意义。应加强普查工作，做到早期发现、早期诊断、早期治疗，这对预后有积极意义。做好预防对减少发病有重要意义。既病之后，要使患者树立战胜疾病的信心，积极配合治疗，起居有节，调畅情志，饮食清淡易于消化，适当参加锻炼。治疗用药要"衰其大半而止"，过度放化疗或使用中药攻邪之品常易耗伤正气，一般宜"缓缓图之"，最大限度地延长患者生存期，减少痛苦，提高生活质量。

2.胃癌是我国常见的消化道恶性肿瘤之一。晚期胃癌患者已无根治性手术机会，预后极差。刘沈林教授从事消化道肿瘤的诊疗与科研工作40余载，在临床实践中提出了"两期"治疗、分期立法的治疗理念，确立了以健脾养正、消癥散结为主的治疗方法，创制了健脾养正消癥方。袁红霞教授认为，胃癌前病变以脾胃失司、气机郁滞为病机关键，气滞水停、痰饮凝聚为主要病理环节，久病入络、瘀血内结为重要病理因素。临证可从调治气、血、水入手，动态地权衡气、血、水的关系，分清主次而治之。气滞为主者，需厘清虚实，和调升降。初期实证居多，以小柴胡汤、四逆散为主方加减；中后期实邪伤及正气，调治需兼顾气阴不足。偏于水湿痰饮内停者，则利水渗湿、化痰逐饮。如饮邪内停者治以苓桂剂；湿邪中阻者，辨其寒热，寒化以附子理中汤为主，热化则治以平胃散、三仁汤之类。瘀血症状明显者，补虚通络，兼治气水。初期正气尚足，方药以丹参饮、桂枝茯苓丸等方剂，以及三棱、莪术等活血祛瘀之品为主；中后期化瘀要兼顾正气，多用补虚祛瘀之药，如三七粉、仙鹤草等。血水不利者，以当归芍药散为主方加减。若病程较久，热毒瘀阻，可酌加蜂房、山慈菇之品解毒散结。

3.肺癌是目前严重威胁人类生命及影响生活质量的恶性肿瘤之一。肺癌常规治疗虽然在一定情况下可延长患者生存时间，但存在较大不良反应，严重影响患者的生活质量，且并未明显降低病死率。中医药凭借其稳定瘤灶、减轻放化疗及靶向治疗不良反应、延长带瘤生存时间、改善临床症状、增强机体免疫功能、提高生活质量等优势成为肺癌治疗的重要组成部分。贾英杰教授认为，肺癌的基本病机是正气内虚，痰、毒、瘀三者并存，并重视升降学说在肺癌治疗中的应用，使用药攻伐和缓有度，则可扶正不留邪，祛邪不伤正，达到"以平为期"的状态。刘丽坤教授认为，肺癌的病机以正虚邪实为根本，痰、瘀、毒既是病理产物，也为致病因素。在肺癌患者不同的治疗阶段中，扶正祛邪要因时而择，且在整个治疗过程中，更应注意顾护胃气。

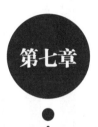

第七章

肢体经络疾病

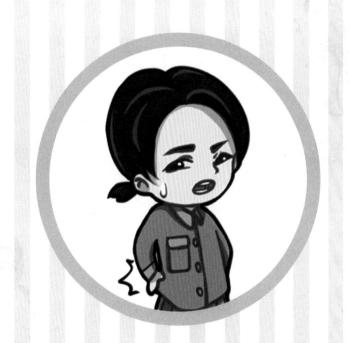

痹 证

★ 疾病概述 ★

痹 证

临床主要特征：
肢体筋骨、关节、肌肉等处发生疼痛、重着、酸楚、
麻木，或关节屈伸不利、僵硬、肿大、变形。

病机：
风、寒、湿、热、痰、瘀等邪气滞留筋脉、关节、肌肉
经脉痹阻，不通则痛

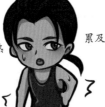

病位：
肌表经络
累及筋骨、肌肉、关节

外因：
风寒湿+风湿热
跌仆外伤

内因：
劳逸不当
久病体虚
饮食不节

治疗原则：
祛风通络
养血活血
温阳补火
健脾益气

病理因素：风、寒、湿、热、痰、瘀。
辨证要点：病邪偏盛/虚实。

诊 断

肢体、关节、肌肉疼痛，屈伸不利，或疼痛游走不定（√）

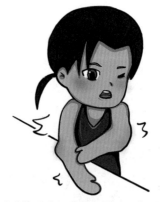

甚则关节剧痛、肿大、僵硬、变形（√）

小贴士：
本病可发生于任何年龄，不同年龄的发病与疾病的
类型有一定关系。

鉴别诊断

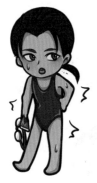

痹证：
关节疼痛，因痛而影响活动。
由于痛甚或关节僵直不能活动，
日久废而不用导致肌肉萎缩。

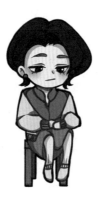

痿证：
肢体力弱，无疼痛，
运动无力，
病初即有肌肉萎缩。

辨证论治

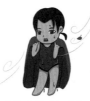

风寒湿痹（行痹）

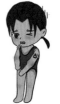

痰瘀痹阻

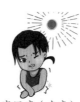

风寒湿痹（痛痹）

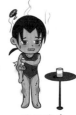

风湿热痹

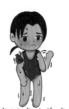

风寒湿痹（着痹）

肝肾两虚

分证论治

风寒湿痹（行痹）

 舌苔薄白

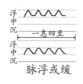 浮中沉 一息四至 浮中沉 脉浮或缓

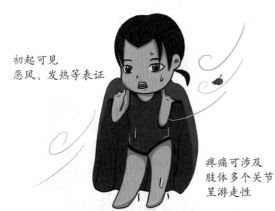

初起可见
恶风、发热等表证

疼痛可涉及
肢体多个关节
呈游走性

治法：祛风通络，散寒除湿。

代表方：防风汤加减。

风寒湿痹（痛痹）

 舌质淡 舌苔薄白

浮中沉 脉弦紧

肢体关节痛势较剧，部位固定

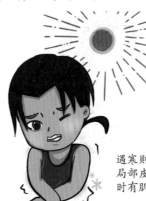

遇寒则痛甚
局部皮肤或有寒冷感
时有肌肉酸楚疼痛

治法：散寒通络，祛风除湿。

代表方：乌头汤加减。

风寒湿痹（着痹）

舌质淡
舌苔白腻

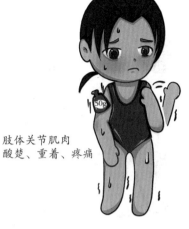

脉濡缓

肿胀散漫
关节活动不利
肌肤麻木不仁

肢体关节肌肉
酸楚、重着、疼痛

治法：除湿通络，祛风散寒。

代表方：薏苡仁汤加减。

风湿热痹

舌质红
舌苔黄
或黄腻

脉滑数
或浮数

游走性关节疼痛，可涉及一个或多个关节

常伴有发热、恶风、
汗出、口渴、烦躁不安等
全身症状

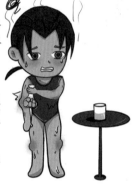

活动不便
局部灼热红肿
痛不可触，得冷则舒

可有皮下结节或红斑

治法：清热通络，祛风除湿。

代表方：白虎加桂枝汤合宣痹汤加减。

痰瘀痹阻

舌质紫暗
或有瘀斑
舌苔白腻

脉弦涩

肢体顽麻或重着，或有硬结、瘀斑
日久可见肌肉关节刺痛，固定不移

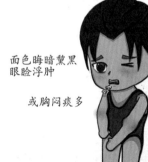

面色晦暗黧黑
眼睑浮肿

或胸闷痰多

关节肌肤紫暗肿胀
按之较硬

关节僵硬变形
屈伸不利

治法：化痰行瘀，蠲痹通络。

代表方：双合汤加减。

肝肾两虚

舌质淡红
舌苔薄白
或少津

脉沉细弱
或细数

痹证日久不愈，关节屈伸不利

或骨蒸劳热，心烦口干

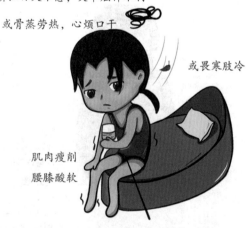

或畏寒肢冷

肌肉瘦削
腰膝酸软

治法：补益肝肾，舒筋止痛。

代表方：独活寄生汤加减。

★ 临证经验 ★

一、辨病思路

痹证大致相当于西医学中的急性风湿热、类风湿关节炎、强直性脊柱炎、骨关节炎、痛风等疾病。

1.风湿热是一种由咽喉部感染A组乙型溶血性链球菌后而反复发作的急性或慢性的全身结缔组织炎症，主要累及关节、心脏、皮肤和皮下组织，偶可累及中枢神经系统、血管、浆膜及肺、肾等内脏。临床表现以关节炎症和心脏炎症为主，可伴有发热、皮疹、皮下结节等。本病发作呈自限性。急性风湿热发作时通常以关节炎之体征较为明显，急性发作后常遗留轻重不等的心脏损害，尤其以瓣膜病变最为显著，形成慢性风湿性心脏病或风湿性瓣膜病。

2.类风湿关节炎是一种病因未明的慢性、以炎性滑膜炎为主要表现的系统性疾病。其特征是手、足小关节的多关节、对称性、侵袭性关节炎症，经常伴有关节外器官受累及血清类风湿因子阳性，可以导致关节畸形及功能丧失。早期有关节红、肿、热、痛和功能障碍；晚期关节可出现不同程度的僵硬畸形，并伴有骨和骨骼肌的萎缩，极易致残。除关节病变外，本病还可累及心、肺、眼等器官。

3.强直性脊柱炎是以骶髂关节和脊柱附着点炎症为主要症状的疾病，与HLA-B27呈强关联。某些微生物（如克雷伯菌）与易感者自身组织具有共同抗原，可引发异常免疫应答。该病症状可见四肢大关节、椎间盘纤维环及其附近结缔组织纤维化和骨化，以及关节强直。

4.骨关节炎是一种退行性病变，是由于增龄、肥胖、劳损、创伤、关节先天性异常、关节畸形等诸多因素引起的关节软骨退化损伤、关节边缘和软骨下骨反应性增生。本病多见于中老年人群，好发于负重关节及活动量较多的关节（如颈椎、腰椎、膝关节、髋关节等），临床以关节疼痛、肿胀、僵硬、活动时摩擦音及活动受限，甚至关节畸形为特征。

5.痛风是指嘌呤代谢紊乱引起的尿酸过高并沉积于关节、软组织、骨骼、肾脏等处所致的疾病。痛风患者多在午夜或清晨突然发病，多剧烈，数小时内出现受累关节的红、肿、热、痛和功能障碍，初次发作呈自限性，疼痛感慢慢减轻直至消失，持续几天或几周不等，久病可有关节畸形。

二、辨证思路

1.注意辨别病因。临床风邪偏盛，痹痛游走不定者为行痹；寒邪盛，病势较甚，痛有定处，遇寒加重者为痛痹；湿邪盛，关节酸痛、重着、漫肿者为着痹；热邪盛，关节肿痛，肌肤焮红、灼热疼痛为热痹。关节疼痛日久，肿痛局限，或见皮下结节者为痰。关节肿胀、僵硬、疼痛不移，肌肤紫暗或有瘀斑等为瘀，属痰瘀痹阻。痹证日久，耗伤气血，损及脏腑，属肝肾不足。

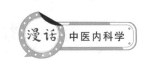

2.注意疾病转归。一是风寒湿痹或风湿热痹日久不愈，气血运行不畅，出现瘀血痰浊痹阻经络；二是病久正气耗伤，呈现不同程度的气血亏虚或肝肾不足证候；三是痹证日久不愈，病邪由经络累及脏腑，出现脏腑痹的证候。

三、临床备要

1.李堪印教授依据藤类药物的性味归经及功效将藤类药物分为温通散寒、祛风止痛、清热通络、祛瘀活血、养血通络5类。在临证中以"辨病、辨位、辨证"为论治原则，以"明其药性，辨证论治；中西合璧，辨病、辨位结合；配伍加减，灵活运用"为处方用药原则，临床疗效显著。

2.李向荣教授临床治疗痹证疗效显著，他认为本病主要因正气亏虚，感受外邪所致，病位在肌肉、经络、关节，与肝、脾、肾关系密切，治疗上以祛风散寒除湿，补益肝肾为基本治则，在遣方用药上有独到经验，并强调应注意日常调护。

3.周珉教授辨证治疗痹证时，首先明辨寒热病性，区分风寒湿痹和风湿热痹的不同；其次分清标本虚实。痹证初起，以祛邪为主，酌配补虚药；痹证日久，以补虚为主，根据邪气不同予不同祛邪之品。在治疗上，其根据痹证疼痛部位及程度轻重选药，注意顾护脾胃，善用活血药、虫类药、藤类药、风药和对药。

痉 证

★ 疾病概述 ★

痉 证

别名：　　　　　　《内经》对痉证的病因以外邪立论为主。
古亦称为"痉"。　　《金匮要略》明确刚痉与柔痉的区别。

临床主要特征：
项背强直，四肢抽搐，甚至口噤、角弓反张。

病因：　　　　　　　　　病位：
外邪阻络　　　　　　　　肝（筋脉）
（外感风、寒、湿、热邪）　涉及心、脾、胃、肾
久病误治、失治
他病亡血失津

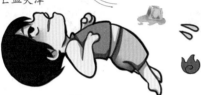

病机：
风、寒、湿、热邪壅阻经络，气血不畅或热盛动风而致痉
（外感）
肝肾阴虚，肝阳上亢化风，或阴虚血少，虚风内动而致痉
（内伤）

治疗原则：
急则舒筋解痉治其标，缓则养血滋阴治其本。
病理变化：阴虚血少，筋脉失养。
辨证要点：外感与内伤/虚实。

诊 断

项背强直，四肢抽搐，甚至口噤，角弓反张（√）
部分危重患者可有神昏谵语等意识障碍（可有）

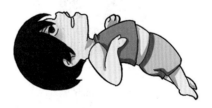

小贴士：
①多突然起病，发病前多有外感或内伤等病史。
②血常规、细菌学检查，可明确感染的性质。
进行脑部CT、MRI等影像学检查及肝肾功能等检查，
有助于内科疾病和神经系统疾病的鉴别诊断。
进行脑部影像学检查和脑脊液检查，有助于明确神经
系统疾病的病变部位与病变性质。

鉴别诊断

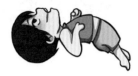

痉证：
以项背强急，
四肢抽搐，
无偏瘫症状为临床特点。

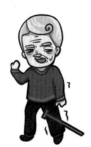

中风：
以突然昏仆、不省人事，
或不经昏仆，
而以半身不遂、
口眼㖞斜为主要特点。

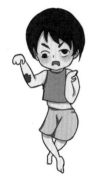

破伤风：
古称"金疮痉"，现属外科疾病范畴。
因金疮破伤，伤口不洁，
感受风毒之邪致痉，
临床表现类似痉证，
但发痉多始于头面部，
先见口噤与苦笑面容，进而肌肉痉挛，
逐渐延及四肢或全身。
病前有金疮破伤、伤口不洁病史。

辨证论治

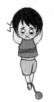 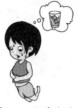 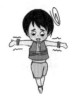

实证：邪壅经络　　实证：热甚发痉　　实证：风痰入络

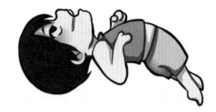

实证：心营热盛　实证：肝经热盛　　虚证：阴血亏虚

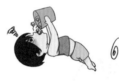 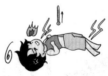 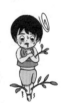

分证论治

实证
邪壅经络

舌苔薄白
或白腻

浮中沉 脉浮紧

兼见表证（恶寒发热，无汗或汗出）

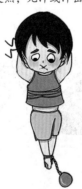

头痛
项背强直

肢体酸重
甚至口噤不能语
四肢抽搐

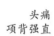

治法：祛风散寒，燥湿和营。

代表方：羌活胜湿汤加减。

实证
热甚发痉

 苔黄腻

浮中沉 脉弦数
一息六至
浮中沉

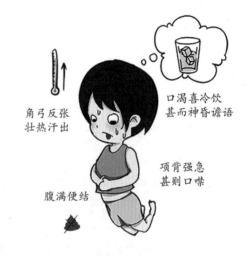

角弓反张
壮热汗出

口渴喜冷饮
甚而神昏谵语

项背强急
甚则口噤

腹满便结

治法：泄热存阴，增液柔筋。

代表方：白虎汤合增液承气汤加减。

实证
风痰入络

舌质紫暗
边有瘀斑
苔薄白或白腻

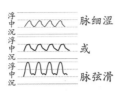

脉细涩
或
脉弦滑

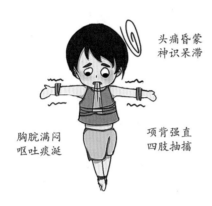

头痛昏蒙
神识呆滞

胸脘满闷
呕吐痰涎

项背强直
四肢抽搐

治法：活血豁痰，通络止痉。

代表方：通窍活血汤合导痰汤加减。

实证
心营热盛

舌质红绛
苔黄少津

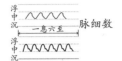

一息六至

脉细数

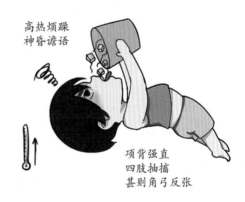

高热烦躁
神昏谵语

项背强直
四肢抽搐
甚则角弓反张

治法：清心透营，开窍止痉。

代表方：清营汤加减。

实证
肝经热盛

舌质红绛
苔薄黄或少苔

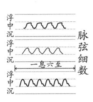

脉弦细数
一息六至

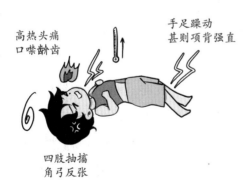

高热头痛
口噤龄齿

手足躁动
甚则项背强直

四肢抽搐
角弓反张

治法：清肝潜阳，息风镇痉。

代表方：羚角钩藤汤加减。

虚证
阴血亏虚

舌干红
苔薄而少津

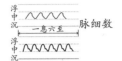

一息六至

脉细数

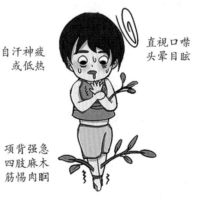

自汗神疲
或低热

直视口噤
头晕目眩

项背强急
四肢麻木
筋惕肉瞤

治法：滋阴养血，息风止痉。

代表方：四物汤合大定风珠加减。

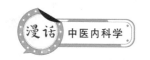

★ 临证经验 ★

一、辨病思路

痉证常见于西医学中的流行性脑脊髓膜炎、流行性乙型脑炎、中毒性脑病等疾病。

1.流行性脑脊髓膜炎是由脑膜炎奈瑟菌引起的化脓性脑膜炎。致病菌由鼻咽部侵入血液循环，形成败血症，最后局限于脑膜及脊髓膜，形成化脓性脑脊髓膜病变。该病主要临床表现有突起高热，剧烈头痛，频繁呕吐，皮肤黏膜瘀点、瘀斑（特征性病变）及颈项强直等，脑脊液呈化脓性改变。

2.流行性乙型脑炎是由乙型脑炎病毒引起的以脑实质炎症为主要病变的急性中枢神经系统传染病。本病主要分布在远东地区，经蚊传播，多发于夏秋季，10岁以下儿童多见。临床急性起病，有高热、意识障碍、惊厥、强直性痉挛和脑膜刺激征等表现，重型患者病后往往留有后遗症。该病属于血液传染病。

3.中毒性脑病是短期内大量接触损害中枢神经系统的毒物，引起中枢神经系统功能和器质性病变，患者可出现各种不同的临床表现。脑部病理变化可有弥漫性充血、水肿、点状出血，神经细胞变性、坏死，神经纤维脱髓鞘。病变由大脑皮质向下扩展，大脑皮质如有广泛损害可出现脑萎缩。该病多见于2～10岁儿童，婴儿少见。

二、辨证思路

1.详辨外感与内伤、虚证与实证。外感风寒湿热致痉者，以邪实为主；内伤久病、失治误治，导致气血津液不足而致痉者，以正虚为主。另外，可从其发作的程度、频率、幅度辨别虚实。病机演变常见于虚实之间，邪气往往伤正，常呈虚实夹杂。若痰瘀阻滞经脉，则多为正虚邪实，虚实夹杂证。此外，痉证若久治不当，可出现肢体不利、半身不遂等偏瘫症状，或出现头痛、痴呆、痫病等后遗症，严重者可危及生命。在治疗上，外感者当先祛其邪，宜祛风、散寒、除湿，若邪热入里，消灼津液，当泄热存阴；内伤者，在临床上属阴伤血少者为多见，所以其治疗以滋阴养血为大法。

2.对痉证的治疗应结合辨病。痉证常是一种临床危急重症的表现，大多发病较急、变化迅速、预后较差。因此，除必要的对症处理外，还应尽快明确诊断，进行有效的病因治疗，这是治愈疾病的关键。例如，对各种高热致痉，应积极查找引起高热的原因，并针对原发疾病采取有效的防治措施。

三、临床备要

1.乙型脑炎是由乙型脑炎病毒引起的一种中枢神经系统急性传染病，多发生于夏秋季节，儿童易感。裴学义老先生认为，乙型脑炎应属于中医"暑温""伏暑"范畴，其病机为暑湿内闭，蒙及清窍。治疗中，裴老强调首先权衡湿邪与热邪的比重，再结合正气盛衰、感邪轻重，判断病情轻重。故裴老治疗乙型脑炎，不局限于传统的卫气营血辨证和三焦辨证，更注重结合临床实际，分期、分型辨证，以辛凉芳化、清热解毒为治疗法则，其中辛凉透邪之法贯穿治疗的始终。裴老选用药味多轻盈宣透，重视调畅气机，顾护津液，避免败伤小儿脾阳。

2.孙智等采用清瘟败毒饮去乌犀角、小生地、真川连、桔梗、赤芍，加水牛角、芦根、金银花、夏枯草、寒水石、葛根，日服1剂，水煎3次，分3次服，连服半月，治疗流行性脑脊髓膜炎患者。临床62例患者中，经清瘟败毒饮加减治疗后痊愈58例，明显好转3例，无效1例。据此得出结论：用清瘟败毒饮加减治疗流行性脑脊髓膜炎能大解热毒而清气血，共奏清瘟败毒之功。

痿 证

痿 证

别名："痿躄"。
"痿"是指机体痿弱不用，
"躄"是指下肢软弱无力，
不能步履之意。

《内经》对本病论述颇详，
阐述了痿证的病因病机、
病证分类及治疗原则。

临床主要特征：
肢体筋脉弛缓，软弱无力，不能随意运动，或伴有
肌肉萎缩。

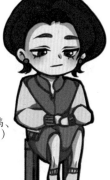

病位：
在筋脉肌肉
涉及五脏

病因：
感受温毒
湿热浸淫
饮食毒物所伤
跌仆瘀阻
劳病体虚
（先天不足、久病、
劳役、房劳太过）

病机：
邪热伤阴
五脏经血亏损
肌肉筋脉失养

治疗原则：
虚则扶正补虚
实则祛邪和络

病理性质：以热证、虚证为主。
病理因素：温邪、湿热、血瘀、痰浊。
辨证要点：脏腑病位/虚实。

诊 断

肢体筋脉弛缓
软弱无力
不能随意运动
甚则瘫痪（√）

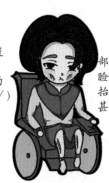

部分患者伴有肌肉萎缩、
睑废视歧、声嘶低喑、
抬头无力等症状，
甚则影响呼吸吞咽（可有）

小贴士：
①部分患者发病前有感冒、腹泻病史，
有的患者有神经毒性药物接触史或家族遗传史。
②脑脊液检查、肌电图检查、肌肉活组织检查等，
有助于对与痿证有关的神经系统疾病的定位、定性诊断；
检测血液中谷草转氨酶、谷丙转氨酶、乳酸脱氢酶、
醛缩酶、肌酸磷酸激酶的含量，以及尿中肌酸排泄量，
有助于鉴别痿证肌肉萎缩的病因。
测定血中乙酰胆碱受体抗体，对于神经、肌肉接头部位
发生的疾病有较高的诊断价值；CT、MRI检查有助于
疾病的鉴别诊断。

鉴别诊断

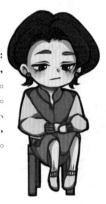

痿证:
肢体筋脉弛缓, 软弱无力,
不能随意运动, 甚则瘫痪。
症状可见于上肢或下肢或全身。
部分患者伴有肌肉萎缩、睑废视歧、
声嘶低喑、抬头无力等症状,
甚则影响呼吸吞咽。

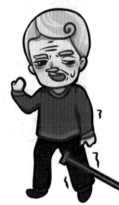

偏枯:
亦称半身不遂, 是中风症状。
病见一侧上下肢偏废不用,
常伴有语言謇涩、口眼㖞斜,
久则患肢肌肉枯瘦。
其瘫痪是由于中风而致,
两者临床不难鉴别。

辨证论治

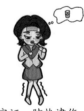
实证:肺热津伤

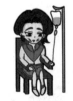
实证:脉络瘀阻

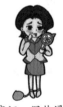
实证:湿热浸淫

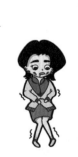
虚证:脾胃虚弱

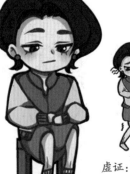

虚证:肝肾亏损

分证论治

实证
肺热津伤

 舌质红
苔黄

浮中沉 一息六至 浮中沉 →脉细数

发病急, 病起发热

心烦口渴

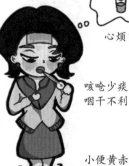

可较快发生
肌肉瘦削
皮肤干燥

咳呛少痰
咽干不利

小便黄赤或热痛
大便干燥

或热后突然出现
肢体软弱无力

治法:清热润燥, 养阴生津。

代表方:清燥救肺汤加减。

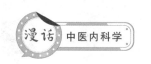

实证
湿热浸淫

舌质红
舌苔黄腻

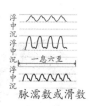

浮中沉
浮中沉
一息六至
浮中沉
脉濡数或滑数

扪及微热，或发热，喜凉恶热

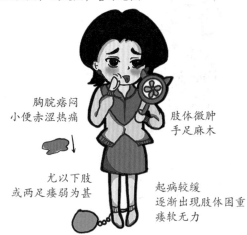

胸脘痞闷
小便赤涩热痛

肢体微肿
手足麻木

尤以下肢
或两足痿弱为甚

起病较缓
逐渐出现肢体困重
痿软无力

治法：清热利湿，通利经脉。

代表方：加味二妙散加减。

实证
脉络瘀阻

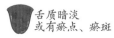
舌质暗淡
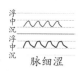
或有瘀点、瘀斑

浮中沉
浮中沉
脉细涩

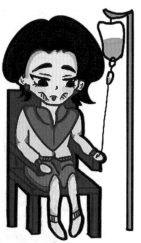

久病体虚
四肢痿弱
肌肉瘦削

舌痿不能伸缩

手足麻木不仁
四肢青筋显露
肌肉活动时隐痛不适

治法：益气养营，活血化瘀。

代表方：圣愈汤合补阳还五汤加减。

虚证
脾胃虚弱

舌淡苔薄白

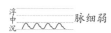
浮中沉
脉细弱

起病缓慢，肢体软弱无力逐渐加重，肌肉萎缩

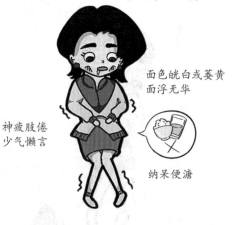

面色㿠白或萎黄
面浮无华

神疲肢倦
少气懒言

纳呆便溏

治法：补中益气，健脾升清。

代表方：参苓白术散合补中益气汤加减。

虚证
肝肾亏损

舌红少苔

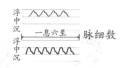
浮中沉
一息六至
浮中沉
脉细数

起病缓慢，渐见肢体痿软无力，尤以下肢明显

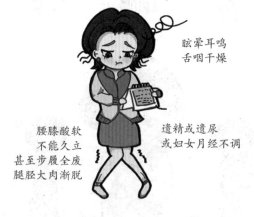

眩晕耳鸣
舌咽干燥

腰膝酸软
不能久立
甚至步履全废
腿胫大肉渐脱

遗精或遗尿
或妇女月经不调

治法：补益肝肾，滋阴清热。

代表方：虎潜丸加减。

★ 临证经验 ★

一、辨病思路

痿证常见于西医学中的多发性末梢神经炎、重症肌无力、周期性瘫痪等疾病。

1.多发性末梢神经炎是由多种原因，如中毒、营养代谢障碍、感染、过敏、变态反应等引起的多发性末梢神经损害的总称。临床主要表现为肢体远端对称性感觉、运动和自主神经功能障碍，严重者可有四肢瘫痪，肋间肌和膈肌无力，从而引起呼吸困难甚至呼吸麻痹。

2.重症肌无力是一种由神经-肌肉接头处传递功能障碍引起的自身免疫性疾病，临床主要表现为部分或全身骨骼肌无力和易疲劳，活动后症状加重，经休息后症状减轻。发病初期往往感到眼或肢体酸胀不适，或视物模糊，容易疲劳，天气炎热或月经来潮时疲乏加重。随着病情发展，骨骼肌明显疲乏无力，显著特点是肌无力于下午或傍晚劳累后加重，晨起或休息后减轻，此种现象称为"晨轻暮重"。患者轻则眼睑下垂、复视或斜视、眼球转动不灵，重则四肢无力、全身疲倦、颈软头倾、吞咽困难、嘴嚼乏力、呼吸气短、语言不清、生活不能自理，甚至呼吸困难，发生危象。

3.周期性瘫痪也被称为周期性麻痹，是指一组以反复发作性的骨骼肌弛缓性瘫痪为主要表现的疾病，发作时大多伴有血清钾离子浓度水平的异常改变，根据血清钾离子浓度的变化分为低钾型、正常血钾型和高钾型3种。临床上以低钾型周期性瘫痪占绝大多数，正常血钾型和高钾型周期性瘫痪少见。肌无力可持续数小时或数周，发作间歇期完全正常。

二、辨证思路

一般而言，本病以热证、虚证为多，虚实夹杂者亦不少见。外感温邪、湿热所致者，病初阴津耗伤不甚，邪热偏重，故属实证；但久延肺胃津伤，肝肾阴血耗损，则由实转虚，或虚实夹杂。内伤致病，脾胃虚弱，肝肾亏损，病久不已，气血阴精亏耗，则以虚证为主，但可夹湿、夹热、夹痰、夹瘀，表现本虚标实之候。故临床常呈现因实致虚、因虚致实和虚实错杂的复杂病机。久痿虚极，脾肾精气虚败，病情危笃。足少阴经贯行舌根；足太阴经上行挟咽，连舌本，散于舌下。脾肾精气虚损则舌体失去支持，脾气虚损，无力升清，肾气虚衰，宗气不足，可见舌体瘫软、呼吸和吞咽困难等凶险之候。

三、临床备要

1. "痿证"归属中医学范畴，历代医家治痿各有分说，多从脾胃亏虚、肝肾血虚、五脏失养等方面来进行论治。李军教授另辟新径，提出"痰瘀交结论"，认为痰、瘀为致痿的重要病理因素，自拟柴葛二陈桃红四物汤加味诊治该病，以散邪逐瘀，化痰消滞，补血行气为主，祛邪而不伤正，临证用药经验独到，疗效显著。

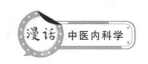

2.《素问·痿论》中"各补其荥而通其俞，调其虚实，和其逆顺"之言是针刺治疗痿证的一个重要原则，为历代医家所重视。高智颖教授认为，该病病机可归纳为脾胃虚弱、脾阳湿困、肝肾亏虚、肾虚痰阻，与肝、脾、肾三脏关系密切。针灸治疗该病多取手足阳明经穴、夹脊穴、俞穴、募穴，并重视灸法、穴位注射等特色疗法，配合中药汤剂治疗，疗效良好。

3."治痿独取阳明。"所谓"独取阳明"，主要是指采用补益脾胃的方法治疗痿证。"独取阳明"尚包括祛除邪气，调理脾胃。如《灵枢·根结》指出："故痿疾者取之阳明，视有余不足。无所止息者，真气稽留，邪气居之也。"又《症因脉治·痿证总论》指出："今言独取阳明者，以痿证及阳明实热致病耳……清除积热，则二便如常。脾胃清和，输化水谷，生精养血，主润宗筋而利机关。"可见清阳明之热亦属"独取阳明"之范畴。对于"治痿独取阳明"，临床可以从以下3个方面来理解：一是不论选方用药，针灸取穴，都应重视补益脾胃。二是"独取阳明"也包括清胃火、祛湿热，以调理脾胃。三是临证时要重视辨证施治。

颤 证

★ **疾病概述** ★

颤 证

别名：
"振掉""颤振""震颤"。 《内经》对本病已有认识。

临床主要特征：头部或肢体摇动颤抖，不能自制。

病位：
筋脉
涉及肝、肾、脾

病因：
年老体弱
情志过极
饮食不节
劳逸失当

病机：
肝风内动
筋脉失养

治疗原则：
初期为
清热化痰息风
日久则
滋补肝肾
益气养血
调补阴阳
息风通络

病理性质：本虚标实。
本虚：气血阴阳亏虚（以阴津精血亏虚为主）。
标实：风、火、痰、瘀。
病理因素：风、火、痰、瘀。
辨证要点：标本虚实。

诊 断

头部及肢体摇动颤抖，不能自制（√）

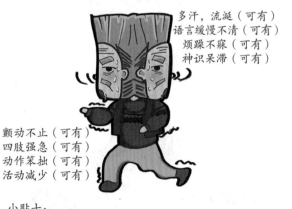

多汗，流涎（可有）
语言缓慢不清（可有）
烦躁不寐（可有）
神识呆滞（可有）

颤动不止（可有）
四肢强急（可有）
动作笨拙（可有）
活动减少（可有）

小贴士：
①本病老年人较为多发。
②颅脑CT、MRI等影像学检查，有助于对因脑部疾病引起的颤证进行诊断。角膜色素环（K-F环）检查，血酮、尿酮的测定和肝功能的检查，有助于对因酮代谢异常性疾病引起的颤证进行诊断；T_3、T_4及甲状腺功能检查，有助于内分泌疾病的诊断。

鉴别诊断

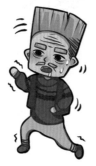

颤证：
可呈持续性，可呈阵发性。

头部或肢体摇动颤抖，不能自制，
部分患者还兼见四肢强急，动作
笨拙，多汗流涎，言语缓慢不清，
烦躁不寐，神识呆滞等症状。

老年人较多发。

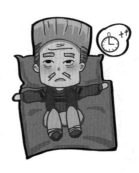

瘛疭：
即抽搐，多呈持续性，
有时伴短阵性间歇。

手足屈伸牵引，弛纵交替，
部分患者可有发热，
两目上视，神昏等症状。

辨证论治

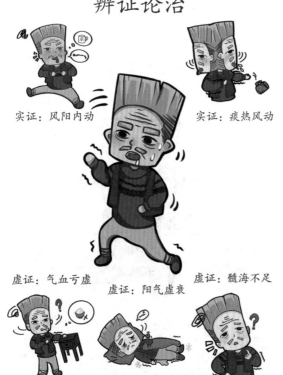

实证：风阳内动

实证：痰热风动

虚证：气血亏虚

虚证：阳气虚衰

虚证：髓海不足

分证论治

实证
风阳内动

 舌质红
苔黄

浮
中 —— 脉弦
沉

肢体颤动粗大，程度较重

面赤烦躁，易激动
心情紧张时颤动加重

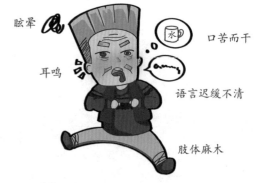

眩晕

耳鸣

 口苦而干

语言迟缓不清

肢体麻木

治法：镇肝息风，舒筋止颤。

代表方：天麻钩藤饮合镇肝息风汤加减。

实证
痰热风动

舌体胖大有齿痕
舌质红
舌苔黄腻

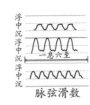

脉弦滑数

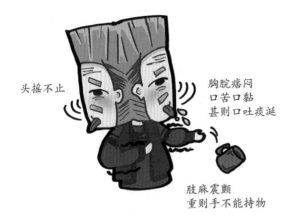

头摇不止

胸脘痞闷
口苦口黏
甚则口吐痰涎

肢麻震颤
重则手不能持物

治法：清热化痰，平肝息风。

代表方：导痰汤合羚角钩藤汤加减。

虚证
气血亏虚

舌体胖大
舌质淡红
舌苔薄白滑

脉沉濡无力
或沉细弱

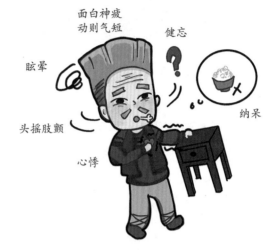

面白神疲
动则气短

健忘

眩晕

头摇肢颤

心悸

纳呆

治法：益气养血，濡养筋脉。

代表方：人参养荣汤加减。

虚证
髓海不足

舌质红
舌苔薄白
或红绛无苔

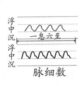

脉细数

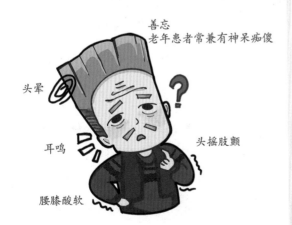

善忘
老年患者常兼有神呆痴傻

头晕

耳鸣

头摇肢颤

腰膝酸软

治法：益肾填精补髓，育阴息风。

代表方：龟鹿二仙膏合大定风珠加减。

虚证
阳气虚衰

舌质淡
舌苔薄白

脉沉迟无力

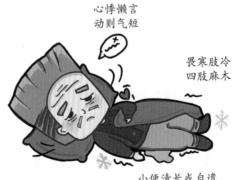

心悸懒言
动则气短

畏寒肢冷
四肢麻木

头摇肢颤
筋脉拘挛

小便清长或自遗
大便溏

治法：补肾助阳，温煦筋脉。

代表方：地黄饮子加减。

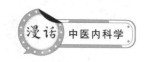

★ 临证经验 ★

一、辨病思路

颤证常见于西医学中的帕金森病、肝豆状核变性、小脑病变的姿势性震颤及特发性震颤、甲状腺功能亢进等疾病。

1.帕金森病又称震颤麻痹，是一种常见的神经系统变性疾病，老年人多见，平均发病年龄为60岁，40岁以下起病的较少见。该病首发症状通常是一侧肢体的震颤或活动笨拙，进而累及对侧肢体。临床上主要表现为静止性震颤、运动迟缓、肌强直和姿势步态障碍。

2.肝豆状核变性是一种常染色体隐性遗传的铜代谢障碍性疾病，以铜代谢障碍引起的肝硬化、基底节损害为主的脑变性疾病为特点。临床上表现为进行性加重的椎体外系症状、肝硬化、精神症状、肾功能损害及角膜色素环（K-F环）。其震颤早期常限于上肢，渐延及全身，多表现为快速、节律性、粗大似扑翼样的姿势性震颤，可并发运动时加重的意向性震颤。

3.姿势性震颤为身体受累部分主动地保持某种姿势时出现的震颤，即在静止状态下不出现，只有当患者身体处于某种姿势的情况下才出现震颤。特发性震颤是一种常染色体显性遗传病，为最常见的锥体外系疾病，是最常见的震颤病症，患者常有震颤家族史。

4.甲状腺功能亢进是多种因素引起甲状腺激素分泌过多所致的一种常见内分泌病，临床上以代谢率和神经兴奋性增高为主要表现。临床常见症状为多食、消瘦、怕热、多汗、心悸、激动，以甲状腺肿大为特征。其震颤表现为舌和两手平举向前伸出时有细震颤。

二、辨证思路

其病理性质总属本虚标实。本为气血阴阳亏虚，其中以阴津精血亏虚为主；标为风、火、痰、瘀为患。标本之间密切联系，风、火、痰、瘀可因虚而生，诸邪又进一步耗伤阴津气血。风、火、痰、瘀之间也相互联系，甚至可以互相转化，如阴虚、气虚可转为阳虚，气滞、痰湿也可化热等。颤证日久可导致气血不足、络脉瘀阻，出现肢体僵硬、动作迟滞乏力的现象。

三、临床备要

1.《素问·至真要大论》云，"诸风掉眩，皆属于肝"，阐明了肢体摇动属风象，与肝、肾、骨髓密切相关。这一理论，一直为后世所宗。肝为风木之脏，肝阳上亢，肝火上炎，肝风上扰，夹痰、夹热、夹血瘀，阻遏脑窍，神机失用，被认为是本病的重要病机之一。因此，平肝息风是本病治标的有效方法。

2.国医大师刘祖贻认为，颤证的发生与肾阳密切相关，阳虚生风，根在肾阳，诸邪阻络，痰瘀为甚。治以温阳息风，并活血化瘀、益气化痰，且不忘调养预后、顾护脾胃。临床常用淫羊藿、菟丝子、巴戟天甘温助少火，黄芪、党参、白术、葛根、丹参益气活血，鸡内金健脾护胃。

3.张磊教授认为，颤证为内科杂病的一种，其病程漫长，病机复杂，较难治疗。其病位在肝，又与脑髓、筋脉、脾、肾等相关，证候错杂。基于此，其运用燮理法，燮理阴阳，以柔克刚，以达到脏腑平和，肝木条达，气畅血行，恢复筋脉润泽、平顺之象。燮理法治疗颤证是用其法，悟其理，观其脉证，分析其失调的具体状态，随证加减论治，是偏盛偏衰，是交是燮，还是失平失秘等，紧扣其现状，进行燮理方为之妥善。

4.于振宣教授认为，颤证的病机总与肝肾阴血亏虚，经脉失养，虚风内动密切相关。肝肾乙癸同源，肝主筋，肾主骨，肝肾亏虚，下虚则高摇。故治疗应以扶正为本，以补肝肾为根本要务，同时注重平调气血，兼顾脾胃，并佐以祛风止痉之品，标本同治。于教授认为除药物治疗外，尚应重视生活调护及心理疏导。

腰 痛

★ 疾病概述 ★

腰 痛

别名：腰脊痛。

临床主要特征：腰脊或脊旁部位疼痛。

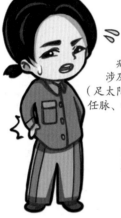

病因：
外邪侵袭
年老久病
跌仆闪挫

病位：在腰
涉及肾及诸经脉
（足太阳经、足少阴经、
任脉、督脉、带脉等）

病机：
经脉痹阻
腰府失养

治疗原则：
实则活血祛瘀，通络止痛，祛邪通络
虚则补肾固本

病理因素：寒湿、湿热、瘀血。
辨证要点：邪实正虚/病理因素。

诊 断

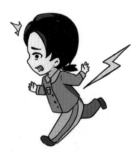

急性腰痛：
病程较短，
轻微活动即可引起一侧
或两侧腰部疼痛加重，
脊柱两旁常有明显压痛。

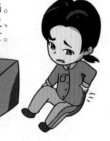

慢性腰痛：
病程较长，
缠绵难愈，腰部多隐痛或酸痛。
常因体位不当、劳累过度、
天气变化等因素而加重。

鉴别诊断

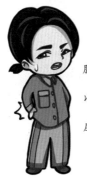

腰痛：

以腰脊或脊柱旁疼痛为主要症状。

虚证腰痛可伴有腰软。

腰软：

以腰部软弱无力为特征，

少有腰痛，多伴见发育迟缓，

而表现为头项软弱、手软、足软、

鸡胸等，多发生在青少年。

辨证论治

湿热腰痛　　　寒湿腰痛

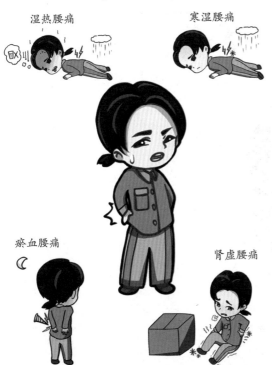

瘀血腰痛

肾虚腰痛

分证论治

寒湿腰痛　舌质淡 苔白腻　脉沉而迟缓

腰部冷痛重着，静卧病痛不减，病势逐渐加重

转侧不利　　　寒冷和阴雨天则加重

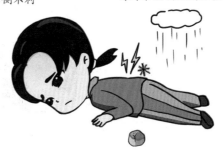

治法：散寒除湿，温经通络。

代表方：甘姜苓术汤加减。

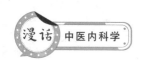

湿热腰痛

 苔黄腻

一息六至
浮中沉浮中沉浮中沉
脉濡数
或弦数

腰部疼痛，重着而热

暑湿阴雨天气症状加重
活动后或可减轻

口渴不欲饮

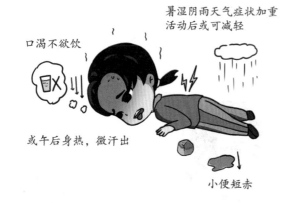

或午后身热，微汗出

小便短赤

治法：清热利湿，舒筋活络。

代表方：四妙丸加减。

瘀血腰痛

 舌质紫暗
或有瘀斑

一息六至
浮中沉浮中沉浮中沉浮中沉
脉多弦涩
或细数

病程迁延
常有外伤、劳损史

日轻夜重，或持续不解

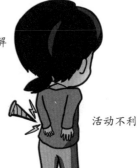

痛处固定
或胀痛不适
或痛如锥刺

活动不利

治法：活血化瘀，理气止痛。

代表方：身痛逐瘀汤加减。

肾虚腰痛

肾阳虚
舌淡
脉沉细

浮中沉浮中沉
肾阴虚
舌红少苔
脉细弦数

一息六至
浮中沉浮中沉浮中沉
浮中沉

腰痛以酸软为主，喜按喜揉，腿膝无力

遇劳则甚
卧则减轻
常反复发作

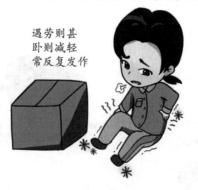

肾阳虚
则少腹拘急
面白肢冷
少气乏力

肾阴虚
则心烦失眠
口燥咽干
面色潮红
手足心热

治法：阳虚则温补肾阳；阴虚则滋补肾阴。

代表方：阳虚用右归丸加减；阴虚用左归丸加减。

★ 临证经验 ★

一、辨病思路

本病相当于西医学中的腰肌劳损、腰肌纤维炎、腰椎骨质增生、腰椎间盘病变等腰部病变。

1.腰肌劳损，又称功能性腰痛、慢性下腰损伤、腰臀肌筋膜炎等，为腰部肌肉及其附着点筋膜或骨膜的慢性损伤性炎症，是腰痛的常见原因之一，主要症状是腰或腰骶部胀痛、酸痛，反复发作，疼痛程度可随气候变化或劳累程度而变化，如日间劳累加重，休息后可减轻，时轻时重。此为临床常见病、多发病，发病因素较多。其日积月累，可使肌纤维变性，甚而少量撕裂，形成瘢痕、纤维索条或粘连，遗留长期慢性腰背痛。

2.腰肌纤维炎是指因寒冷、潮湿、慢性劳损而使腰部肌筋膜及肌组织发生水肿、渗出及纤维性变，而出现的一系列临床症状。其是身体中富有白色纤维组织，如筋膜、肌膜、韧带、肌腱、腱鞘、骨膜及皮下组织等的一种非特异性变化，是一种临床常见而又常被忽略或误诊的痛证，主要表现为腰背部弥漫性钝痛，尤以两侧腰肌及髂嵴上方更为明显。

3.中年以后，随着年龄的增大，机体各组织细胞的生理功能也逐渐衰退老化，退化的椎间盘逐渐失去水分，椎间隙变窄，纤维环松弛向周边膨出，椎体不稳，纤维环在椎体边缘外发生撕裂，导致髓核突出，将后纵韧带的骨膜顶起，其下面产生新骨，形成骨刺或骨质增生。临床上，腰椎骨质增生患者常出现腰椎及腰部软组织酸痛、胀痛、僵硬与疲乏感，甚至弯腰受限。

4.腰椎间盘突出症是较为常见的腰部疾患之一，以腰4~5或腰5、骶1发病率最高。这主要是因为腰椎间盘各部分（髓核、纤维环及软骨板），尤其是髓核有不同程度的退行性改变后，在外力因素的作用下，椎间盘的纤维环破裂，髓核组织从破裂之处突出（或脱出）于后方或椎管内，导致相邻脊神经根遭受刺激或压迫，从而产生腰部疼痛，一侧下肢或双下肢麻木、疼痛等一系列临床症状。

二、辨证思路

1.辨外感与内伤。外感者，多起病较急，腰痛明显，常伴有外感症状；内伤者，多起病隐袭，腰部酸痛，病程缠绵，常伴有脏腑症状，多见于肾虚；跌仆闪挫者，起病急，疼痛部位固定，瘀血症状明显，常有外伤史可鉴。

2.辨虚实。外感腰痛，多起病较急，腰痛明显，常伴表证，多属实；内伤者，多起病隐袭，腰部酸痛，病程缠绵，常伴有脏腑症状，多属虚；跌仆闪挫所致者，起病急，疼痛部位固定，多属瘀血为患，亦以实证为主。

三、临床备要

1.临证综合治疗。根据病情选用牵拉复位、推拿、针灸、拔罐、理疗、穴位注射、药物外敷、中药离子透入等方法，有助于疾病的治疗与康复。寒湿腰痛、肾虚腰痛、瘀血腰痛在内服药物的基础上，可配合熨法治疗，以肉桂、吴茱萸、葱头、花椒4味捣匀、炒热，以绢帕裹包熨痛处，冷则再炒熨之，外用阿魏膏贴之，可提高治疗效果。

2.于天源教授在诊疗腰痛等疾病方面经验丰富、独具特色，临证强调伤科辨证，提出"治则十项"，配合练功，临床收效显著。治则十项：塞则通之、失则调之、强则松之、瘀则祛之、凝则动之、聚则展之、乱则复之、寒则温之、肿则消之、收则散之。同时主张急性期者静卧，肌肉弱、骨质疏松者多进行力量练习，关节运动不利者注意运动，生理曲度增大者在医师指导下进行贴墙练习。

3.卢敏教授基于"虚""瘀"和筋骨失衡理论，采用独活寄生汤和功能锻炼治疗腰椎间盘突出症。卢教授认为，腰椎间盘突出症的病因病机，在内主因是肾脏本虚，风、寒、湿、瘀血等病邪瘀滞不通，不荣与不通并存；在外是"筋出槽""骨错缝"引起的筋骨失衡。针对病机，遵循"肢体损于外，则气血伤于内，营卫有所不贯，脏腑由之不和"思想，治疗需脏腑气血并调，内外兼治，筋骨并重，力求恢复人体脏腑气血调和、骨正筋柔状态。

4.李现林教授治疗腰痛主张以"急者治其标，缓者治其本"为原则。急性期腰痛以活血消肿、化瘀通络、清热利湿为主，方用活血汤加减。治疗1周后，腰痛有所减轻，此时以活血止痛为主，方用活血止痛汤加减。2～3周后，急性期已过，疼痛明显减轻，此时进入缓解期，治疗以治本为主或标本兼顾，方用补肾壮筋汤加减并配合自拟方通痹舒筋丸。